湘 鄂 豫 赣 桂 黔 · 中 医 适 宜 技 术 丛 书

针灸特色技术·鄂

主编 周仲瑜 韦 丹

全国百佳图书出版单位

中国中医药出版社

·北 京·

图书在版编目（CIP）数据

针灸特色技术 . 鄂 / 周仲瑜，韦丹主编 . —— 北京：
中国中医药出版社，2025.9. ——（湘鄂豫赣桂黔中医适
宜技术丛书）.
ISBN 978-7-5132-9518-5

Ⅰ . R245

中国国家版本馆 CIP 数据核字第 2025S3P184 号

中国中医药出版社出版

北京经济技术开发区科创十三街 31 号院二区 8 号楼
邮政编码　100176
传真　010-64405721
万卷书坊印刷（天津）有限公司印刷
各地新华书店经销

开本 710×1000　1/16　印张 18.75　字数 278 千字
2025 年 9 月第 1 版　2025 年 9 月第 1 次印刷
书号　ISBN 978-7-5132-9518-5

定价　78.00 元
网址　www.cptcm.com

服 务 热 线　010-64405510
购 书 热 线　010-89535836
维 权 打 假　010-64405753

微信服务号　**zgzyycbs**
微商城网址　**https://kdt.im/LIdUGr**
官 方 微 博　**http://e.weibo.com/cptcm**
天猫旗舰店网址　**https://zgzyycbs.tmall.com**

《针灸特色技术·鄂》

编委会

主　　编　周仲瑜　韦　丹

副 主 编　黄　伟　余兆安　刘一然　杜艳军

编　　委　（按姓氏笔画排序）

王佳捷　王璟妍　左　玮　石文英

石玲玲　刘珍珍　刘夏毅　李蔚娴

杨琪琪　吴　松　何彦春　余本璐

沈闻欣　宋爱群　张子晶　张含抒

张英溶　张悦毓　陈　霞　金晓婵

周艳华　饶映月　夏鸿杰　徐　蕾

高　锋　郭林曳　彭延辉　韩善明

粟李琴

总序

中国针灸博大精深、源远流长，沉淀着几千年来我国人民和疾病斗争的临床经验与养生智慧。针灸医学在形成、应用和发展的过程中，具有鲜明的中国民族文化与地域特征，是基于中国民族文化和科学传统产生的宝贵遗产。湖南、湖北、河南、江西、广西、贵州等省、自治区中医药文化底蕴深厚，中医适宜技术特色鲜明，影响力在不断扩大。

湖南省，地处中国中部，位于长江中游，因大部分区域在洞庭湖以南而得名"湖南"，因省内最大河流湘江流贯全境而简称"湘"。湖湘历史，源远流长，人文荟萃，名作争辉。湖湘浩如烟海的著述，凝聚了潇湘名人学者、圣贤豪杰的聪明睿智，汇集了湖湘文化的精华。所谓"一方水土养一方人"，千百年来，湖湘区域特色不仅促成了极具内涵的湖湘文化，而且还为湖湘中医的形成、发展与繁荣奠定了坚实的基础。湖湘中医是中国医学的重要组成部分，为中国医学发展作出了巨大贡献。

湖北省，地处中国中部偏南，同样位于长江中游，因在洞庭湖以北，故名湖北，简称"鄂"。湖北省东、西、北三面环山，中部为"鱼米之乡"的江汉平原。荆楚文化，因楚国和楚人而得名，是周代至春秋战国时期在江汉流域兴起的一种地域文化，它主要是指以当今湖北地区为主要辐射地的古代荆楚历史文化。荆楚文化继承了许多商周文化特点，具有鲜明的地域特色和巨大的经济文化价值。湖北是"炎帝"神农的诞生地和"药圣"李时珍的故乡，拥有尽纳百草精华的世界级"天然药园"——神农架，这里中草药资源丰富，中医药文化底蕴深厚，是中国传统医药文化的重要发祥地之一。

河南省，地处中国中东部，位于黄河中下游，古称中原、豫州、中州，简称"豫"，因历史上大部分时间此地位于黄河以南，故名河南。河南是中华民族的发源地和华夏文明的发祥地，中华神龙的故乡，道家思想、墨家思想、名家思想、法家思想、纵横家思想等均起源于此地。中医药文化也在这里萌芽并走向中华大地。由于河南地处黄河中下游，横贯黄淮海平原，河道纵横交错，造就了肥沃的土壤，四季分明，气候适宜，为农业的发展创造了良好条件。河南自古以农为本，造就了独特的人文思想和文化特色，同样造就了独具特色的中原中医药文化，这里有本地水土滋养的中草药，有中原大地孕育的中医巨匠。

江西省，地处中国东南部，位于长江中下游南岸，简称"赣"，因公元733年唐玄宗设江南西道而得省名，又因为江西最大河流为赣江而得简称。江西素有"物华天宝、人杰地灵"之美称，一湖（鄱阳湖）一江（赣江）孕育了兼容并蓄的江西文化，在绚丽多姿的赣文化和鄱文化影响下，江西中医人才辈出，形成了特色鲜明的赣鄱中医文化。赣鄱中医文化在汲取传统中医文化精华的同时，享受着千年赣鄱文化的滋润与哺育，受典型地域环境影响和浓郁人文环境熏陶，逐步将中医理论探索、临床实践、中药炮制、中药营销、中医教育发展融为一体。

广西壮族自治区，地处中国华南地区西部，因广西大部分地区属于秦统一岭南后所设置的桂林郡而简称"桂"，是中国少数民族自治区之一，也是西南地区最便捷的出海通道，在中国与东南亚的经济交往中占有重要地位。广西悠久的历史和独特的气候、地理环境，形成了独具岭南特色的八桂文化。八桂文化是以广西地区民族文化为主，结合鲜明的地域山水特色，形成了和谐统一的地域表征，其内容丰富，涵盖了八桂的山水、人物、神话、名胜、民俗、美食、建筑、医药等众多广西本土文化。

贵州省，地处中国西南腹地，简称"黔"或"贵"，与重庆、四川、湖南、云南、广西接壤，是西南交通枢纽。虽然贵州民族文化从古至今一直与中原文化相互交流，并构成了中华民族文化的一个有机组成部分，但由于其独特的封闭性地理环境，贵州民族文化始终未被中原文化完全同化，保存了极其丰富的民族文化资源，孕育了贵州文化的独特风貌。贵州省药材资源丰富，是全国四大中药材产地之一，自古就有"夜郎无闲草，黔地多灵药"的美誉。尤其是苗药，是苗族人民在长期与疾病斗争的过程中，使用、研究和总结并代代相传下来的，具有起源时间早、资源丰富、品种繁多、用药独特、疗效显著等特点，是中医药领域的一朵奇葩，以天然、绿色而备受青睐。

在中国针灸漫长的发展历程中，一代代针灸名家潜心研究，薪火相传，使针灸理论日臻成熟，针灸技法日益完善。尤其是近现代，一大批针灸医家勇于探索，经过不懈努力，创立或发展了不少独具特色的针灸技法，表现出既有传承和发扬，又有变革和创新的特点，使针灸技法呈现出百花齐放、异彩纷呈的欣欣向荣景象，极大地拓展了传统针灸的应用范围，提高了针灸的临床疗效，促进了针灸学术和技术的发展。

2010 年 11 月 16 日，"中医针灸"正式通过联合国教科文组织保护非物质文化遗产政府间委员会第五次会议审议，被列入"人类非物质文化遗产代表作名录"，使中医针灸的自然、绿色健康理念与方法，得到更多的了解、理解和尊重，为传统针灸理论方法提供了更加良好的发展环境。针灸不仅是中国的文化遗产，还是联合国教科文组织认定的人类非物质文化遗产之一，在世界范围内提高其共享度，使其成为服务于全人类生命健康的宝贵资源。

2018年，湖南中医药大学第一附属医院针灸科成功入选国家中医药管理局区域中医（专科）诊疗中心建设单位，专科辐射区域包括湖南、湖北、河南、广西、江西等省区。为了更好地推广和传承这些区域的针灸特色技术，充分发挥这些技法的特色和优势，提高针灸临床疗效，推进中医药传承创新，进一步提升"湘、鄂、豫、赣、桂、黔"六省区中医适宜技术在各级卫生医疗机构的服务能力，充分发挥中医药适宜技术在广大基层防治常见病、多发病中的优势作用，湖南中医药大学第一附属医院国家中医药管理局区域中医（针灸）诊疗中心项目组牵头编写了《湘鄂豫赣桂黔·中医适宜技术丛书》，包括《针灸特色技术·湘》《针灸特色技术·鄂》《针灸特色技术·豫》《针灸特色技术·赣》《针灸特色技术·桂》《针灸特色技术·黔》六册，紧密结合湘、鄂、豫、赣、桂、黔六地的文化特色，充分体现其开创性和权威性，系统、全面地收集整理具有代表性的针灸特色技术，其内容丰富，图文并茂，技术操作简便、费用低廉，值得推广应用。

湖南省针灸学会原会长

严洁

湖南中医药大学教授、博士生导师

2024年5月

总前言

　　为促进中医学术流派发展，加强对针灸名家学术经验、特色技术的传承，特组织人员编撰《湘鄂豫赣桂黔·中医适宜技术丛书》。本丛书由国家中医药管理局区域中医诊疗中心（针灸）建设项目和国家中医药管理局高水平中医药重点学科（针灸学）资助，包括《针灸特色技术·湘》《针灸特色技术·鄂》《针灸特色技术·豫》《针灸特色技术·赣》《针灸特色技术·桂》《针灸特色技术·黔》六个分册。每个分册均包括文化篇和技法篇两大篇章，文化篇主要介绍各地域文化和中医的渊源与特点，技法篇主要介绍各地域具有代表性的针灸特色技术，所载技术的入选原则包括：地域性、有效性、科学性、安全性、操作性。每项技术重点介绍该疗法特点、理论基础、适应证、疗法操作、注意事项、临床验案等，并配有图片说明，简洁直观。

　　在编写形式上，本套丛书结构层次清晰，遵循"科学、实用，通俗、易懂"的基本原则，紧密结合湘、鄂、豫、赣、桂、黔六地的文化特色，收集整理具有代表性的针灸特色技术，兼顾不同地区、不同层次临床医务人员对各专科常见疾病、多发疾病的认识，同时结合案例、图片等多种编纂和展现形式，进一步提高本套丛书的可读性与临床实用性。整套丛书内容简要而不失详尽，浅显易懂又全面丰富，既包含临床知识与技能，又纳入了许多文化底蕴和相关中医知识故事，使内容不至于严肃死板，读者在丰富临床技能之余，还能了解更多地域文化知识及中医特色，使得学习变得更为生动有趣，有利于进一步提高读者学习阅读的积极性。

　　本丛书作为中医适宜技术丛书，对从事针灸临床工作的同仁具有较大的参考价值，同时还可作为各区域医院专科技能规范化培训、继续教育及临床实习辅导丛书，提高专科人员临床水平，促进医疗技术水平的进一步提高。

参加编写《湘鄂豫赣桂黔·中医适宜技术丛书》的作者是来自湘、鄂、豫、赣、桂、黔六地医学院校及医疗机构的针灸专家，他们多在临床一线工作，在繁忙的临床和管理工作之余完成了本套丛书的编写工作，在此向他们表示衷心的感谢。全体编者均以高度认真负责的态度参加了本丛书编纂工作，但由于编写时间仓促且涉及众多区域，各区域编写人员的思维方式、知识层次、经验积累存在差异，因此书中难免存在不足之处，敬请广大读者提出宝贵意见，以便再版时修订提高。

湖南省针灸学会会长、国家"万人计划"教学名师　常小荣
国家中医药管理局高水平中医药重点学科（针灸学）负责人
章薇
湖南省名中医
2024 年 5 月

荆楚文化，是周代至春秋战国时期在江汉流域兴起的一种地域文化，主要是指以当今湖北地区为主要辐射地的古代荆楚历史文化，是中国先秦三大文化体系之一。荆楚文化继承了许多商周文化的特点，源远流长，博大精深，具有鲜明的地域特色和巨大的经济文化医疗开发价值。

湖北是荆楚文化的发祥地，也是古代楚国的政治、经济和文化中心，还是神农的故里、李时珍的家乡。从神农始种五谷，到东汉末年的《神农本草经》，再到16世纪《本草纲目》的问世，湖北对世界自然科学作出了巨大的贡献。历史上的中医药大家张仲景、王叔和、葛洪、孙思邈等也都与湖北中医药文化的发展密切相关。湖北悠久的中医药历史、丰富的中药材资源，以及现代教学、科研、实践人才的汇聚，对弘扬中医药文化、发展中医药事业与产业具有得天独厚的优势。

针灸是中国中医药文化精华中的精华，单凭小小的银针、一片艾叶就能治病，即使在科技高度发达的今天，也令人叹为观止。《针灸特色技术·鄂》主要介绍湖北地区具有特色的针灸技法，分为文化篇和技法篇。文化篇下设2章，主要介绍湖北省荆楚文化和荆楚中医药的历史渊源；技法篇下设19章，每章介绍一种特色的针灸技法，具体包括该技法的特点、理论基础、适应证、疗法操作、注意事项、临床验案等内容，重点介绍技术操作规范。本书内容丰富、全面系统，专业性、针对性和实用性强。

荆楚大地宝贵的中医药财富为中华民族的繁荣昌盛发挥了重要作用。针灸作为中医药的重要组成部分，凝聚着中华民族的智慧和创造力。荆楚针灸技术众多、特色鲜明，其独特的优势和临床疗效，在荆楚百姓防病治病、养生保健中发挥了重要作用。荆楚大地的针灸从业者将不断加强对针灸的传承和创新，积极推动荆楚中医药文化和卫生健康事业高质量发展，为守护人民群众的健康而不懈奋斗。

《针灸特色技术·鄂》编委会

2025 年 3 月

目录
CONTENT

文化篇

技法篇

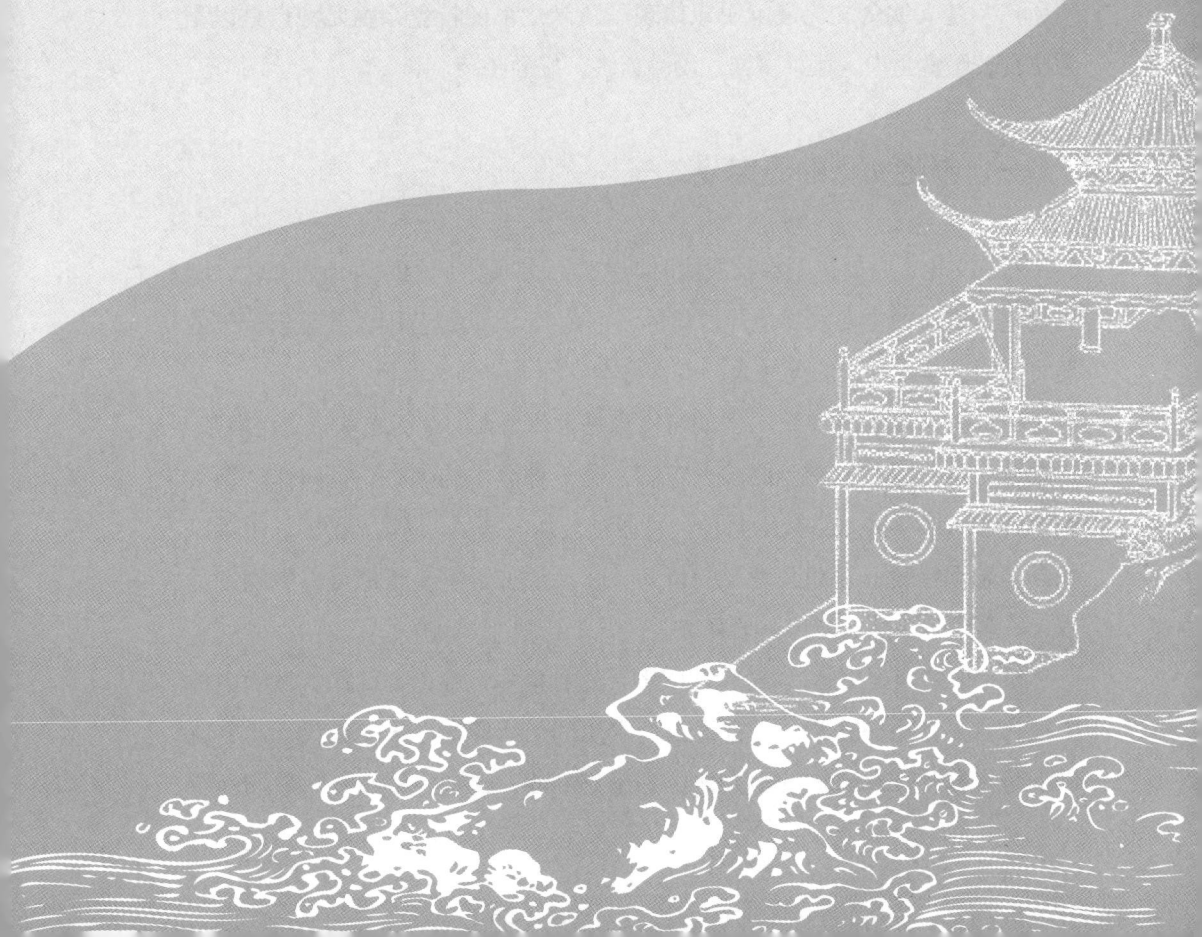

文化篇

第一章　荆楚文化

湖北省位于中国中部偏南、长江中游、洞庭湖以北，故名湖北，简称"鄂"。湖北东连安徽，南邻江西、湖南，西邻重庆，西北与陕西为邻，北接河南。湖北东、西、北三面环山，中间低平，略呈向南敞开的不完整盆地，中部为"鱼米之乡"江汉平原。湖北全省总面积中，山地占56%，丘陵占24%，平原和湖区占20%。湖北省地处亚热带，位于典型的季风区。全省除高山地区外，大部分为亚热带季风性湿润气候，光能充足，热量丰富，无霜期长，降水充沛，雨热同季。

湖北省的饮食文化起源于春秋战国时期的楚国。楚人的饮食原料均为楚地所产。楚人饮食文化最鲜明地体现了鱼米之乡的特色，主要特点是以稻为主食，嗜食鱼肉，蔬菜多样，汤品繁多，好酒嗜茶。

一、荆楚文化的界定 [1]

荆楚文化，是周代至春秋战国时期在江汉流域兴起的一种地域文化，湖北是荆楚文化的主要发祥地，古代的"荆楚"，其地域范围大致是以今天的湖北省为主体。今天的湖北人，也常将本省称为"荆楚大地"。

从"荆""楚"二字中，我们可以窥见古代楚人的生活之本与文化根基。从词源上看，"荆""楚"同义，"楚"，是一种灌木的名称，也叫作"荆"，属落叶灌木或小乔木，枝干坚劲，可做杖。从《国风·周南·汉广》中可以找到"翘翘错薪，言刈其楚"的诗句，在《说文解字》里也可以看到"丛木，一名荆也。从林疋声"的释义。

湖北地处荆山山脉，"楚"或"荆"这种灌木，在南方江汉流域的山林中极为常见，用作薪柴，是古代人们常用的生活资源。早在商代，北方就以荆楚来称呼江汉流域的南方地区和南方部族，比如《诗经·商颂·殷武》

中所云："维女荆楚，居国南乡。"

从字源演变来看，"楚"是形声字，甲骨文中的"楚"字由"林"和"足"构成，"足"既表声又表意。"楚"的一种解释是，穿行于草莽荆丛之中。可见，"楚"字很可能再现了楚国先王带着楚人在山林中艰苦开辟国土的场景。当年，楚先君熊绎率领楚人，在自然条件较差的荆山垦地，经过数十年艰苦奋斗，使楚国疆土不断扩大，财富日益增多，军事力量不断增强，楚国一跃成了江汉霸主，从而开创了楚国波澜壮阔的历史与灿烂丰富的文化。

所谓荆楚文化，作为一种具有鲜明地域特色的文化形态，从断代的角度看，它主要是指以当今湖北地区为主体的古代荆楚历史文化；从发展的动态角度看，它不仅包括古代的历史文化，还包括从古到今乃至未来湖北地区所形成的具有地方特色的文化。

二、荆楚文化的渊源 [2]

荆楚文化因楚国和楚人而得名，它主要是指以当今湖北地区为主要辐射地的古代荆楚历史文化。

荆楚，也称楚，在春秋时代，有个国家叫楚国，"楚"本是一种灌木的名称。但在新发现的"清华简"中的《楚居》却给出了另一种解释，据《楚居》中一段对楚先君鬻熊的记载：鬻熊的妻子妣厉，生子熊丽时难产，剖宫产后妣厉死去，熊丽存活。妣厉死后，巫师用荆条（原文中为"楚"）包裹其腹部将其埋葬。为了纪念她，后人就称自己的国家为"楚"。关于为何要如此隆重地以国名来纪念一位难产剖腹而死的楚先君的妻子，武汉大学中国传统文化研究中心教授罗运环表示，按照楚国君世系，妣厉的丈夫以及她用生命换来的这个儿子先后做过楚人的领袖，成为楚国的开国先君，开创了楚国八百年基业，故称为"楚"。

楚地，作为一个具有深厚历史底蕴的地域概念，其核心区域大致涵盖今湖北全境，并以此为中心向周边扩展。在北方炎、黄部落创造中原文明的时候，南方江汉流域也兴起了九黎部落，并孕育出大溪文化、屈家岭文化等早期楚地文化。然而，随着九黎部落被炎、黄部落击败，以及后续三苗部落被更强大的中原部落征伐，早期的楚地文化逐渐式微乃至消失。

江汉流域独特的地理环境，多山林水泽，使得各氏族部落的发展轨迹与中原地区存在着显著差异。中原地区的氏族部落能相对迅速地从采集和渔猎经济过渡到农耕和畜牧经济，而楚地氏族部落受限于自然条件，生产力发展进程较为缓慢。这种生产力发展的滞后，在很大程度上制约了楚地文化的发展。因此，当北方相继出现夏、商等奴隶制国家时，南方楚地仍处于原始的父系氏族社会阶段，分散而居的各氏族部落屡遭中原势力的压迫和征伐。

尽管楚地长期处于相对蛮荒的状态，但正是在这历经千年的历史演进过程中，楚人以及后来的楚国逐渐孕育发展起来，成为南方各部族融合的中心。荆楚部族在与北方商王朝的长期对峙中，吸收了商王朝先进的商文化，为自身发展奠定了良好基础。周朝初年，荆楚族归附周王室，在中原王朝的支持下建立起自己的国家。自春秋时期开始，楚国迅速崛起并走向强盛，楚庄王时期更是达到鼎盛，通过吞并周边众多小国，楚国成为南方的强国。楚人在长期的发展过程中，将中原文化与南方土著文化相互融合，开创出独具特色、灿烂辉煌的楚文化。

三、荆楚文化的特点 [3]

荆楚文化，作为中国先秦三大文化体系（华夏、东夷、荆楚）之一，于春秋战国时期，在楚国长达800多年的历史进程中得以孕育与发展，继承了许多商周文化的特质，同时凭借自身独特的地域环境，塑造出鲜明且独特的地域文化特色。楚文化展现出开放融合的气质，荆楚部族在与北方商王朝的交流互动过程中，积极汲取先进的商文化元素，为自身发展创造了极为有利的条件。其广泛融汇的中原文化与南方土著文化，不仅极大地丰富了楚文化的内涵，也为楚文化在后世的传承与发展奠定了坚实基础。

在中华文明的历史长河中，荆楚文化以其特有的风貌，泽被后世。其文化气质与中原文化形成了鲜明的互补关系。文化学者于丹曾对二者进行对比，指出中原文化呈现出尚礼的、现实的特征，高度强调对规则的遵循，秉持以节制为美的观念，对待鬼神持敬而远之的态度；而楚文化则是乐生的、浪漫的，其文化灵魂可以自由驰骋，上天入地，尽显汪洋恣肆之态。

湖北，作为楚文化的核心承载区域，在地理位置上具有承东启西、连南接北的重要交通枢纽地位。武汉天河国际机场更是中国内陆地区重要的空港。长江自西向东横贯湖北全省，流程长达 1062 公里。长江及其最大支流汉江，共同润泽着这片土地，使湖北水网纵横、湖泊密布，因而享有"千湖之省"的美誉。湖北文化底蕴极为深厚，中华民族始祖炎帝的故里便位于此地。同时，春秋战国时期楚国历经 800 多年创造的楚文化，更是为湖北的文化积淀增添了浓墨重彩的一笔。此外，湖北还拥有光荣的革命传统，从武昌辛亥首义直至新中国成立，湖北为中国革命的最终胜利作出了不可磨灭的贡献。在新民主主义革命时期，仅红安县就孕育出董必武、李先念两位国家主席以及 200 多位将军。在科教文化领域，湖北省实力位居全国前列，是中国重要的高等教育基地。其科学研究水平全国领先，国家科技奖获奖项目数量连续 7 年位居全国前四位。

1. 地理特点

湖北省地处我国中部偏南、长江中游，因位于洞庭湖以北而得名，简称"鄂"，省会武汉。其地理位置介于北纬 29°05′ 至 33°20′、东经 108°21′ 至 116°07′ 之间。湖北东连安徽，南邻江西、湖南，西连重庆，西北与陕西为邻，北接河南。湖北东、西、北三面环山，中部为素有"鱼米之乡"美誉的江汉平原。全省东西长约 740 千米，南北宽约 470 千米，全省土地总面积为 18.59 万平方千米，约占全国总面积的 1.94%。湖北省地势总体呈现出东、西、北三面环山，中间低平，略呈向南敞开的不完整盆地形态。在全省总面积中，山地占比 56%，丘陵占比 24%，平原湖区占比 20%。

2. 气候特点

湖北地处亚热带，位于典型的季风区。除高山地区外，全省大部分地区属亚热带季风性湿润气候。该气候类型具有光能充足、热量丰富、无霜期长、降水充沛且雨热同期的显著特点。全省大部分地区太阳年辐射总量为 $85 \sim 114Kcal/cm^2$。

3. 自然资源特点

（1）水资源丰富：湖北省水资源总量达 714.2 亿立方米，人均水资源量 1223.6 立方米，全省总供水量为 336.14 亿立方米。（数据来源于《2023 年中国统计年鉴》）

（2）土地资源广袤：全省土地总面积 1858.89 万公顷，其中耕地 4698 千公顷，园地 490.6 千公顷，林地 9322.4 千公顷，草地 93.3 万公顷。（数据来源于《2023 年中国统计年鉴》）

（3）生物资源多样：湖北省第二次林木种质资源调查共记录木本植物 125 科 550 属 2783 种（亚种、变种）。全省的草本植物有 2500 种以上，其中可作为药材采收和加工的有 500 余种。

（4）矿产资源丰富：根据湖北省自然资源厅公布的信息，截至 2023 年底，湖北省已发现矿产 150 种，其中有查明资源储量的矿产 102 种。其中，能源矿产有 5 种。69 种矿产的资源储量居全国前十位。

4. 饮食特点

湖北饮食文化早在春秋战国时期就由楚国建立起来。其优越的地理环境和悠久的历史，共同造就了湖北独特的饮食文化。湖北三面环山，中部位于"鱼米之乡"的江汉平原，这种地理条件使其食材丰富多样，既有山珍，又有丰富的水产，同时稳固的农业生产也为饮食提供了坚实的基础。楚人饮食原料多为楚地所产，其饮食特色和水平与楚地物产资源特色及生产力发展水平高度契合。楚人饮食文化最鲜明地体现了鱼米之乡的特色，主要表现为：以稻为主食，嗜好鱼肉，蔬食品种多样，汤品丰富繁多，且楚人好酒嗜茶。

5. 文化特点

（1）地域特色：湖北作为荆楚文化的发祥地，亦是古代楚国的政治、经济和文化中心。荆楚文化作为中国先秦时期的重要文化体系之一，吸收了商周文化的诸多特点，源远流长、博大精深，具有鲜明的地域特色以及巨大的经济、文化、医疗开发价值。其特点可以概括为以下十个方面：炎帝神农文化、楚国历史文化、秦汉三国文化、清江巴土文化、名山古寺文化、长江三峡文化、地方戏曲文化、民间艺术文化、江城武汉文化、现代革命文化。从物质文化和精神文化的双重角度审视荆楚文化的发展历程，可进一步发现其在以下五个方面具备创新特质，这些特质是当今发展先进文化的重要精神遗产。其一是"筚路蓝缕"的创业精神；其二是"抚夷属夏"的开放精神；其三是"一鸣惊人"的创新精神；其四是"深固难徙"的爱国精神；其五是"止戈为武"的和合精神。荆楚文化的这些创新特质，既是时代的产物，也是优秀民族文化和民族精神的具体展现，是中华优秀传统文化的重要组成部分。

（2）文化主源：楚文化是周朝时期长江中游（涵盖长江、汉江、淮河流域）地区楚人所创造的具有独特特征的文化。《诗经》中曾记载："挞彼殷武，奋伐荆楚。"周成王分封荆楚民族一支的首领熊绎于荆山丹阳，使其成为楚子，这一事件标志着楚国历史的开端。起初，楚国在诸侯国中等级较低，控制的地域极为有限。西周后期，楚国逐渐走向强大，通过一系列战争，楚国逐渐控制了长江中游地区，并跻身"春秋五霸"之列。考古工作者在荆楚地区发现了大量具有鲜明特色的春秋时期遗址、墓葬等文化遗存，这表明至春秋时期，以荆楚民族为主体、以楚国为中心的楚文化体系已初步形成。到战国时代，楚国继续扩张，占据了长江中下游的大部分地区，并控制了今河南、四川、贵州的部分地域，成为"战国七雄"中疆土最广阔的政权。随着楚国和荆楚民族由弱小走向强盛，楚文化经历了一个产生、发展、传播以及与新征服地域文化交流融合的过程。20 世纪六七十年代后，楚地出土文物众多，令人应接不暇，有学者提出"考古意义上的楚文化"这一概念，认为其"以体现在考古遗物上的为限，主要是物质文化"（张正明主编《楚文化志》)。实际上,文物是文化活动过程的结晶,既反映了楚人物质文化的成就,也体现了楚人精神文化的面貌,两者是密不可分的。

(3)文化价值:通常而言,文化存在两种现象,一是"物化"现象,即文化范畴内各种各样的物质产品;二是"人化"现象,即人的精神及其产品。其实,第一种现象也是"人化"现象,因为物质产品都是人所创造的,是人的力量的对象化体现。人创造了文化,文化反过来也塑造了人,对文化与人之间这种互动及共生关系的认识与把握,是审视文化价值的一个十分重要的现代视角。最能体现荆楚文化特点、展现其艰苦创业精神的"筚路蓝缕",正是这种文化与人的关系的生动写照。当今世界的竞争表现为国际社会中各个民族国家之间综合国力的竞争,在此过程中,除各方面重要的因素及其相互作用外,文化在某些情况下能够决定胜负。当前文化竞争中一个备受关注的问题是传统文化与现代文明的融合,尤其是如何使优秀的传统文化成为现代经济、政治、文化建设的有益且有效的资源。对于传统文化资源的利用,不仅要努力创造传统文化品牌,更要高度重视大力培育民族文化精神,而发扬这种文化精神需要博采众长。因此,立足荆楚文化,融合中华民族文化,借鉴世界先进文化,成为当代对传统文化研究的重要视角。从这个意义上说,荆楚文化研究具有广阔的空间和大量的工作有待开展。

(4)哲学底蕴:荆楚文化在中华文化中独具魅力。首先,其具有极强的包容性。老庄哲学对楚文化的发展有深刻的影响,道家的平等、宽容精神深刻地融入了楚文化的内核。其次,荆楚文化重义理、善思辨。无论是先秦时期的老庄学派,还是两汉荆州新学、南北朝至隋唐的湖北佛学以及近代的江汉新学,其学术特征均侧重哲理与思辨,具有较为突出的思辨性。最后,荆楚文化具有否定性思维,这以先秦道家对三代以来的礼乐传统进行的深刻批判为典型代表。在《逍遥游》中,庄子借连叔之口,阐述了唯有具备审美的眼光才能洞察美的审美主体性原则。他指出:"瞽者无以与乎文章之观,聋者无以与乎钟鼓之声。岂惟形骸有聋盲哉? 夫知亦有之。"确实,生理上的局限会使我们丧失对美的感知能力;而心智上的缺陷更会使我们无法领悟"道"，这就如同蓬间雀难以理解高飞九万里的鲲鹏一样。因而，楚文化中所蕴含的否定性思维特征，并非简单地对现实进行批判与舍弃，而是在对事物的否定过程中实现扬弃，是对否定的再否定，是超越同时代思维水准的创造性呈现。

从物质文化和精神文化的双重角度审视荆楚文化的发展轨迹，可进一步归纳出其具有以下精神特点[4]：

1. 筚路蓝缕，即艰苦创业、自强不息的进取精神

楚人先祖艰苦创业的历程，可以追溯到公元前 11 世纪。夏商更替之际，战乱频繁，楚人的先祖辗转迁徙到了荆楚地区。西周初年，楚人尚为弱小的部落。熊绎成为部落首领后，率部族居江汉楚蛮之地，秉持"筚路蓝缕，以启山林"的精神。这种精神成为楚国强盛的根基，也成为中华民族艰苦创业的典范。周初，周成王盟会诸侯，熊绎出使时受到冷遇。熊绎回国后向群臣表明志向，决心发愤图强，发展生产，拓展疆土。历经几代人的不懈努力，从熊绎到熊渠，楚国疆域不断扩大，国力持续增强，由一个方圆不足百里的小国发展成为泱泱大国。春秋时期，楚庄王饮马黄河，问鼎中原。楚国经济获得空前发展，当时楚国都城呈现出"车毂击，民肩摩，市路相排突，号曰朝衣鲜而暮衣敝"的繁荣景象。正是凭借这种艰苦创业的精神，楚国得以在强国如林的环境中谋求生存与发展，由小变大，由弱变强，创造了先秦发展史上的奇迹。

2. 追新逐奇，即锐意进取、不断开拓的创新精神

楚人的创新精神在诸多方面均有体现。早于商鞅变法的吴起变法，是楚国历史上一次悲壮且大胆的革新运动。楚人在科学技术、哲学思想、文学创作等领域均取得了杰出的成就。以文学为例，庄周的散文风格奇诡莫测、变化无穷，气势恢弘，意象峥嵘。屈原作为楚辞的宗师，其作品被后人评价为"气往轹古，辞来切今，惊采绝艳，难与并能"，充分展示了楚辞惊世骇俗的奇异之美。楚人通过大胆革新，创造出了灿烂辉煌的楚文化。

3. 兼收并蓄，即融汇南北、海纳百川的开放精神

在先秦的诸部族中，楚人的部族偏见最少，积极主张部族融合，强调兼

收并蓄，能够融合其他部族、国家甚至来自南洋、西方的文化。在楚国初创时期，楚王既无与周王室的血缘姻亲关系可依靠，也无辽阔的疆域可凭借，唯有积极主动地学习他人之长，补己之短，学以致用，以实现独立强盛为目标。因此，楚文化展现出极大的开放性、多元性和务实性，这些特征源于楚人善于学习、博采众长的博大胸怀。例如，青铜冶炼技术便是楚人学习吴越地区先民的技术发展而来的。

4. 崇武爱国，即崇尚武装、热爱祖国的爱国主义精神

在丰富的楚文化中，诸多事例彰显了楚人的爱国主义精神。如申包胥为了求秦国发兵救楚，在秦国朝廷痛哭七天七夜，终于感动了秦王；楚将屈瑕战败后，深感对不起家乡父老，以死谢罪，开创了楚国将帅以身殉职的先例；楚武王、楚文王、楚庄王、楚共王等均身先士卒，亲临战阵，体现出楚人坚定的爱国主义精神。其中，屈原更是代表性人物，其诗句"鸟飞反故乡兮，狐死必首丘"充分表达了爱国情怀。屈原作为伟大爱国诗人，其精神千秋万代为世人敬仰，成为民族脊梁的象征。楚国被秦国灭亡时，楚人南公曾言："楚虽三户，亡秦必楚。"这不仅是预言，更是楚人坚定的誓言。果然，在短短十六七年后，秦朝便在以楚国后裔为主要力量的农民起义中被推翻。楚人这种爱国主义精神超越时空，融入中华民族血脉，代代传承。

参考文献

[1] 刘玉堂.荆楚文化通议[J].湖北省社会主义学院学报，2024（2）.4–6.
[2] 高崇文.楚文化渊源研究的新进展[J].长江大学学报（社科版），2017，40（4）.10–13.
[3] 李咏秋.深邃与恢宏：荆楚文化的内涵、成就与特征[J].社会科学动态，2024（9）.4–15.
[4] 胡真.荆楚风光 钟灵毓秀—探寻湖北中医药文化遗迹[J].中医健康养生，2018，4（10）.72–73.

第二章 荆楚中医药

湖北，作为神农故里、李时珍的家乡，坐拥悠久的中医药历史、丰富的中药材资源，以及汇聚的教学、科研、实践人才，在弘扬中医药文化、推动中医药事业与产业发展方面，具备得天独厚的传统文化优势。

一、荆楚中医药的渊源

1. 炎帝神农首创人类生命之学

炎帝神农氏的功绩在史籍中虽缺乏全面系统的记载，但在先秦、两汉古籍中有关炎帝神农时代的传说资料颇为丰富。其对中华传统医药、药食同源及强健体魄的开创性贡献主要体现在以下方面。

（1）遍尝百草，发明医药：《淮南子·修务训》记载，远古时期，疾病和毒蛇猛兽严重威胁人类生存。炎帝神农为解除病痛，深入山野，遍尝百草性味，发明草药治病的方法。正因为他是我国医药学的奠基者，秦汉之际成书的我国第一部药物学典籍就被命名为《神农本草经》。相传炎帝神农曾到神农架采药，因山高谷深难以攀登，他砍树干、割藤条、搭架子登山，"神农架"因此得名。他在采药过程中观察到诸多草药的特性，如青苔可治蜂蜇、"江边一碗水"能提神、"头顶一颗珠"可治蛇毒等。他为百姓和子孙后代奉献一切，其事迹饱含着对生命的关怀与探索精神。

（2）始种五谷，以为民食（药食同源）：古代人在寻找食物的过程中发现药物并丰富了食物种类。食物是养身之本，药物是治病之资。《管子》及《淮南子》等古籍记载，炎帝神农在发明先进生产工具的同时，指导民众开展农作物种植，使我国原始农业逐步发展。随枣走廊新石器时代遗址聚落规模扩大，稻谷遗迹和生产工具大量出土，有力印证了这一点。炎帝神农开创的农业文明对人类文明贡献巨大，改变了原始生活状态，他成为中国农耕文明的开拓者和奠基者。

（3）首创煮盐，强健体魄：《世本·作篇》说："宿沙作盐。"《淮南子·道应训》说："昔宿沙之民，皆自攻其君而归神农。"由此可知，首创煮盐的是炎帝神农的部属宿沙氏。煮盐的发明对改善人类的营养结构、增强体质意义重大。从史实与神话结合的角度看，炎帝神农对中华文明贡献巨大，被后世尊为中华民族人文、农业、医药、商贸之祖，与黄帝一同被尊崇为中华文明的开创者和中华民族的人文始祖。

2.《本草纲目》对医学的深远影响

（1）《本草纲目》对现代中医学的影响：《本草纲目》作为中国传统医药学的集大成之作，具有划时代的意义。它标志着炼丹时代的终结和医药时代的开始，在中国中医药学发展进程中具有里程碑的意义。中国古代炼丹术受长生不老神话影响，曾一度主导着整个医药学的发展，至唐代达到鼎盛。李时珍在《本草纲目》中坚决反对炼制"长寿金丹"，抵制"道士""方士"的炼丹行为，同时辩证地吸取古代"方士"积累的有用知识，形成了书中矿物药部分。他详细记述了217种矿物药，深入论述其治疗疾病和人体保健的功效。此外，李时珍在"微量元素与健康学"方面贡献卓越。虽当时未提出"微量元素"概念，但《本草纲目》突出反映了古人在此方面的研究成就。然而，受封建统治影响，这些成果未能及时发扬光大，直至20世纪70年代"微量元素与健康"才成为独立学科。《本草纲目》还具有承前启后的作用，历时30年成书，总结了以前诸家本草专著和民间用药经验，纠正了前人错误，采用了科学的自然分类法对药物进行分类，介绍了植物学、动物学、矿物学和化学等多方面的知识，具有综合价值。

（2）《本草纲目》对世界医学的深远影响：《本草纲目》不仅在国内影响深远，在国际上也颇具影响力。1606年由日本学者林道春传入日本，随后在日本多次翻印、翻译，引起日本医药界的震动，对日本植物学和药物学的研究产生巨大影响，至今仍被日本视为珍宝。1647年，波兰人卜弥格将其译为《中国植物志》，以拉丁文出版。此后，该书被译为法文、德文、英文、俄文、西班牙文、朝鲜文等多种文字版本在世界流传，被誉为"东方医学巨典"。它推动了中国传统医药学的发展，成为中医药学的重要支柱之一，对世界医药学、植物学、动物学、博物学、矿物学、化学等自然科学发展产生了深远的影响。受到众多国内外专家学者的高度评价，如达尔文称其为"中国古代百科全书""东方医药巨典""人类绿色圣经"；马克思赞其作者为"唯物主义和整个现代实验科学的真正始祖"；17 世纪英国哲学家、思想家、科学家培根认为《本草纲目》"在书中留下的渊博知识与才华，将不受时间影响，永葆一新"；中国新文化运动先驱鲁迅先生对《本草纲目》的评价为"实在极可宝贵，含有丰富宝藏"；原中国科学院院长郭沫若为李时珍墓志题词称"李时珍乃十六世纪中国伟大医药学家，在植物学研究方面亦为世界先驱""李时珍是伟大的自然科学家，他在药物学中尤其有特殊的成就。他的《本草纲目》记载药物近两千种，具有总结性与创造的特色，使中国医术得以推进，人民健康有所保障，他已被公认为世界第一流科学家中一位显著的人物，当永远向他学习""医中之圣，集中国药学之大成；《本草纲目》乃一八九二种药物说明，广罗博采，曾费三十年之殚精。造福于民，使多少人延年活命！伟哉夫子！将随民族生命永生"等。

　　3. 荆楚大地蕴含深厚的中医药文化底蕴

　　荆楚大地的医药学家在中国的医学史上地位显赫。魏晋时期的王叔和晚年在麻城行医、著书立说并安葬于此，他与扁鹊、张仲景、华佗、孙思邈同列中国古代名医，其著作《脉经》在鄂东地区完成。该书在医学史上是一部重要的中医脉学理论著作，作者凭借皇室太医令之便和数十年的从医实践，集古代脉学之大成，构建了完整的脉学体系，极大地丰富了中华医学宝库，备受后世名医赞誉。宋代浠水的庞安时著有《伤寒总病论》等，医名远扬大江南北，时人称其疗效"几乎十全"，与苏东坡、黄庭坚等交往甚密，其著作具有很高的学术和文学价值。明代罗田的万密斋（万全）是著名临证医学家，擅长儿科、妇科、痘疹病证，在养生保健、预防医学方面亦有独到见解。其从医五十余载，多部医书如《万氏家传医书》《万氏家传药典》流传至日本、朝鲜及东南亚诸国，影响深远，死后享"京畿御葬"

规格，清朝康熙皇帝追封其为前朝"医圣"。1999 年国家"九五"重点图书项目《明清名医全书大成》出版了《万密斋医学全书》，并将其纳入我国明清"十大名医"之列。近现代，荆楚大地名医遍布全国，如高辉远为中医嫡传名师，熊汝成、管汉屏并称我国"西医泰斗"。此外，荆楚大地西南边陲的土家族医药是我国民族医药的重要分支。从土家族医药发展的实际情况来看，可分为秦汉时期及五代以来两个阶段。在秦汉前后的漫长岁月中，土家族先民在人类的生产活动中尝草识药，治验疾病，经历了本能经验积累、初期医疗活动及巫医影响的过程；五代以来，由于外来民族迁徙定居于土家族地区，土家族民间医疗活动较为活跃。五代时期到"改土归流"前几百年间，基本还是实践知识的累积阶段，尚未形成比较系统的医药体系。清雍正年间（1726）对土家族地区实行"改土归流"后，土家族中的有识之士在前人识药治病、实践知识累积的基础上，进行了理论上的总结和实践的反复验证，使土家族医药有了进一步的发展，逐渐形成了具有民族特点的土家族医药体系，土家族医药也是荆楚中医药文化的一个重要部分。

湖北在中医药方面既有优良的自然生态环境、药材资源优势，又有厚重的历史文化传统积淀，更有包括西医药学在内的著名代表人物及其辉煌巨著和对人类的巨大贡献，在中华大地乃至世界的版图上，集如此众多资源于一身的区域绝无仅有。

2021 年全国中药资源普查数据表明，湖北省中药资源居全国第 5 位，约 3970 种。以此为基源的中药材有 4531 种；家种药材产量居全国第 7 位；野生药材蕴藏量居全国第 11 位；植物药材收购量居全国第 6 位。主要道地药材有茯苓、黄连、厚朴、杜仲、贝母、麦冬、黄柏、半夏、独活、皱皮木瓜、党参、天麻、辛夷、蜈蚣、鳖甲等，其中前 9 个品种被列入国家专题调研的 60 个品种中，茯苓等 5 个品种被列为国家级道地药材品种；全省家种药材的种植面积 100 多万亩，年产值接近 20 亿元，60 多个家种药材品种的总产量达到 5 万公担。

历史上诸多大医药学家中，炎帝神农和他的遗著《神农本草经》，李时珍和他的《本草纲目》无疑是古代中国中医药文化最杰出、最璀璨的代表，是古代中医药文化发展的巅峰。这种独特的区域医学文化现象是很值得秉承和弘扬的！

4. 湖北省中医古籍珍善本发掘情况

国务院公布的5批《国家珍贵古籍名录》中，湖北省有226部古籍入选，其中中医古籍7部，华中科技大学图书馆医学分馆入选3部，湖北省图书馆、武汉图书馆、武汉大学图书馆、襄阳市少年儿童图书馆各入选1部。此外，湖北省文化厅公布的2批《湖北省珍贵古籍名录》，收录386部珍贵古籍，其中中医古籍9部，湖北省图书馆入选3部，武汉大学图书馆、襄阳市少年儿童图书馆各入选2部，江汉大学图书馆、浠水县博物馆各入选1部。湖北省中医古籍资源收藏主要集中在武汉，其次为浠水、襄阳、恩施等地，湖北10余个地方县市图书馆也存有少量中医古籍，武汉市内湖北中医药大学图书馆、湖北省图书馆、武汉大学图书馆及医学分馆、华中科技大学图书馆医学分馆、武汉图书馆都有丰富的中医古籍资源。通过古籍普查工作，湖北省中医古籍资源得以全面展示，但仍需系统地加以整理，方能一览全貌。

湖北省中医古籍7部入选《国家珍贵古籍名录》，9部入选《湖北省珍贵古籍名录》。湖北省珍贵中医古籍主要集中在省会武汉市的湖北省图书馆、武汉大学图书馆、华中科技大学图书馆医学分馆、武汉图书馆及江汉大学图书馆，湖北西北部地区历史文化名城襄阳市少年儿童图书馆及湖北东部地区浠水县博物馆。湖北中医药大学图书馆中医古籍藏量丰富，但版本珍稀性不足，无一入选上述名录。随着古籍普查工作的推进，一部珍善本得以展示，如浠水县博物馆藏《医学述要》，作者系清代湖北武穴籍名医杨际泰，杨际泰被誉为鄂东四大名医之一，以戒除鸦片毒瘾的药方闻名，民间流传"南有林则徐断绝毒源，北有杨际泰解除病根"之说。该书学术价值高，乃杨氏汇集家传经验及诸家著述之要与其学医心得编纂而成，普查发现其为全帙本，该书入选《湖北省珍贵古籍名录》。

5. 湖北中医药大学图书馆中医古籍资源保护与推广的实践

（1）改造古籍书库，发挥区域中医古籍保护中心作用：加强湖北省中医古籍资源的保护利用，挖掘古医籍文献价值，湖北中医药大学图书馆作为中医专业图书馆应发挥行业区域中心辐射作用，并与湖北省古籍保护中心开展合作，通过古籍普查掌握全省主要机构中医古籍收藏情况，编撰《湖北省中医古籍联合目录》。湖北中医药大学图书馆于2017年计划按照文化部"中华古籍保护计划"发布的《图书馆古籍特藏书库基本要求》建设恒温恒湿古籍书库，以改善古籍的保存条件，同时面向湖北省内中医古籍藏量少、保存条件差的机构或个人提供无偿代管服务，双方签订代管协议，中医古籍原本的所有权归原机构或个人，湖北中医药大学图书馆作为代管机构拥有其查阅、整理与保护权，以推进区域内中医古籍资源的保护与利用。

（2）湖北省中医古籍珍本、善本、孤本的发掘：据湖北省古籍普查工作及《中国中医古籍总目》不完全统计，现已发掘湖北省收藏的珍稀版本中医古籍70余种，随着时间的推移，这些古籍的价值也在不断提升。湖北中医药大学图书馆应以中医古籍的学科视角，积极探寻保护与利用这些珍贵古籍的方法，在古籍普查基础上逐步摸清湖北省中医古籍家底，发掘整理中医古籍珍本、善本、孤本，编撰《湖北省珍贵中医古籍书目书志》，积极申报《国家珍贵古籍名录》与《湖北省珍贵古籍名录》。同时，加强与各中医古籍收藏单位的联系，对湖北省馆藏珍贵中医古籍进行考证、整理、修复，协调沟通相关知识产权问题，在条件允许的情况下建设湖北省珍贵中医古籍书目数据库孤本、罕见本全文数据库，促进区域内中医古籍资源共建共享。

（3）荆楚中医药古籍与方志整理：荆楚大地名医辈出，部分医林人物及其著作在中国医药学史上地位显赫，如魏晋时期王叔和在鄂东地区完成《脉经》，宋代浠水庞安时《伤寒总病论》，明代新春李时珍《本草纲目》、罗田万全《万密斋医学全书》，清代武穴杨际泰《医学述要》等。荆楚中医古籍依靠湖北省委省政府2014年重大文化工程《荆楚文库》的整理出版得以推进，目前医籍部分选取了熊煜奎《儒门医宗总略》、刘常彦《医学全书》、程云鹏《慈幼新书》、屠道和《医学六种》、赵亮采《医门小学》等医籍进行点校出版。另外，地方志作为记载有丰富地区资料的重要文献，其中包含大量中医药文献资料。湖北中医药大学图书馆将对湖北省地方志中的中医药文献进行收集、辑录、整理，析出医家、医籍、药材、医事活动及中外交流、医学教育、民族（土家族）医药等部分，形成具有湖北地方特色的荆楚中医药古籍与方志文献资料库。

（4）契合校园文化定位，主动参与中医药文化建设：作为中医药大学图书馆，在古籍阅览室文化建设中更加突出中医经典元素，室内文化墙借鉴国家典籍博物馆主题展馆设计，利用整面墙制作了"中国古代中医典籍简史""中国伟大医药学家画像"的主题展示，使参观者对我国历代传统中医典籍及代表医家形成直观认识。通过文化墙上对中医典籍的历史回顾，特别是《黄帝内经》《本草纲目》入选联合国教科文组织《世界记忆名录》，《肘后备急方》启发屠呦呦获诺贝尔奖等重大事件，突出中国传统文化背景下中医经典文献的历史文化与学术价值。湖北中医药大学又以"时珍医药文化"作为校园文化建设的重点，在对图书馆进行空间拓展改造时，契合校园文化定位，主动参与推广"时珍医药文化"，在图书馆入口大门处喷绘巨幅李时珍玻璃背景墙，在古籍阅览室将李时珍著作的清代以前版本集中展示，对珍贵版本进行全文数字化扫描，并于电子显示屏滚动播放。

（5）以读者为中心，建立中医药古籍学术服务渠道：中医药古籍作为一种特色资源，是专业读者对学术服务需求最强烈的领域。湖北中医药大学图书馆对馆藏古籍藏量资源分布、学科分类进行系统整理，大大提升了读者在中医药古籍文献搜集、整理、考证上的利用效率。使用专业古籍冷光扫描仪逐步实现馆藏古籍数字化，使读者查阅、获取中医药古籍资源不再受时空限制，既使古籍原本得到保护，又发挥了其使用价值。在流传不广的中医药古籍文献获取上，与湖北省内其他高校图书馆、公共图书馆及全国中医药兄弟高校图书馆建立合作，或充分利用开放存取渠道获取免费的中医药古籍电子资源，保障专业读者的古籍文献需求。通过文献检索教学课堂，有针对性地开展中医药古籍文献检索培训，利用馆藏中医药古籍开展专题学术资源检索，满足读者个性化古籍服务需求。与校内中医药专家学者开展合作，共同发掘馆藏有价值的中医药古籍进行研究，共同申报中医药古籍整理方向课题，使沉睡在图书馆中的古籍体现其学术价值。

（6）打造品牌活动，营造中医古籍保护与经典阅读氛围：根据馆藏特色策划不同选题是做好古籍推广工作的基础，湖北中医药大学图书馆充分利用中医古籍资源，通过读书月活动与古籍结合，达到宣传中国传统医药文化，推动"中华古籍保护计划"在本校的宣传与开展。在推动湖北省中医古籍保护的活动中，举办馆藏珍贵中医古籍实物展、湖北省珍贵中医古籍图片展、破损古籍修复现场演示、古籍版本与装帧形式的演变知识讲解，以及体验蝴蝶装、包背装、金镶玉装、线装古籍制作等活动，吸引读者对古籍产生浓厚兴趣。图书馆在 2017 年的读书月活动中邀请了我校国医大师李今庸教授，围绕"学中医，读经典"主题，以《黄帝内经》（简称《内经》）、《伤寒论》、《金匮要略》等中医经典为例，提出"方不在大，中病则灵"的观点，为师生分享中医经典的学习体会。通过一系列中医古籍推广活动，在校内形成"了解古籍，悦读中医"的文化氛围。

综合湖北省中医古籍调查现状，湖北中医药大学图书馆作为中医药专业图书馆，发挥区域中医药行业的中心辐射作用，通过湖北省古籍保护中心，积极开展与省内各古籍收藏机构在中医古籍的保护、开发与利用合作，发挥地方优势与特色，促进中医药事业在湖北的传承与发展。

二、荆楚中医药的特点

湖北，作为炎帝神农的诞生地与"药圣"李时珍的故乡，中医药文化历史源远流长，湖北在全国中医药文化的整体格局中占据重要地位。历史上的众多中医药大家如张仲景、王叔和、葛洪、孙思邈等，均与湖北中医药文化的发展紧密相连，形成了以一源头（中华药物始祖神农氏）、一高峰（"东方医药巨典"的作者李时珍及其《本草纲目》）、一圣地（中华道教圣地武当山）、一药库（全球最大的天然药库神农架）为代表的珍贵中医药文化遗迹。

1.《神农本草经》的开创性

炎帝神农氏作为中华人文始祖与药学始祖，诞生于江汉平原的湖北随州烈山。在其所处的时代，民众生活原始，食物匮乏。神农氏受神鸟衔谷启发，指导民众开垦土地、种植稻谷，筛选出黍、稷、稻、麦、菽等谷物，为中华民族生存提供保障。同时，据《纲鉴易知录》记载，神农氏不畏艰险尝百草，奠定传统医药学物质基础，确立"取之天然，道法自然"用药理念。成书于汉代的《神农本草经》，作为中医四大经典著作之一，是已知最早的中药学著作。全书分三卷，以三品分类法分上、中、下三品，文字古朴简练，记载365种药物疗效，多数真实可靠，至今仍为临床常用药。它提出辨证用药思想，对药物适应病症、剂量、用药时间等有具体规定，是中药学的奠基之作。

2. 李时珍及其《本草纲目》的卓越贡献

李时珍是明代蕲州（今湖北省蕲春县蕲州镇）人。自1565年起，他遍历多地收集药物标本和处方，拜众多民间人士为师，参考历代医药书籍925种，将相关文献广泛收集并重新整理编撰。历经27个寒暑，三易其稿，完成了192万字的巨著《本草纲目》。书中将药物分为16部、60类，系统记述药物知识，所载近2000多味中草药中，武当山、神农架、通城药菇山、大别山及蕲州等地所产众多。

《本草纲目》入选《世界记忆名录》，被誉为"东方医药巨典"，全面提升了中国药学的科学价值及其国际影响。此外，李时珍在脉学及奇经八脉研究方面著有《奇经八脉考》《濒湖脉学》等，被尊为"药圣"。

3. 武当山中医药文化特色

武当山作为中华道教圣地、世界文化遗产，拥有丰富的中草药资源，据中国工程院院士程莘农教授在陈吉炎教授编著的《中国武当中草药志》序言中所言："八百里武当所在的十堰市拥有中草药资源的种类达3000种以上，约占全国中草药种类的20%。"武当山道教建筑历史悠久，历代道士在医药和养生方面广泛探索，形成独特的医学与养生保健体系。武当武术融合《易经》原理与道教内丹功法经验，以养生练功、防身保健为宗旨，具有尚意不尚力、四两拨千斤等特色。武当道教医药以"气"为本，保"气"为先，受楚汉文化"养气"理论影响，认为"气"是人生命的关键。在临床诊断与治疗中，运用《周易》"阴阳平衡论"，认为人体病因主要是"二毒"（经络之毒和脏腑之毒），创立"四个一疗法"（一炉丹、一双手、一根针、一把草），将预防、治疗、康复视为整体，为中医学治未病理论提供实践支持。

4. 神农架中医药文化特质

（1）医药文化的起源圣地：神农架因炎帝神农在此架木为梯、采尝百草、救民疾夭、教民稼穑而得名。其中医药文化是炎帝神农医药文化的典型代表，在当地人民长期生产、生活实践与疾病斗争中形成并发展，是中华民族医药文化宝库的重要组成部分。

（2）丰富的药物资源：神农架堪称"百草药园""天然药园"，植物、动物和矿物三大类药物俱全。《神农架中草药名录》（石世贵编著）收录2013种；其后出版的《中国神农架中药资源》（詹亚华主编）则将总种数扩展至3000种以上，其中药用植物1886种，药用动物211种，药用矿物14种，其他来源17种。研究表明，诸多药物具有滋补、养颜、防癌、抗癌等功效。药名多具特色，或依形象、功用、生境特点命名，或加序数，便于识别与应用。

以形象特征命名，如头顶一颗珠、七叶一枝花、江边一碗水、文王一支笔；以主要功用命名，如生血草、对月草、还阳草、舒筋草等；或突出其生境特点，如过江龙、过岗龙、半边草、六月雪等；在名前加序数，譬如一支香、二郎箭、三棵针、四季青、五朵云、六月雪、七叶胆、八爪龙、九死还阳草、十大功劳等。

（3）全民皆医的传统：神农架历史上医疗资源匮乏，但民众依靠"全民皆医"实现"小病不出门，大病不出村"。认药有道，民众熟悉"看、摸、闻、尝"四字经，能识别众多药草；家家兴药、人人采药，采药是重要经济来源，药农采药需克服艰难险阻；土方土法疗效显著，民众粗通药性医理，能运用土方土法处理常见疾病伤痛。

参考文献

[1] 胡真.荆楚风光 钟灵毓秀——探寻湖北中医药文化遗迹[J].中医健康养生，2018，4（10）.72-73.
[2] 丁凤英，王正强，石山，等.炎帝神农与中医药文化：炎帝神农与中医药文化论坛论文集[M].武汉：武汉出版社，2015.

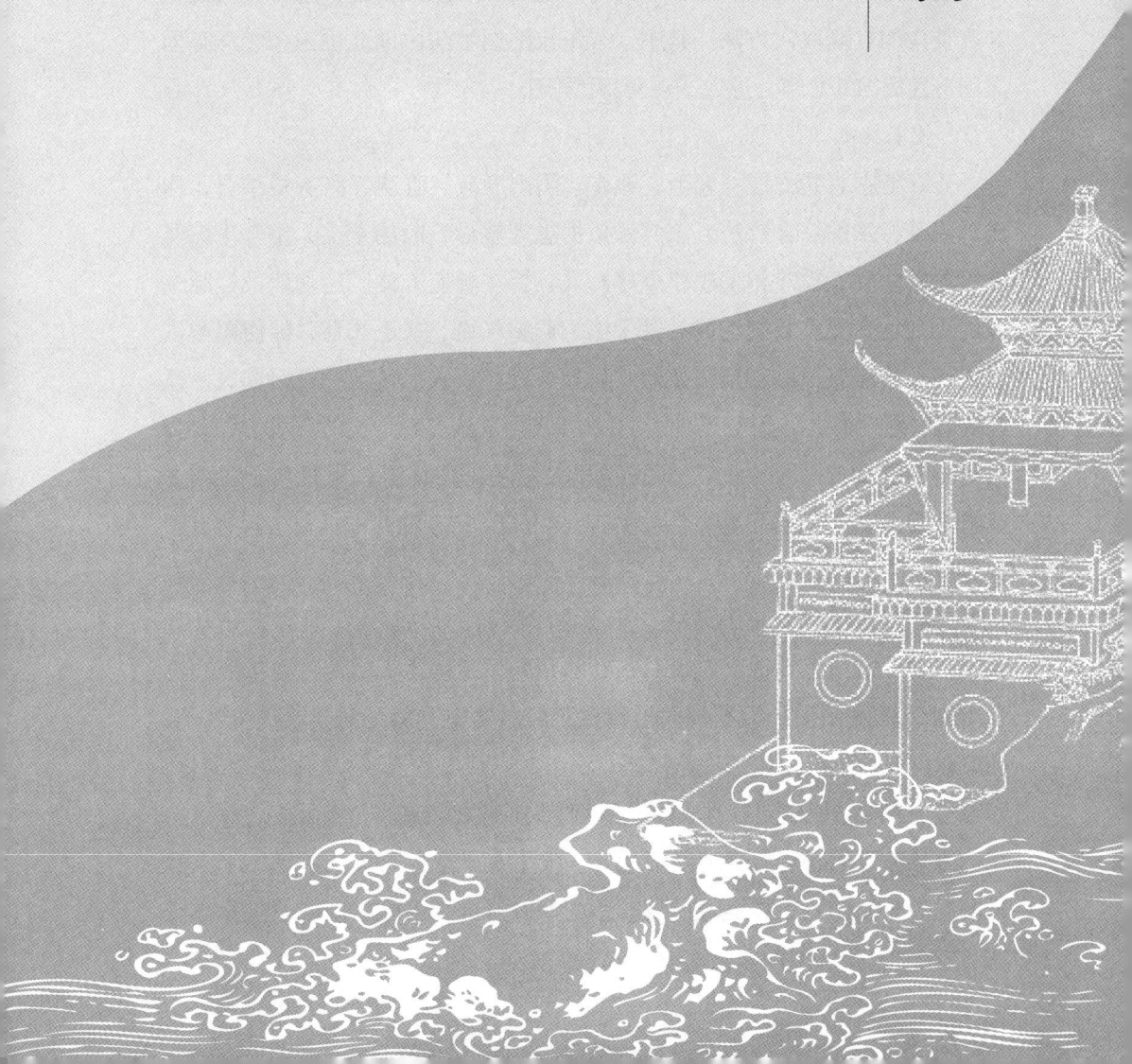

技法篇

第三章 孙国杰子午流注纳甲法

一、技术简介

子午流注针法，以十二经脉肘膝关节以下66个特定经穴为基础，以时间变化为依据，遵循出井、溜荥、注输、行经、入合的气血流注以及盛衰开阖的原理，结合阴阳、五行、天干、地支、脏腑等要素，逐日按时进行开穴补泻的针刺取穴方法。其中，子午流注纳甲法由湖北中医药大学孙国杰创造性提出并总结，形成了一套特色疗法。

1. 技术特点

子午流注纳甲法是将天干、地支、阴阳五行、脏腑经络有机结合，构成了一种特殊的综合疗法。该疗法依据患者就诊日时的干支，结合十二经脉气血流注和五输穴相生规律顺序开穴，旨在顺应人体脏腑功能及经脉气血的周期性变化。通过施以补泻手法，调整气血、扶正祛邪，促使阴阳恢复平衡，从而获得最佳治疗效果。正如《针灸大成》所云"按时起时，循经寻穴，时上有穴，穴上有时"，明确指出本法核心在于按时开穴，以时为主。如甲日的戌时（甲戌），便是"以时为主"的体现。甲日从子时到亥时，干支对应，皆有穴可开，此为"时上有穴"；五输穴中任何一穴均有干支对应，即"穴上有时"。

（1）"天人合一"是根本：子午流注学说将一日的24小时对应分为12个时辰，分别与十二地支、十二条经脉相联系，认为人体的气血按照一日12个时辰的阴阳消长而有规律地流注于经脉之中，从子到午或从午到子，随着时间先后不同，像潮汐一样盛衰涨落，表现出昼夜节律的周期性变化，而人体的各种功能也随着时辰的推移发生周期性的变化。

（2）将天干地支与脏腑经络配合：天干有十个，与十二脏腑、十二经脉的配合关系为：甲配胆及胆经；乙配肝及肝经；丙配小肠、三焦及小肠经、三焦经；丁配心、心包及心经、心包经；戊配胃及胃经；己配脾及脾经；庚配大肠及大肠经；辛配肺及肺经；壬配膀胱及膀胱经；癸配肾及肾经。地支有十二个，与十二脏腑经脉相配的情况是：子配胆及胆经；丑配肝及肝经；寅配肺及肺经；卯配大肠及大肠经；辰配胃及胃经；巳配脾及脾经；午配心及心经；未配小肠及小肠经；申配膀胱及膀胱经；酉配肾及肾经；戌配心包及心包经；亥配三焦及三焦经。

（3）根据气血流注按时开穴：依据患者就诊日的干支推算，结合十二经脉流注和五输穴相生规律顺序开穴。以甲日为例，甲日胆经值日，在甲戌时开胆经井穴足窍阴。甲戌的下一个时辰乙亥为阴时，阳日逢阴时则闭，所以无穴可开。再下一个时辰丙子属阳，阳日遇阳时则有穴可开。按照经穴相生的顺序，胆属木，木能生火，小肠属火，故应先开小肠经穴。足窍阴属金，金能生水，小肠经的水穴是前谷，所以丙子时当开前谷。丙子时后是丁丑时属阴，无穴可开。接着是戊寅时属阳，根据经生经、穴生穴的规律，应开胃经的输穴陷谷，同时开胆经原穴丘墟（返本还原）。之后是己卯又属阴时，无穴可开。庚辰属阳，按经穴相生应开大肠经的阳溪。辛巳属阴，无穴可开。壬午时属阳，按经穴相生，当开膀胱经的委中。癸未时属阴，无穴可开。最后一个阳时甲申，甲日两见甲，叫日干重见，这是因为天干十个，经脉十二，十天干不够配十二经，所以必须反复重见，即甲日重见甲、乙日重见乙等。这种严格按照时间和经穴相生规律开穴的方式，是子午流注纳甲法的关键操作要点。

（4）辨证循经按时针灸取穴：在实际应用中，子午流注纳甲法有时会出现开取穴位与病情不契合的状况。此时，可在按时开穴的基础上，依据病情选配与病情相适宜的穴位进行治疗。如甲胆主气之日壬午时有一头痛患者，除先取壬午时的委中外，还可加取合谷、风池、太阳等穴，并施以恰当的手法，以提高疗效。同时，还可以根据表里互用和原络配穴的原则开穴治疗。如肺经有病，在开合水穴尺泽的同时，根据表里通用原则可配大肠经荥水穴二间。又如丁日庚子时开取小肠经原穴腕骨，同时配心经络穴通里。按时开原穴，配以络穴，有助于提高治疗效果。这种辨证循经按时取穴的方法，体现了子午流注纳甲法在临床应用中的灵活性与科学性。

2. 理论基础

子午流注纳甲法作为一种独特的针刺取穴疗法，有着深厚且系统的理论根基，主要涵盖"天人相应"理念、天干地支学说、阴阳五行理论以及脏腑经络与五输穴学说，这些理论相互交融，共同构建起该疗法的理论体系。

（1）"天人相应"理念："天人相应"是子午流注纳甲法的核心指导思想。该理念认为，人体与自然界存在着紧密的联系，自然界的变化会对人体产生相应的影响。在时间维度上，一日被划分为24小时，对应十二个时辰，这些时辰分别与十二地支以及十二条经脉相互关联。人体的气血如同自然界的潮汐一般，依据一日十二个时辰的阴阳消长规律，有节奏地流注于经脉之中，从子到午，再从午到子，呈现出昼夜节律性的盛衰涨落变化。与此同时，人体的各项生理功能也会随着时辰的推移而发生周期性的改变。这种将人体生命活动与自然时间节律高度统一的观念，贯穿子午流注纳甲法的整个理论与实践过程，强调治疗应顺应自然规律，以达到最佳的治疗效果。

（2）天干地支学说

1）天干：在子午流注针法中有两个意义。

①时间标识：天干即甲、乙、丙、丁、戊、己、庚、辛、壬、癸十个元素。在干支配合的年、月、日、时的计时体系中，天干排列在前，按照顺序依次排列。如纪年时，有甲子年、乙丑年等，这里的甲、乙等即为天干，其顺序性为时间的记录和推算提供了重要依据。

②脏腑经脉配属：十天干与十二脏腑及十二经脉存在特定的对应关系。具体为：甲配胆及胆经，乙配肝及肝经，丙配小肠、三焦及小肠经、三焦经，丁配心、心包及心经、心包经，戊配胃及胃经，己配脾及脾经，庚配大肠及大肠经，辛配肺及肺经，壬配膀胱及膀胱经，癸配肾及肾经。为便于记忆，有歌诀云："甲胆乙肝丙小肠，丁心戊胃己脾乡，庚属大肠辛属肺，壬属膀胱癸肾藏，三焦也向丙中寄，包络从阴丁火旁。"然因三焦为阳气之父，心包乃阴血之母，另有观点将三焦与壬相配，包络与癸相配，如

《针灸大成》所记载："三焦亦向壬中寄，包络同归入癸方。"

2）地支：它在子午流注针法中也有两个意义。

①时间指代：地支由子、丑、寅、卯、辰、巳、午、未、申、酉、戌、亥十二个元素构成。在干支纪时中，地支配年、月、日、时均处于下位。如甲子年、乙丑月、丙寅日、丁卯时等，其中的子、丑、寅、卯等即为地支。具体到月份，子对应 11 月，丑对应 12 月，寅对应 1 月等；在时辰上，子对应 23 ~ 1 时（子时），丑对应 1 ~ 3 时（丑时）等。地支配月、时见表 3-1、表 3-2。

表 3-1　十二地支配十二个月

地支	子	丑	寅	卯	辰	巳	午	未	申	酉	戌	亥
月份	11	12	1	2	3	4	5	6	7	8	9	10

表 3-2　十二地支配十二个时辰

地支	子	丑	寅	卯	辰	巳	午	未	申	酉	戌	亥
时间	23~1	1~3	3~5	5~7	7~9	9~11	11~13	13~15	15~17	17~19	19~21	21~23
时辰	子时	丑时	寅时	卯时	辰时	巳时	午时	未时	申时	酉时	戌时	亥时

②脏腑经脉对应：十二地支与十二脏腑经脉的相配关系固定不变。子配胆及胆经，丑配肝及肝经，寅配肺及肺经，卯配大肠及大肠经，辰配胃及胃经，巳配脾及脾经，午配心及心经，未配小肠及小肠经，申配膀胱及膀胱经，酉配肾及肾经，戌配心包及心包经，亥配三焦及三焦经。辅助记忆的歌诀："肺寅大卯胃辰宫，脾巳心午小未中，申胱酉肾心包戌，亥焦子胆丑肝通。"

3）干支的阴阳分配：在干支体系中，天干整体属阳，地支整体属阴，而干支内部又进一步分阴阳。其阴阳分法的划分依据自然序数确定。1、3、5、7、9、11 为奇数属阳；2、4、6、8、10、12 为偶数属阴。所以，天干中甲丙戊庚壬属阳，乙丁己辛癸属阴；地支中子寅辰午申戌属阳，丑卯巳未酉亥属阴。在干支配合时，严格遵循阳干配阳支、阴干配阴支的规则，这种阴阳匹配关系为子午流注纳甲法的时间推算和穴位选取提供了关键的阴阳属性依据。

4）五行与天干、地支、脏腑的配合，见表3-3。

表3-3　五行与天干、地支、脏腑的配合

五行	木		火		土		金		水	
天干	甲	乙	丙	丁	戊	己	庚	辛	壬	癸
地支	子	丑	未、亥	午、戌	辰	巳	卯	寅	申	酉
脏腑	胆	肝	小肠、三焦	心包络	胃	脾	大肠	肺	膀胱	肾

（3）阴阳五行理论：阴阳五行理论在子午流注纳甲法中占据重要地位。阴阳学说贯穿天干地支以及脏腑经络的配合之中，如天干地支的阴阳分配，以及人体经络脏腑的阴阳属性划分，都体现了阴阳的对立统一关系。五行学说则与天干、地支、脏腑建立了特定的配合联系。五行包括木、火、土、金、水，与天干的配合为甲、乙属木，丙、丁属火，戊、己属土，庚、辛属金，壬、癸属水；与地支的配合较为复杂，如子属水，丑属土，寅属木等；与脏腑的配合为胆、肝属木，小肠、三焦、心包络属火，胃、脾属土，大肠、肺属金，膀胱、肾属水。这种五行与天干、地支、脏腑的对应关系，使在子午流注纳甲法中，可以依据五行相生相克的原理，结合时间和人体生理病理状态，选择合适的穴位进行针刺治疗，以调节人体的阴阳五行平衡。

（4）脏腑经络与五输穴学说：子午流注纳甲法以十二经脉肘膝关节以下的66个特定经穴为基础，这些经穴包括五输穴（井、荥、输、经、合）。十二经脉与脏腑紧密相连，每条经脉对应相应的脏腑，如胆经对应胆，肝经对应肝等。人体的气血在经脉中循环流注，遵循着一定的规律。五输穴在气血流注过程中具有不同的作用和特点，根据时间变化以及人体气血的盛衰开阖，选取相应的五输穴进行针刺，能够调整经络气血，扶正祛邪，促使人体阴阳恢复平衡。例如，根据患者就诊时日的干支推算，结合十二经脉流注和五输穴相生规律顺序开穴，如甲日胆经主气，在甲戌时开胆经井穴窍阴等，通过对五输穴的合理运用，实现对人体脏腑经络气血的精准调节。

二、适用范围

子午流注纳甲法可以广泛应用于内科、外科、儿科、妇科等疾病，尤其对中风偏瘫、高血压病、胃及十二指肠溃疡、周围性面神经麻痹，以及心脑血管疾病、精神类疾病、疼痛类疾病、骨科等疾病有显著疗效。

三、技术操作

子午流注纳甲法依据时间变化选取特定穴位进行针刺治疗，以就诊时间为2015年1月31日为例，确定其所取穴位及时辰。

1. 当日天干的推算过程

（1）推算年干支：年干支推算遵循《素问·六微旨大论》中"天气始于甲，地气始于子，子甲相合，命曰岁立，谨候其时，气可与期"的原则，即年干支始于甲子，天干从甲起顺序下数，地支从子顺序下数，以六十环周为周期循环。简易推算方法为：取当年的公元数减3，得出的数值除以60，余下的数就是该年的干支数。如求1983年的干支：（1983-3）÷60=33，因为除尽了，所以余数是"0"，0为六十花甲子的最后一个，即癸亥，所以1983年的干支是癸亥。当然这个简易方法，首先必须知道六十环周（表3-4）。

表3-4　干支相配六十环周表

甲子	乙丑	丙寅	丁卯	戊辰	己巳	庚午	辛未	壬申	癸酉
甲戌	乙亥	丙子	丁丑	戊寅	己卯	庚辰	辛巳	壬午	癸未
甲申	乙酉	丙戌	丁亥	戊子	己丑	庚寅	辛卯	壬辰	癸巳
甲午	乙未	丙申	丁酉	戊戌	己亥	庚子	辛丑	壬寅	癸卯
甲辰	乙巳	丙午	丁未	戊申	己酉	庚戌	辛亥	壬子	癸丑
甲寅	乙卯	丙辰	丁巳	戊午	己未	庚申	辛酉	壬戌	癸亥

（2）推算月干支：月支推算按照农历计算。一年 12 个月与十二地支固定对应，11 月为子月，12 月为丑月，1 月为寅月，2 月为卯月，3 月为辰月等。每月天干的确定可依据以下数式：

$$1（甲）2（乙）3（丙）4（丁）5（戊）$$
$$6（己）7（庚）8（辛）9（壬）10（癸）$$
$$\overline{3（丙）5（戊）7（庚）9（壬）1（甲）}$$

数字的记法从左向右分三行记，即 12345，678910，35791

其含义为：1（甲）与 6（己）年的一月干支均为 3（丙）寅；2（乙）与 7（庚）年的一月干支均为 5（戊）寅；3（丙）与 8（辛）年的一月干均支为 7（庚）寅；4（丁）与 9（壬）年的一月干支均为 9（壬）寅；5（戊）与 10（癸）年的一月干支均为 1（甲）寅。

例如：1983 年是癸亥年，一月的干支是甲寅。

（3）推算日干：日干支用阳历推算，以每年元旦日干支数为基数，加上所求日数，再加上各月的加减数，然后除以干支的周转数，余数即为所求日干支代数。这是平年推算法。闰年的计算方法略有不同，闰年从 3 月份开始，需计算结果上加 1。

日干支推算公式如下：

日干序数 = 元旦天干序数 + 所求日期数 + 月份天干加减数，其和除以 10，取其余数（无余数视为 10）

日支序数 = 元旦地支序数 + 所求日期数 + 月份地支加减数，其和除以 12，取其余数（无余数视为 12）

例如：求 1983 年 10 月 1 日的干支。1983 年的元旦干支是己丑，其代数是 6 和 2。

6+1+2=9……（壬）

2+1+8=11……（戊）

1983 年 10 月 1 日的干支是壬戌。

（4）推算时干支：时干支推算是建立在日干支的基础上，十二地支配十二个时辰是固定不变的，每天都从夜半子时开始。记住下面的简单数式即可：

$$1（甲）2（乙）3（丙）4（丁）5（戊）$$
$$6（己）7（庚）8（辛）9（壬）10（癸）$$

$$1（甲）3（丙）5（戊）7（庚）9（壬）$$

数字的记法从左向右分三行记，即 12345，678910，13579

1（甲）与 6（己）日的子时干支为 1（甲）子；2（乙）与 7（庚）日的子时干支为 3（丙）子；3（丙）与 8（辛）日的子时干支为 5（戊）子；4（丁）与 9（壬）日子时的干支为 7（庚）子；5（戊）与 10（癸）日子时的干支为 9（壬）子。

例如：1983 年 10 月 1 日的干支是壬戌，按照上面的公式，10 月 1 日子时的干支应该是庚子。

按：武汉地区与北京的时间相差 23 分钟，故推算时应加上 23 分钟。

推算当日的天干，根据天干与经脉的配合关系确定当日的值日经。

2015 年元旦天干丁的序数（4）+ 在本年度已过去的天数（30）=4+30=34，34 的尾数是 4，4 对应天干为丁，丁日的值日经为心经。

2. 推算所开的五输穴

2015 年 1 月 31 日的天干是丁，为阴干，值日经为心经，所取井穴为少冲，向后推 4 个阴干，为己、辛、癸、乙，即取己（脾经）的荥穴为大都；辛（肺经）的输穴为太渊，同时取心经的原穴神门，"返本还原"；癸（肾经）的经穴为复溜；乙（肝经）的合穴为曲泉。此例属阴干，要"血归包络"，按"我生他"取穴，即取心包经的五输穴，"他"指心包经五输穴的五行属性，"我"指值日经五行属性，值日经（心经）属火，火生土，故取心包经的属土的五输穴——大陵。

3. 推算开穴的时辰

12- 值日经天干序数 =12-4=8，8 为地支未的序数，故在未时（13—15 点）开井穴少冲，未为阴支，向后推 5 个阴支，为酉、亥、丑、卯、巳。酉时（17—19 点）开脾经荥穴大都；亥时（21—23 点）开肺经输穴太渊，同时开值日经（心经）的原穴神门；丑时（1—3 点）开肾经经穴复溜；卯时（6—7点）开肝经合穴曲泉；巳时（9—11点）要开心包经的输（土）穴大陵。

四、注意事项

1. 阳干必须配阳支，阴干必须配阴支

在子午流注纳甲法的运用中，阳配阳，阴配阴，不可混淆颠倒。《针灸大成》云："阳日阳时阳穴，阴日阴时阴穴，阳以阴为阖，阴以阳为阖，阖者闭也。"即阳日逢阳时，或阴日逢阴时，才有穴可开；若阳日逢阴时，或阴日逢阳时，都无穴可开，称为闭时，闭时也是闭穴。

2. 按经穴相生顺序开

子午流注纳甲法开穴时，不管阳经值日还是阴经值日，开穴时均先从值日经的井穴开始，而该日所属的天干与值日经的天干相同。当井穴开过以后，下面就按时生时、经生经、穴生穴的顺序开穴。而属于某一经的五输穴各穴，在开穴时，其时辰的天干也与该经穴所属的经脉天干相同。例如甲日是胆经值日，甲（木）戌时开胆经井穴窍阴，然后按照相生的顺序，下个时辰丙子时（甲木生丙火）开小肠经的前谷穴，因为小肠经属火，胆经属木，木能生火也；窍阴属金，金能生水，小肠经的水穴是前谷，故开前谷。

3. 注意返本还原（迁输过原）

子午流注针法按经穴相生顺序开穴，当开到的穴位是输穴时，一定要同时开值日经的原穴。例如，甲日胆经值日，当穴位开到足阳明胃经输穴陷谷时，同时要开胆经的原穴丘墟，这就是返本还原。一般开原穴的时辰，是在开井穴以后的四个时辰，如胆经甲戌时开窍阴，到第二天乙日戊寅时开取原穴丘墟，从戌到寅相隔四个时辰。阴经无原穴，以输代原。

4. 注意阳经气纳三焦与阳经纳穴"他生我"，阴经血归包络与阴经纳穴"我生他"的选穴规律

当井荥输原经合诸穴依次开完后，凡是阳经最后都要开一个三焦经的穴

位，这叫作气纳三焦；凡是阴经最后都要开一个心包经的穴位，这叫作血归包络。按阳经纳穴"他生我"、阴经纳穴"我生他"的规律选穴。如甲日胆经值日，五输穴依次开完后，就要开三焦经液门穴，因为胆经属木，三焦经液门穴属水，取水能生木之意，这就是阳经"他生我"。又如乙日肝经值日，五输穴依次开完后，就要开心包经的劳宫穴，因为肝经属木，劳宫属火，木能生火，这就是阴经"我生他"。

5. 开井穴注意阳进阴退的推算原则

阳进是指天干为阳主进，即从甲→乙→丙……，阴退是指地支为阴主退，从戌→酉→申……，因为戌是地支阳时的最后一个，故阴退从戌开始。阳进阴退是推算次日干支取井穴时辰的方法。如甲日甲戌时开足窍阴，要推算乙日开井穴的时间，就要根据阳进阴退的原则，天干从甲进一为乙，地支从戌退一为酉，则知乙日开井穴大敦应在乙酉时。余可类推。但是，阳进阴退的原则只适用于开井穴。

6. 注意计算时间的方法

子午流注计时方法的时间，是当地真太阳时间，与现代时区计时方法不同。我国通用的北京时间并非所有地区直接适用子午流注计时方法的时间，应当根据不同地区与北京时间进行校正。

五、临床验案

验案 1：斑秃案

贾某，女，36 岁，农民，2019 年 2 月 25 日初诊。主诉：头发成片脱落 1 年余。病史：2018 年 1 月，患者因打麻将与人产生争执生气后，出现头发成片脱落，后渐显失眠、多梦，胸闷，腰腿酸软，食欲不振，口苦便干，小便黄。检查：头部脱发斑，数量为 6 处，大小 1.0cm×1.5cm 至 2.0cm×3.0cm，边界不规则，大小不一，脱发斑处局部皮肤薄而光亮，舌暗红，苔少，脉沉弱。

中医诊断：油风（肾虚血瘀证）。

西医诊断：斑秃。

处方：拟单独用子午流注纳甲法取穴放血治疗。

取穴：涌泉、至阴、然谷、足通谷、太溪、束骨、复溜、昆仑、阴谷、委中。

操作：常规消毒后以 5 号一次性针头快速点刺，使其出血 20 滴（约 1ml）。放血完毕后，以干乙醇棉球按压 3 分钟。15 次为一个疗程，疗程间休息 1 天。

3 月 12 日二诊：接受上述治疗 1 个疗程后，可见患者脱发斑数量未见减少，仍为 6 处，但各脱发斑大小均明显变小，大小 0.5cm×1.0cm 至 1.5cm×2.0cm，脱发斑处可见明显细小白色绒毛和少量新生毛囊，边界不清，局部皮肤增厚、微红，睡眠食欲较前改善，二便正常。故未能评价子午流注纳甲法取穴放血治疗的疗效。按上述方法继续治疗。

3 月 29 日三诊：患者脱发斑数量未见明显减少，仍为 6 处，但各脱发斑大小进一步减小，大小 0.5cm×0.5cm 至 1.5cm×15cm，脱发斑处可见较前明显增多的新生细小白色绒毛及夹杂少量黑色新生头发，大量新生毛囊，边界不清，局部皮肤增厚、微红，脱发斑边缘逐渐向中心融合，直径逐渐变小。睡眠、食欲正常，胸闷、腰酸等症状相继消失，二便正常。继续按上述方法治疗。

4 月 14 日四诊：患者脱发斑数量减少至 3 处，3 处脱发斑基本与周围毛发相融合，剩余脱发斑大小进一步减小，大小 0.3cm×0.5cm 至 1cm×1.5cm，脱发斑处可见明显较前增多的新生细小白色绒毛及夹杂少量黑色新生头发，大量新生毛囊，边界不清，局部皮肤增厚、微红色，脱发斑边缘逐渐向中心融合，直径逐渐变小。

3 个月后头发全部长齐。随访：患者满头黑发，无胸闷、腰腿酸软等不适，睡眠、食欲正常，二便正常。

按语：本案患者为中年女性，平素务农劳累，因打麻将与人争执生气，日常工作和情志不舒致肝气郁滞，气滞血瘀，肌肤失养，出现头发成片脱落。肾气亏虚则失眠、多梦、胸闷、腰膝酸软，结合舌暗红、苔少、脉沉弱，辨证为斑秃之肾虚血瘀证。急性起病，病程迁延不愈。王清任云："脱发皆缘血瘀。"认为肾气亏虚、瘀血阻络是斑秃的常见证型。以化瘀通窍、补益肝肾为治法，采用子午流注纳甲法刺络放血治疗肾虚血瘀型斑秃。刺络放血治疗以行气活血、化瘀通窍，除恶血、清邪热、辟浊气、通经脉、散瘀滞、宣气血。子午流注纳甲法"日干重见"开穴肾经和膀胱经五输穴。"肾之华在发"，发的生机根源在于肾，肾藏精，精化血，精血旺盛则毛发粗壮而润泽；同理，若肾虚则发少，甚至脱落枯槁，因此需滋先天之本，补肾养血，且选取肾经。膀胱经与肾经相表里，从穴位阴阳属性来看，涌泉、然谷、太溪、复溜、阴谷属阴，至阴、通谷、束骨、昆仑、委中属阳，一阴一阳，一血一气，相互制约，相互为用，调气和血，补虚泻实，调和阴阳，标本兼治。

验案 2：面瘫案

张某，男，52岁，1992年4月25日就诊，主诉：右侧口眼歪斜。病史：患者平素身体状态不佳，易疲劳。3天前因外出受风寒，夜间返家后发现右侧口角歪斜，右眼睑闭合不全，遂来就诊。检查：右侧口眼歪斜，右目闭合不全，右侧面肌发硬，右侧鼻唇沟及右侧额纹消失，喝水漏水，鼓腮右侧漏气，不能完成吹口哨，伸舌居中，右耳后乳突疼痛，右侧面部感觉减退，舌淡苔白，脉沉细。

中医诊断：面瘫（风寒证）。

西医诊断：周围性面神经麻痹。

处方：拟子午流注纳甲法取穴及常规取穴治疗。

取穴：就诊日时所开经穴加翳风、颊车、地仓、迎香、下关、水沟、承浆、阳白、攒竹、四白等常规用穴。

操作：以上腧穴毫针针刺，中等强度刺激，每日1次，每次留针30分钟。于4月25日（辛日巳时）按纳甲法开然谷、阴谷二穴，并针刺常规用穴。

4月26日9时二诊：壬日。开太冲穴，并针刺常规用穴，患者症状较前缓解，口㖞较前好转，右眉上抬时出现额纹，闭目时右侧眼裂约2mm，示齿时右侧完全暴露侧切牙，鼓腮仍有漏气，夹食较前好转，舌面麻木感减轻，舌质红苔白，脉细。以此方式推算治疗当日纳甲法所开穴位，继续依法治疗。

5月10日9时三诊：丙日。患者右侧抬眉幅度较前增大，额纹较前明显，右侧闭目露白约1mm，皱鼻时鼻唇沟较健侧稍浅，用力鼓腮时有漏气，口㖞程度减轻，诉舌麻较前明显好转，继续依前法治疗。

按语：面瘫一证，多由脉络空虚，风寒之邪乘虚侵袭脉络，以致经气阻滞，经筋失养，筋肌纵缓不收而发病，治当通经祛邪。子午流注针法，根据人体内气血流注的盛衰规律，掌握时间，按时开取五输穴，即随气血开阖而刺之，从而起到推动经气、促使气血流通、祛除病邪的作用，属全身整体疗法。"夫开者针之必除其病"即此义。此法临床有疗程短、取穴少、治愈率高、减少面肌痉挛及后遗症等优点。

验案3：痹病案

张某，男，36岁，2000年5月25日初诊。主诉：四肢多关节肿痛2日，加重3个月。病史：患者2日前出现双侧近端指间关节、掌指关节及腕、膝、踝等关节呈对称性疼痛，且伴有不同程度的肿胀，以双侧近端指间关节及腕、踝关节疼痛较甚，触之灼热。曾在当地医院就诊，诊断为"类风湿关节炎"，给予"双氯芬酸钠缓释胶囊、雷公藤多苷片、甲氨蝶呤"等抗风湿药及对症治疗，症状得到缓解，但由于患者抵抗力低下，上述症状反复发作。近3个月来，患者双手出现尺侧偏斜，双手握力降低，晨僵＞2小时。检查：类风湿因子（＋）；红细胞沉降率76mm/h；双膝关节正侧位X线片示：双膝关节周围软组织肿胀，关节骨质疏松，关节间隙变窄。舌质红，苔黄腻，脉弦滑而数。

中医诊断：痹证（湿热蕴结证）。

西医诊断：类风湿关节炎。

处方：拟单独用子午流注纳甲法取穴针刺治疗，以麦粒艾炷瘢痕灸法巩固疗效。

取穴：5 月 29 日阳陵泉、风池、胆俞、绝骨。

5 月 31 日太溪、太白、风池、胆俞、绝骨。

6 月 1 日足临泣、风池、胆俞、绝骨。

操作：于 5 月 29 日（丁亥日）上午 8 时（甲辰时），先开阳陵泉（双），用泻法，次针风池、胆俞、绝骨，均用泻法，留针 15 分钟。针后当夜疼痛大减。次日但觉口中黏腻，全身疲乏。

5 月 31 日二诊：（己丑日）下午 5 时（癸酉时），先开太溪、太白用针补法，次针风池、胆俞、绝骨，均用泻法，留针 15 分钟。

6 月 1 日三诊：诉昨夜安卧，未再身痛，今早口中已不黏腻，精神转佳。舌上黄厚苔消退大半，关节肿胀亦消退不少。继于本日（庚寅日）下午 3 时（甲申时），先开足临泣，随后针风池、胆俞、绝骨，均用平补平泻法，留针 15 分钟。

6 月 4 日四诊：患者全身关节肿痛全消，活动自如，唯仍感神疲，腰腿软弱无力。脉细弱，舌淡红，苔薄白。患者此时湿热已除，但气血不足、肝肾亏虚仍未恢复。乃改用麦粒艾炷瘢痕灸法灸膏肓、腰俞、足三里、绝骨，每次 2～3 穴，调理 1 个月余而愈。

按语：本案患者证属湿热蕴结。虽以湿邪为甚，但痹证日久，而致患者气血不足、肝肾亏虚。因患者以湿热为甚，故遵《素问·标本病传论》"间者并行，甚者独行"之法，治当以清热除湿为先。

第四章　张唐法穴位注射疗法

一、技术简介

穴位注射疗法是以中西医理论为指导，依据穴位作用和药物性能，在穴位或阳性反应点内注入药物以防治疾病的方法，又称水针疗法。它是结合传统医学和现代医学的，具有独特治疗特点、治疗作用和治疗途径的一种新的治疗方法。穴位注射疗法具有操作简便、适应证广、作用迅速、不良反应小的特点。张唐法是全国第四批、第五批名老中医药专家学术经验继承工作指导老师，从事针灸临床、教学、科研工作 50 余年，擅长运用穴位注射疗法治疗各种疾病，他结合自己多年的临床经验，总结并形成了一套特色疗法。

1. 技术特点

（1）重视治神：要求施术者全神贯注，强调心静气行，调理精神，先治术者之神气，后守神而刺之。切忌心神分散，一边进针一边与人谈笑。

（2）重在得气："针刺之效，得气为要"，强调针刺得气，要求术者细心体会指下针感。若未有沉、涩、紧之感觉，必须借提插捻转手法导气、引气，让患者得气，气至病所。针尖到达所定深度后，若得气感尚不明显，可将针退至浅层，调整针刺方向，再次深入，直至患者出现酸、胀等得气反应。

（3）辨证施治：注重将传统中医学的望、闻、问、切四诊合参，用来探查疾病所属阶段，进而确立相应的治疗原则，采取不同方法治疗疾病。针对神经痛、麻木等症状，选用维生素 B_1、维生素 B_{12} 穴位注射；针对血虚和血瘀证型选用当归注射液；对气滞、血脉不通的患者，选用参芎葡萄糖注射液，充分发挥药物与穴位之间的协调作用，从而达到阴平阳秘、气血调和的平衡状态。

2. 理论基础

穴位注射疗法，是将针刺和药物双重刺激有机结合，使药物在一定时间内存留于穴位处，从而强化并延长针灸效应以及药物对机体的协同治疗作用，充分彰显了针刺的刺激作用、药物的药理作用、穴位的特异性及其传导作用。

穴位注射疗法以中西医理论为理论基础。中医理论方面，秉持中医整体观念，针对疾病进行辨证论治，力求全方位发挥经络和穴位的整体调节作用。在现代医学方面，它又结合了局部治疗的观念，以充分发挥药物的治疗作用。穴位注射疗法将针刺的物理刺激作用、经络和穴位的开阖传导功能以及药物对机体的药理作用等有机结合，不仅显著提高了临床疗效，还进一步拓展了治疗范围。

一般而言，凡适用于肌内注射的药物，均具备用于穴位注射的可能性，且适用于该药物所能治疗的相关病证。中药制剂，无论单味或复方制剂，均需严格符合注射剂的既定标准。在涉及中西药混用及西药混用时，必须高度关注药物间的配伍禁忌。在临床实践中，要依据病情及患者个体情况合理选择药物。目前常用的药物有以下几类：

（1）中草药制剂：如复方当归注射液，以及丹参、板蓝根、红花、威灵仙、徐长卿、夏天无、肿节风、丁公藤、鱼腥草等多种中草药注射液。

（2）常用维生素制剂：如维生素 B_1 注射液、长效维生素 B_1 注射液、维生素 B_6 注射液、维生素 B_{12} 注射液、复合维生素 B 注射液、维生素 C 注射液以及维生素 D_2 胶性钙（维丁胶性钙）注射液等。

（3）其他常用药物：如葡萄糖注射液、0.9% 氯化钠注射液、盐酸普鲁卡因注射液、注射用水、胎盘组织液等。

穴位注射能够产生迅速且强效的药理作用。其一，穴位注射的药物对穴位产生持续的刺激作用。其二，药物本身的治疗作用可借助局部组织的吸收，直接在局部发挥其药理作用。尽管不同穴位会对药物疗效产生显著影响，但并不会改变药物本身的药理作用，药物不会因穴位的差异而引发不同的药理作用。

二、适用范围

穴位注射疗法的适用范围非常广泛，针灸适应证大部分可以应用本法治疗。临床上可应用于运动系统疾病，如肩周炎、颈椎病、腰椎病、腰肌劳损、骨质增生等；神经系统疾病，如三叉神经痛、面神经麻痹、坐骨神经痛、多发性神经炎等；消化系统疾病，如腹泻、痢疾等；呼吸系统疾病，如支气管炎、支气管哮喘、肺结核等；心血管疾病，如高血压、心绞痛、风湿性心脏病等；皮肤病，如荨麻疹、痤疮、神经性皮炎等。

三、技术操作

1. 施术前准备

（1）针具：一次性无菌注射器，规格有 1mL、2mL、5mL、10mL。

常根据用药量的多少和注射部位选择合适的注射器，头面部常选用 1～2mL 注射器，背部常选用 2～5mL 注射器，四肢选用 5mL 注射器，臀部选用 10mL。

针头根据患者胖瘦、针刺部位深度的不同进行选择，男性、体壮、形胖、注射部位较深者可选用稍粗、较长的针头；女性、体弱、形瘦、注射部位较浅者可选用较细、较短的针头。

（2）辅助工具：治疗盘、弯盘、镊子、碘伏、75% 乙醇、消毒棉签、消毒棉球、消毒镊子、砂轮等用具。无菌物品灭菌合格，在有效期内。

（3）穴位选择：需结合经络、经穴触诊法选取阳性反应点，一般是背俞穴、募穴和四肢部的某些特定穴。在压痛等阳性反应点进行穴位注射，选穴宜少而精，以 1～2 个穴位为宜，最多不超过 4 个腧穴，一般选取肌肉比较丰满的部位进行腧穴注射。

（4）穴位定位：符合《经穴名称与定位》（GB/T 12346—2021）的规定。（注：具体疾病选穴可根据临床具体情况选取）

（5）体位选择：以便于取穴为原则，根据所选穴位部位采用不同的适宜体位。老年人、小孩，以及身体虚弱和晕针者以卧位为宜。

（6）环境：卫生要求符合《医院消毒卫生标准》（GB15982—2012）的规定，保持环境安静，清洁卫生，避免污染，温度适宜。

（7）药物选择：西药可按照现代医学药理学作用进行有针对性选择，中药则在中医传统理论指导下选择。常用药物有以下三类：

①中草药制剂：复方当归注射液、丹参注射液、川芎注射液、鱼腥草注射液等。

②维生素类制剂：维生素 B_1、维生素 B_2、维生素 B_{12}、维生素 C 注射液等。

③其他常用药物：5% ～ 10% 葡萄糖、生理盐水、注射用水、利多卡因等。

（8）抽取药物：按一般肌内注射要求，将药物抽入注射器内。

（9）消毒：施术前应该对受术者针刺部位进行消毒，可用 0.5% ～ 1% 碘伏棉球或棉签在针刺部位由中心向外做环行擦拭消毒，直径大于 5cm，每穴消毒 2 遍。施术者双手应用肥皂或洗手液清洗干净，再用速干手消毒剂消毒。

2. 施术方式

将注射器内空气排尽，依据穴位所在部位、注射器的规格等选择不同的持针方式、进针方式及进针角度。具体操作：术者用前臂带动腕部，将针头迅速刺入皮肤。进针后，术者要通过针头获得各种不同感觉，仔细感受握持注射器的手指感应及患者的反应，细心分辨针头在不同组织中的进程情况，从而调整进针的方向、角度。针头刺入穴位后细心体察针下是否得气，若针尖到达所定深度后得气感尚不明显，可将针退至浅层，调整针刺方向再次深入，直至患者出现酸、胀的得气反应。患者产生得气反应后回抽针栓，无回血、无回液时即可注入药物。在注射过程中，随时观察患者的反应。根据针刺的深浅选择不同的出针方式。浅刺的穴位，出针时用左手持无菌棉签或无菌棉球压于穴位旁，右手快速拔针。深刺的穴位出针时先将针退至浅层，稍待片刻后缓慢退出。针下沉紧或滞针时，不应用力猛拔，宜循经按压或拍打穴位外周以宣散气血，待针下感觉轻滑后方可出针。出针后如发现针孔溢液或出血，可用无菌棉签或无菌棉球压迫 0.5 ~ 2 分钟。最后整理用物，嘱患者保持舒适的体位休息 5 ~ 10 分钟，以便观察是否出现不良反应。

穴位注射的刺激强度主要从刺激角度、深度、药物剂量方面体现。首先，根据穴位所在部位与病变组织的不同要求，决定针刺角度及注射的深度。同一穴位可从不同角度刺入，也可按病情需要决定注射深浅度。其次，不同疾病和体质的人注射速度有所不同。穴位注射速度一般疾病用中等速度推入药液；慢性病体弱者用轻刺激，将药液缓慢地轻轻推入；急性病体强者可用强刺激，快速将药液推入。如需注入较多药液时，可将注射器由深部逐步提出到浅层，边退边推药，或将注射针更换方向注射药液。最后，穴位注射的用药剂量取决于注射部位及药物的性质和浓度。一般说来，头皮下组织比较浅薄，能注入的药量较少，所以用药量较小，每个穴位一次注入药量为 0.1 ~ 0.5mL，如穴区较长，可注入 1 ~ 2mL。当然，注射药量不能超过一般肌内注射的药量。

疗程：一般每日或隔日 1 次，反应强烈者亦可隔 2 ~ 3 日 1 次，穴位可左右交替使用。10 次为 1 个疗程，休息 5 ~ 7 日再进行下一个疗程。

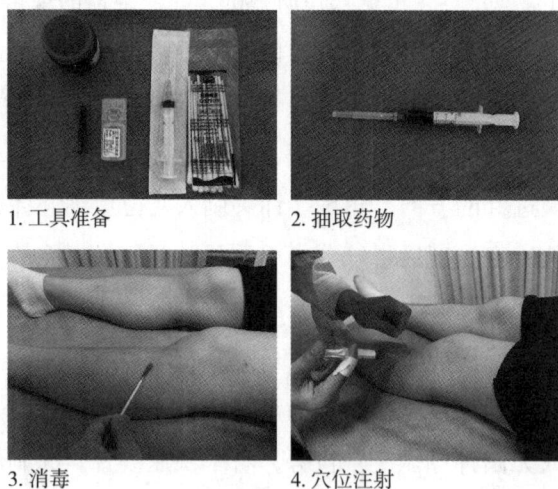

1. 工具准备　　　2. 抽取药物

3. 消毒　　　4. 穴位注射

图 4-1　穴位注射流程图

3. 施术后处理

（1）施术后的正常反应：施术后局部可有轻度不适，有酸、麻、胀感，但一般不超过 2 日。

（2）施术后的善后与处理

①晕针：立即停止注射，迅速拔出注射器和针头，让患者平躺于治疗床上，头部放低，注意保暖。轻者可饮温糖水，休息片刻即可恢复；较严重者可掐按人中、足三里、内关，或针灸百会、关元、气海等穴；严重者须采取急救措施。

②出血：少量体表出血可用消毒干棉球局部压迫止血。小量皮下出血，局部呈小块青紫，一般不必处理，即可自行消退。若出血较多、血肿较大，局部疼痛较剧烈，青紫面积较大影响活动时，可先冷敷止血，出血停止后，再热敷或按摩局部，以促进瘀血消散和吸收。

③感染：如有局部红肿等轻度感染，可在局部热敷、抗菌、消炎处理，一般短时间内可消退；如红、肿、热、痛较重，除上述处理外，还可口服或注射抗生素治疗。

四、注意事项

1. 治疗前应对患者说明治疗特点和可能出现的反应，如注射后局部可能有酸麻胀感，48 小时内局部可有轻度不适，有时持续时间较长，但一般不超过 2 日。

2. 严格消毒，防止感染，如注射后局部红肿、发热等，应及时处理。

3. 注意药物的性能、药理作用、剂量、配伍禁忌、不良反应、过敏反应，并检查药物的有效期、药液有无浑浊、沉淀变质等情况。凡能引起过敏反应的药物，如青霉素、链霉素、普鲁卡因等，必须在过敏试验合格的前提下方可使用。不良反应较强的药物，使用时亦当谨慎。

4. 初次治疗及小儿、老人、体弱者、敏感者，药液剂量应酌减。体质过于虚弱或有晕针史的患者不宜采用此法。

5.禁止将药物注入血管内，一般也不宜注入关节腔或椎管内，以免产生不良后果。此外，应避开神经干，以免损伤神经。

6.回抽针芯见回血或积液时应停止进针并退针，用无菌棉签或干棉球按压针孔 0.5 ～ 2 分钟，更换注射器和药液后重新注射。

7.耳穴注射宜选用易于吸收、无刺激的药物。注射深度以达皮下为宜，不可过深，以免注入软骨膜内。

五、临床验案

验案1：神经根型颈椎病案

李某，女，45 岁，2019 年 11 月 12 日初诊。主诉：颈痛伴右侧上肢麻木 1 个月，加重 3 天。现病史：患者 1 个月前无明显诱因出现颈部酸胀疼痛，活动受限，伴右侧上肢麻木，夜间尤甚，睡眠欠佳，饮食可，二便正常。查体：颈椎生理曲度变直，C5 ～ C6 棘突旁压痛（+），右侧臂丛牵拉试验（+），椎间孔挤压试验（+），双上肢皮肤浅感觉正常，双上肢肌力正常，生理反射存在，病理反射未引出。舌质紫暗，苔薄白，脉涩。

中医诊断：项痹（气滞血瘀证）。

西医诊断：神经根型颈椎病。

处方：拟单独用穴位注射治疗。

取穴：C5 ～ C6 夹脊穴。

操作：患者取坐或俯伏坐位，取双侧 C5 ～ C6 夹脊穴，常规消毒后，用 5mL 注射器抽取复方当归注射液 1mL 加 5% 葡萄糖注射液 3mL，垂直刺入 1.5cm，回抽无血后缓慢推进或上下提插，待出现酸胀感，再将药液缓慢推入，每穴 1mL。连续治疗 7 天后，患者颈部酸痛明显减轻，活动受限明显改善，右侧上肢麻木明显减轻，睡眠可，舌质淡红，苔薄白，脉弦。嘱患者避免长期伏案，防止过度劳累。

验案 2：带状疱疹后遗神经痛案

陈某，女，67 岁，2020 年 9 月 15 日初诊，主诉：右侧胸背部疼痛 3 个月余。现病史：患者于 3 个月前突发右侧胸背部皮肤刺痛，伴皮肤疱疹，遂到皮肤科就诊，诊断为带状疱疹。给予抗病毒、营养神经、止痛等治疗，疱疹虽减轻但疼痛仍明显。现右侧胸背部皮疹已消退，但疼痛难忍，呈烧灼样痛，纳眠欠佳，大便不调。查体：右侧胸背部可见带状散在色素沉着，舌暗，苔薄黄，脉弦。

中医诊断：蛇串疮（气滞血瘀证）。

西医诊断：带状疱疹后神经痛。

处方：拟用穴位注射联合针刺治疗。

取穴：夹脊穴。

操作：①针刺治疗：依据患者疱疹所发部位的不同，选取发病侧相应节段的夹脊穴，每日 1 次。②穴位注射：药物配方维生素 B_1 50mg，维生素 B_{12} 0.5mg，10% 葡萄糖注射液 3mL，用 10mL 空针套 5 号半针头抽取上述药物充分混匀，充分暴露背部，常规消毒后快速刺入 1.3 ～ 2.5cm，有得气感后抽无回血再把药物缓慢注于穴中。出针后用消毒干棉球压迫针孔，以防出血和渗药。每次注入相应病损的上下两穴或上中下三穴。每穴注药 1mL，隔日 1 次。6 天为 1 个疗程。

9 月 24 日二诊：患者疼痛明显减轻，发作频率明显降低，睡眠较前改善，食纳尚可，二便可。继续治疗 1 个疗程。

9 月 30 日三诊：患者疼痛基本消失，无明显不适。

2021 年 3 月 25 日电话随访，未复发。

第五章　补肾祛瘀针刺法

一、技术简介

补肾祛瘀针刺法属于毫针针刺法，是全国名老中医李家康教授以"补肾祛瘀"学术思想为治疗大法，将针刺的特性、腧穴配伍及手法补泻操作相结合，最终达到补肾祛瘀、调和阴阳的一种针刺方法。

1. 技术特点

湖北省中医院全国名老中医李家康教授多年临证经验发现，腰膝酸软、尿频、夜尿多是老年人最常见的症状，冠心病、高血压、慢性支气管炎、前列腺增生、腰椎间盘突出等均是老年人常见病，虽疾病各异、症状不一，却有一个共同特性：均存在不同程度的肾虚与瘀（郁）滞表现。其遂总结多年临证经验，最终提出"补肾祛瘀针刺法"，通过特定的配伍选穴，配合特殊手法补泻，共同达到补肾祛瘀、疏经通络、阴平阳秘的作用。

（1）以"补肾祛瘀"为治疗大法：李家康教授总结自身临床实践发现，肾虚和瘀（郁）滞并非孤立存在，肾虚必兼瘀（郁）滞，而瘀（郁）滞加重肾虚，临床上往往肾虚是本，瘀（郁）滞是标；肾虚为因，瘀（郁）滞为果；反过来瘀（郁）滞又构成了新的致病因素，从多方面加重肾虚，形成恶性循环。因此首次提出"补肾祛瘀"治疗原则，并不断完善补充，将其广泛应用于临床实践中，均取得良好疗效。

（2）对各种慢性病、老年病效果尤佳：老年人多有肾气亏虚、肾精不足，导致元气生化乏源，无力温煦、激发、推动脏气；精不化血可致阴亏血少，诸脏腑四肢百骸失其濡养，出现三焦气化不利，脏腑功能失调，血失流畅，脉道涩滞。因此，肾虚与血瘀常同时并存。"久病及肾""久病多瘀"，肾虚瘀阻既是人体衰老的生理特征及病理功能表现，也是各类慢性病在某一特定阶段的病理基础；同时它还是各类疾病共性（即非特异性反应）的表现。因此，采用补肾祛瘀法治疗各类慢性病、老年病可取得极佳的疗效。

（3）特殊的行针手法：采用"补肾十法"和"补肾祛瘀八法"。"补肾十法"包括升冷气法、气上法、气下法、升阳气法、升阴气法、气滑法、气涩法、气紧法、气微法和买气法。"补肾祛瘀八法"包括泻热法、搓法、虚循法、实循法、虚提法、实提法、虚捻法和实捻法。相比于传统行针手法，增强了补肾祛瘀的作用。

2. 理论基础

补肾祛瘀针刺法以"肾虚瘀滞论"为理论基础，将腧穴配伍、针刺作用及补泻手法有机结合起来，共同达到补肾祛瘀、补虚泻实、调和阴阳的作用，提高了临床疗效。

（1）肾虚瘀滞论："肾虚"与"瘀（郁）滞"几千年来一直作为独立的病因指导着中医临床。不论因郁、因寒、因痰、因食、因湿致瘀，还是先天不足、房劳过度致虚，以致清代著名医家王清任最为贴近的"气虚血瘀论"都未能将"肾虚"与"瘀（郁）滞"完整地统一起来。《素问·上古天真论》详细阐述了人体肾气在不同年龄阶段的动态变化，从少年时期的逐渐充盛，到青年阶段的鼎盛，再至中老年的逐步衰退，呈现出清晰的消长规律。《素问·上古天真论》云："女子七岁，肾气盛，齿更发长……三七肾气平均，故真牙生而长极……七七任脉虚，太冲脉衰少，天癸竭，地道不通，故形坏而无子也。丈夫八岁肾气实，发长齿更；二八肾气盛，天癸至，精气溢泻，阴阳和，故能有子；三八肾气平均，筋骨劲强，故真牙生而长极……五八肾气衰，发堕齿槁……八八天癸竭，精少，肾藏衰，形体皆极，则齿发去。"揭示了各个年龄阶段肾气生长渐消的动态变化——少年渐充，青年达到鼎盛状态，而至中老年肾气渐衰。

在现代社会，物质丰富但压力剧增，人们生活方式存在诸多不良因素，诸如贪凉喜饮、过度劳累、过食生冷、情志不节以及房劳过度等，这些均加速了肾气、肾阳的亏耗。肾气、肾阳不足时，气失去温煦功能，推动能力减弱，致使津液与血液的输布出现异常，进而形成瘀滞。同时，肾精一方面源于先天之精，另一方面，依赖后天之精的滋养。然而，瘀滞阻碍了气、血、津液的正常运行，使得后天之精无法有效输布以充养肾精，最终加重肾虚状况，如此恶性循环，形成了肾虚瘀阻的病理状态。肾虚瘀阻不仅是病因，更是病理基础，它既是气血功能失调的结果，也是"久病及肾""久病多瘀"的必然产物。基于此，李家康教授创新性地提出"肾虚瘀滞论"，为补肾祛瘀针刺法奠定了关键的理论基础。

（2）针刺通调作用

1）调和脏腑：人体以五脏为核心构成有机整体，各脏腑在生理上紧密协作、相互为用，在病机上也相互影响。某一脏腑发病，不仅自身阴阳气血失调，还会波及其他脏腑。因此，治疗脏腑疾病时，既要关注本脏腑的病理变化，更需从整体出发，调和各脏腑间的关系，促使其恢复平衡，这是调和脏腑、阴阳的根本原则。

①顺应脏腑生理特性：五脏主藏精气，具有藏而不泻的特点；六腑主传化水谷，表现为传化物而不藏。各脏腑在阴阳五行属性、气机升降出入规律、与四时的通应关系，以及喜恶情志等方面存在差异。例如，脾胃属土，脾为阴土，阳气易受损；胃为阳土，阴气易被伤。脾喜燥恶湿，胃气主降，以降为和。故而，治疗脾胃疾病时，治脾常用甘温之剂以助其升运，避免使用阴寒之品以防助湿伤阳；治胃多采用甘寒之剂以生津润燥，运用降气和胃之剂以促进其通降，慎用温燥药物以免损伤胃阴。依据脏腑生理特性，有"实则泻腑，虚则补脏"的治疗策略。六腑实证当泻腑以祛邪，如阳明腑实证可针刺内庭穴清泻胃肠实热；五脏实证有时也可通过泻腑来祛邪，像肝经湿热，可借助清泄肠道、渗利小便之法，使湿热从二便排出。五脏虚证需补虚扶正，如脾气虚证选取脾俞穴、阴陵泉穴补脾益气，肾阳虚证用命门穴温阳补肾；六腑虚证则可通过补脏来扶正，例如，膀胱气化功能失常导致小便频多甚至遗尿，多从补肾固摄论治；小肠泌别清浊功能低下，多从脾肾着手治疗。

②调和脏腑气血阴阳：脏腑是人体生命活动的枢纽，气血阴阳是生命活动的根本。气血阴阳失调是脏腑病变的根源，因此，调理脏腑首要是调

理气血阴阳。由于各脏腑的生理功能不同，其气血阴阳失调的病机变化各异。治疗时应依据脏腑生理特性与病机变化，遵循"虚则补之，实则泻之，寒者热之，热者寒之"的原则。以肝脏为例，肝主藏血与疏泄，以血为体，以气为用，性喜升发，宜条达舒畅。其病机特点为肝气、肝阳常偏盛，肝阴、肝血常不足，病变主要与气血相关，气病表现为气郁、气逆，血病表现为血虚、血瘀。所以，治疗肝病重点在于调气、补血、和血，并结合病因采用清肝、滋肝、平肝等方法。

③调和脏腑相互关系

A. 根据五行生克规律调和脏腑

a. 根据五行相生规律确立治则治法：临床运用五行相生规律治病，基本治则为补母和泻子，即"虚则补其母，实则泻其子"。补母适用于母子关系的虚证，不仅补本脏，还可补"母脏"以促进恢复；泻子适用于母子关系的实证，除泻本脏亢盛之气外，还可泻子脏以减轻母脏的亢盛。依据五行相生确立的治法有滋水涵木法、益火补土法、培土生金法、金水相生法、益木生火法。例如，滋水涵木法通过滋肾阴以养肝阴，适用于肾阴亏损导致肝阴不足或肝阳上亢之证，临床针对肝阳上亢证，针灸可选太溪穴以滋肾平肝。

b. 运用五行相克规律治病，基本治则是抑强和扶弱。五脏相克关系异常出现相乘、相侮，根源在于"太过"（功能亢进）或"不及"（功能衰退）。抑强是针对某一行太过引发的相乘或相侮，抑制强者可促使弱者功能恢复；扶弱是针对某一行不及引发的相乘或相侮，扶助弱者可恢复脏腑正常功能。治疗时需权衡抑强与扶弱的关系，制其强盛，补其不足，以达阴阳平衡。依据五行相克确立的治法包括抑木扶土法、泻火清金法、培土制水法、佐金平木法、泻南补北法等。以抑木扶土法为例，其适用于木旺乘土或土虚木乘之证，若临床出现此类证候，针灸选穴时，木旺乘土侧重泻太冲穴，土虚木乘则着重补足三里穴。运用五行相生、相克规律确立治则治法指导临床时，需分清主次，综合考量，或治母兼顾子，或治子兼顾母，或抑强为主、扶弱为辅，或扶弱为主、抑强为辅，以提高治疗效果。

B. 根据脏腑相合关系调理：人体脏与腑相互配合，体现阴阳、表里关系。脏行气于腑，腑输精于脏，生理上协调，病理上相互影响、传变。治疗脏腑病变，除直接治疗本脏本腑外，还可依据脏腑相合理论，采用脏病治腑、腑病治脏或脏腑同治的方法。例如，心与小肠相合，治疗心火上炎可通利小肠直泻心火；肾与膀胱相合，膀胱气化失常治肾即可；脾与胃关系密切，临床上常脾胃同治。

2）调理精气血津液：精气血津液是脏腑经络功能活动的物质基础，彼此功能不同又相互为用。针对精气血津液失调，确立了相应的调理原则。

①调精：调精包括补精、固精以及疏精。补精适用于肾精或水谷之精不足的精虚证，肾精亏虚表现为生长发育迟缓等，治以填精补髓；水谷之精不足表现为面黄无华等，治以健脾。固精是针对生殖之精或水谷之精大量丢失的失精证，生殖之精丢失多因肾气不固，治当补益肾气摄精；水谷之精大量丢失治当补脾肾摄精。疏精用于精瘀证，见于阴器脉络阻塞等情况，治当疏精、通络、散结。

②调气：气虚宜补，因肺主一身之气，脾为气血生化之源，补气侧重补脾肺之气，尤以培补中气为重，气虚至极还需补肾，且补气常与补血结合。气滞宜疏，人体气机与肝、肺、脾、胃等脏腑功能相关，尤以疏肝行气为先。气陷宜升，采用升提之法，适用于中气下陷所致的多种病症。气逆宜降，实者降气，虚者补之使气自降。气脱则固，缓者补气固本，暴脱者补阳助阴。气闭则开，实者开其闭，虚者补气养血、回阳固脱。

③调血：血虚则补，血虚与心、肝、脾、肾关系密切，补血常结合补气。血瘀则行，血瘀有寒、热、虚、实之分，治当辨证施治。血寒则温，治以温经散寒，常辅以通经活络、和血行血。血热则凉，治以清热凉血，兼用凉血止血之法。出血则止，根据出血原因、性质和部位辨证选用收敛止血、凉血止血、温经止血、化瘀止血等方法。

④调津液：滋养津液适用于津液不足所致肺燥、胃燥、肠燥等，可通过摄入水液或针刺滋阴穴位，实热伤津者宜清热生津。祛除水湿痰饮适用于水湿痰饮证，湿盛者祛湿、化湿或利湿，水肿或腹水者利水消肿，痰饮为

患者则化痰逐饮，水液代谢障碍多从肺、脾、肾调理。

⑤调理精、气、血、津液的关系：调理气与血的关系，气病治血，因气病血随，治气药中常兼理血药；血病治气，治血必调气，气和则血宁。调理气与津液的关系，气虚致津液化生不足，补气生津；气不行津则补气、行气以行津；气不摄津，补气摄津；津停气阻，治水湿痰饮兼行气导滞；气随津脱，补气固脱兼补津。调理气与精的关系，气滞致精阻，宜疏利精气；精亏不化气或气虚不化精则补气填精并用。调理精、血、津液的关系，"精血同源"，血虚可填精补髓，精亏可补血；"津血同源"，津血同病可补血养津或养血润燥。

针灸的治疗作用广泛，涵盖内、外、妇、儿、五官等各科疾病，其根源在于"通"与"调"，即疏通经络、调和气血与阴阳。经络正常时，气血畅通，脏腑、体表及四肢得以濡养；经络功能异常，气血受阻，疾病随之发生。医者依据经络虚实采用相应补泻手法疏通经络、治疗疾病，针刺还可通过选择穴位和补泻手法调和气血、扶正祛邪，达到治疗目的。

（3）针刺手法补虚泻实："补肾祛瘀针刺"基于"肾虚血瘀论"而创立。肾虚包含肾气亏虚、肾阳亏虚、肾精亏虚等不同类型。李家康教授遵循"虚者补之、实则泻之"的治疗原则，针对不同疾病与证型，精准选用特定针刺穴位及相应针刺手法。例如，运用升冷气法驱散里寒，以治疗阴寒内盛；采用升阳气法鼓舞阳气，用于治疗阳气虚衰、中气下陷之证；借助买气法补中益气，改善气血不足、肾虚乏力之证。通过这些针刺手法，最终实现补虚泻实、调和阴阳，使机体达到阴平阳秘、气血调和的健康状态。

二、适用范围

补肾祛瘀针刺法可广泛应用于各种慢性病、中老年疾病，如老年痴呆、中风、中风后失语、多发性硬化症、强直性脊柱炎、腰椎间盘突出、腰肌劳损、颈椎病、肩周炎、三叉神经痛、面瘫、各种关节炎、头痛等病症，并通过大量的临床实践和相关研究证实补肾祛瘀针法临床疗效显著。

三、技术操作

"补肾祛瘀针刺法"常用的针刺手法为"补肾十法"和"补肾祛瘀八法"。"补肾十法"包括升冷气法、气上法、气下法、升阳气法、升阴气法、气滑法、气涩法、气紧法、气微法和买气法;"补肾祛瘀八法"包括泻热法、搓法、虚循法、实循法、虚提法、实提法、虚捻法和实捻法。具体针刺手法操作如下:

1. 补肾治气十法

(1)升冷气法

操作方法:针具及皮肤常规消毒后,进针时嘱患者用鼻吸气,使"天气"自鼻而入,用口呼气,使"地气"自口而出。需要注意的是,一定要使"天气"自鼻而入,使"地气"自口而出,使"天地之气"交流。在此过程中采用急插缓提法运针。

主治:阳虚寒邪,特别是阴寒内盛者。

(2)气上法

操作方法:针具及皮肤常规消毒后,在针刺时,首先用补法运针3次,用提法运针7次,使针感在针尖,再分别采用循法和提法运针。补法可采用捻转补法、呼吸补法、提插补法、开阖补法等。

主治:疼痛、冷麻、酸胀、麻木、抽筋、偏瘫、痿证、胃下垂、脱肛、子宫脱垂及气下陷者。

(3)气下法

操作方法:针具及皮肤常规消毒后,在针刺时,采用泻法(提插泻法、呼吸泻法、捻转泻法、开阖泻法等均可)运针4次,再采用按法运针7次,使针感在针尖有循行感觉,用于"气来又不来"。针后向左捻转毫针则患者会出现热感,此时嘱其用鼻吸气,用口呼气;向右捻转毫针则患者会出现凉感,此时嘱其用口吸气,用鼻呼气。

主治:气血瘀滞、肝郁气滞、痛证、积聚、失眠、痹证、痿证等。

（4）升阳气法

操作方法：针具及皮肤常规消毒后，在针刺时，首先采用搓法运针 6 次，搓而转者，如搓线之貌，勿转太紧。向左捻转毫针为补，向右捻转毫针为泻；拇指向前、向左运动为补，拇指向后、向右运动为泻；向左捻转、下插毫针则患者会出现热感，向右捻转、上提毫针则患者会出现凉感。之后采用补法、提法运针，使阳气交流循环，使针下之感为"有气来而不来"，且来气时针下有黏滞、气紧感。若采用补法、泻法、提法、按法、刮法、搜法，运针时针下之感俱紧，可采用升阳法运针。

主治：阳气虚、中气下陷、肾虚、性功能障碍、性交时疼痛、腰痛、痹证、腹泻、汗出、气短、四肢无力等。

（5）升阴气法

操作方法：针具及皮肤常规消毒后，在进针时，先用按法运针，再用伸法提针 5 次，然后摇动针尖待气至，再退针一豆许。针刺时遵循先深后浅、自内向外的原则。先进针至地部（穴位深层），由地部退针至天部（穴位浅层），"持针摇而按之，如推船舵之缓"，以引卫气。再用搓法运针 10 次，用按法运针 10 次。若"针尖频频"，则用战法运针，之后再用搓法、摩法运针，使阴气（此阴气为正气，一般指精血）上升。

主治：男女精血虚少、不孕不育、阳痿、性功能障碍、腰酸怕冷、全身怕冷、自汗等。

（6）气滑法

操作方法：针具及皮肤常规消毒后，操作时针下气有如流珠感，针下松弛，好像有很快的气流通过，针身不紧而松弛，患者无酸胀感，在针刺时，先用按法运针，以引卫气，之后分别用提法、搓法和战法运针，最后用伸法运针 8 次，使针下之气有流珠感。

主治：肾囊肿、膀胱囊肿、结石、囊肿等占位性病变等。

（7）气涩法

操作方法：针具及皮肤常规消毒后，针刺时，首先将针左转 3 次，然后采用补法运针 3 次，采用循法运针 7 次，采用提法运针 7 次，使针感在针尖。

之后再用循法运针 7 次，用摄法急弹针体数 10 次，用刮法运针 10 次。提摄结合，则涩气自解。

主治：胸闷、胸胀、腰胀、腰酸、腰无力、咳喘、腹泻等。

（8）气紧法

操作方法：针具及皮肤常规消毒后，针刺时先用补法运针，以扶正祛邪，再用刮法运针数 10 次，用搜法运针数 10 次。若用刮、搜之法运针效果不佳，可用循摄法或叩击法运针。针刺时嘱患者放松全身，避免出现滞针的情况。

主治：精神紧张、情绪不稳、痉挛性瘫痪、身体抖动、腰肾疼痛等。

（9）气微法

操作方法：针具及皮肤常规消毒后，下针后，若针下有外松内紧感，则以急微急战法运针，之后采用按法、战法、弹法运针，使气缓缓而来。还可加用搓摄法运针（搓 7 次，摄 3 次），然后以战法和提法各运针 7 次，采用循法运针 3 次。

主治：身体虚弱、气血不足、肾虚无力、围绝经期综合征等。

（10）买气法

操作方法：针具及皮肤常规消毒后，进针后先采用循法运针 49 次，再用伸法和提法运针，接着用战法和按法各运针 3 ～ 7 次，最后用摄法运针。在运针时要一气呵成，使患者的针刺部位出现酸麻感（主要是针对气虚患者，无针感，正气虚，针刺后经气不来，故补气买气来增加气的能量，使气得以补充）。

主治：气血虚、元气不足、肾气亏虚等。

2. 补肾祛瘀八法

（1）泻热法

操作方法：针具及皮肤常规消毒后，在针刺时，让患者用口吸气，使"地气"自口而入，用鼻呼气，使"天气"自鼻而出。先针刺至地部，用轻按重提手法运针 6 次，引邪外出，后退针至人部（即穴位中层），用轻按重提手法运针 6 次，最后将针退至天部，仍采用轻按重提手法运针 6 次。需要注意的是，在针刺之前应用拇指或食指用力按压针刺穴位周围的组织，使该部位出现酸胀感，然后再刺入毫针（刺入时拇指或食指需继续按压穴位周围的组织）。

主治： 高热、低热、中风、风痰壅盛、喉风、癫狂等。

（2）搓法

操作方法： 针具及皮肤常规消毒后，针刺时，以"三阳经外络内搓、三阴经内络外搓"为原则用搓法运针，做到"搓补泻搓而转者，如搓线之貌"。向左搓转毫针为补，向右搓转毫针为泻，拇指向上进为左，向下退为右。向左搓转、下插毫针患者会出现热感，此时让其配合用鼻吸气，用口呼气；向右搓转、上提毫针患者会出现凉感，此时让其配合用口吸气，用鼻呼气。用搓法运针 10 次后再用按法运针，若"针尖频频"，则用战法运针，之后采用搓法、摩法、泻法运针。

主治： 气虚、气实、气胀、气滞血瘀、食积、湿郁、肝气郁结等。

（3）循法：在针刺时，用左手的食指和中指夹针，用右手循按针刺之经，从头侧向手侧推按，逐渐推按至针刺穴位处。可分为虚循法和实循法。

①虚循法

操作方法： 针具及皮肤常规消毒后，针刺时，循按针刺之经 10 次，捻针 7 次后再循按针刺之经 7 次，最后再捻针 3 次。

主治： 疑难病、肾病。

②实循法

操作方法： 针具及皮肤常规消毒后，在针刺时，循按针刺之经 3 次，之后采用补法运针 3 次，使气在针身，最后再循按针刺之经 4 次。

主治： 疑难病。

（4）提法：针具及皮肤常规消毒后，针刺时，将毫针从穴位浅层插至深层，再由深层提至浅层，如此反复上提下插毫针。提插的幅度大、频率快、轻插重提，此为泻；提插的幅度小、频率慢、轻插轻提，此为补。可分为虚提法和实提法。

①虚提法

操作方法：在针刺时，首先采用补法运针 7 次，再用循法运针 3 次，运针的手法要轻柔，用力要轻。微提毫针后再用补法运针 1 次，用按法与战法各运针 7 次。

主治：气虚、气弱、肾气亏虚等。

②实提法

操作方法：在针刺时，先采用补法运针 7 次，再用循法运针 7 次，用伸提法运针 3 次，用补法运针 7 次，用搜刮法运针 7 次，最后用弹法运针 9 次，以达到补正气、泻邪气的目的。

主治：痿证、痹证、麻证、痛证。

（5）捻法：在针刺时，将毫针左右来回捻动。捻转的幅度大、频率快、用力较重，此为泻；捻转的幅度小、频率慢、用力较轻，此为补。用右手食指与拇指捻转毫针，拇指向前运动为补，拇指向后运动为泻。捻法可分为实捻法与虚捻法。

①虚捻法

操作方法：针具及皮肤常规消毒后，针刺时，先用循法运针 10 次，再捻针 10 次。若气不至，则进针 2 寸后再捻转毫针。若进针 2 寸后气仍不至，则进针 3 寸后再捻转毫针，在此过程中指导患者正确呼吸。

主治：气血虚、精血虚。

②实捻法

操作方法：针具及皮肤常规消毒后，在针刺时，左右来回捻动毫针，促使针下得气，以增强针感。捻转的幅度要大，频率要快。在采用实捻法运针时，针下不能太紧，针下紧一是因为气实，二是因为肌肉纤维缠绕针身，三是因为肌肉肌腱滞针。在出现滞针的情况时，不能再用实捻法运针，可采用提插法运针，待患者肌肉松弛后再用实捻法运针。

主治：经气瘀滞、肝气郁结。

四、注意事项

1. 针灸治疗室要求宽敞明亮，光线良好，温度适宜。

2. 所选针具必须经过严格消毒或者为一次性针灸针具，针刺治疗前必须消毒双手及施针部位。

3. 针刺过程中，要求医者专一其神、意守其气，以达针下气至，患者神情安定，精神放松，细细体察针感。

4. 针刺穴位和补泻手法的选择应随病证不同而灵活选用，随证加减；针刺的深度、强度也应考虑患者年龄、体质、疾病的不同而不同，体质虚弱的患儿及老人，刺激不宜过强；针刺的体位选择尽量选择患者舒适的体位。

5. 过度劳累、饥饿、空腹、惧针、精神紧张的患者不宜立即针刺。进针、行针时多与患者交流，细心观察患者的表情变化，针灸过程中加强巡视，以防意外情况发生并及时处理。

6. 女性生理期慎针，妊娠早期及后期禁针。

五、临床医案

验案 1：缺血性中风案

李某，男，68 岁。2017 年 11 月 9 日初诊。主诉：右半身不遂半月余。现病史：患者平素嗜烟酒，并有 6 年高血压病史。半月前突发右侧肢体无力，完全不能自主行动，伴语言謇涩，烦躁，面色潮红，大便干结，2 ～ 3 日一次，小便频，夜尿多，夜寐不安。检查：头部 CT 示左侧基底节脑梗死，神清，右上下肢肌力均为 0 级，肌张力稍低，双侧巴宾斯基征阳性。血压 17/10kPa，空腹血糖 5.14mmol/L，尿糖（－），舌暗边有瘀斑，苔白稍腻，脉弦细。

中医诊断： 中风（气滞血瘀证）。

中医诊断： 脑梗死。

处方：拟用补肾祛瘀法针灸治疗。

取穴：百会透后顶、涌泉（双）、太溪（双）、三阴交（双）、阴谷（双）、肾俞（双）、内关（双）、血海（双）、足三里（双）、膈俞（双）。

操作：常规消毒，百会向后顶透刺，患者感头皮酸胀并向头后部放散为度；涌泉点刺以出血为度；针刺内关、阴谷、血海、足三里、三阴交、太溪、肾俞、膈俞以患者感酸胀为度。每5分钟行针1次，太溪、三阴交、足三里、阴谷、肾俞、膈俞用补法，血海用泻法，余穴用平补平泻，留针30分钟。每日1次，10次为1疗程，疗程间隔1天。口服尼莫地平、硝苯地平控制血压。

11月19日十诊：经1个疗程（10次）治疗，家属诉患者右侧肢体可抬离身侧，手指可微弯曲活动，言语謇涩好转，无面色潮红、无烦躁。

11月30日二十诊：经针灸治疗2个疗程（20次），患者右上肢可自举过头肩，手指活动自如，可不扶杖缓慢行走，患肢肌力恢复至4～5级，语言较前流利，纳可，患者痊愈出院。

按语：中医学对本病病机的认识有一个循序渐进的过程，唐宋以前以"外风"学说为主，多以"内虚邪中"立论。唐宋以后，特别是金元时期，突然转而以"内风"立论。之后，张景岳倡"非风"之说，提出"内伤积损"的论点。但也有医家提出本病病机以肾虚为本的观点。本病以肾中精气不足、元气虚损，是中风病之本，瘀脑是标。本虚标实之证，标实的"实"以瘀、痰、火为主，标实多由本虚引起，可认为"肾虚脑瘀"。因而治疗本病时离不开益肾，经培补肾阴肾阳，使机体元气充沛，充分发挥温煦和激发脏腑经络的生理功能，使体内瘀血消散，经络气血流畅，有利于患者肢体功能恢复。补肾益气可调整脏腑功能状态，使气旺血和，血脉通畅，瘀去新生，气化复常，痰浊得消，经络得通，清窍复聪。因而针对上述病因病机，选取补肾、活血的穴位进行针刺治疗。涌泉为肾经之井穴，《灵枢》"病在脏者，取之井"；太溪为肾经原穴，针刺原穴可调整脏腑经络虚实；阴谷为肾经之合穴，针刺能促进经气会合于肾；针刺肾俞可补益肾精；三阴交为肝、脾、肾三阴经交会穴，针刺可滋补肝肾；督脉连属肾脏，入脑内，上至颠顶（百会）；针刺百会既可疏通督脉经气，又可调节肾气肾精，使肾生之髓上注于脑。"心主血脉，上荣于脑"，血脉不利，瘀血闭阻，脑失所养，故针刺心包经之内关，以激发心经之经气，经气畅通，心有所主，则脉道通利，瘀血消散；《甲乙经》有"若血闭不通……血海主之"，故取血海以活血化瘀；阳明经为多气多血之经，取足三里可补气补血，活血通络；膈俞为八会穴之血会，取之可补血养血，活血化瘀。上述诸穴相配，使肾虚得补，瘀血得消，气血精气得以上输，脑髓得充，促进脑功能改善与恢复。

验案 2：中风后恢复期案

赵某，女，62 岁，2019 年 10 月 8 日初诊。主诉：右侧肢体活动不灵伴言语不能 2 个月。现病史：患者 2 个月前突感右侧肢体无力，言语不能。检查：CT 示左侧基底节区大面积梗死，经治疗病情平稳出院。查体：神志清楚，运动性失语，右上肢抬肩、屈肘、伸腕、手指功能均受限，右下肢内翻、内旋。舌暗红、苔薄，脉弱。

中医诊断：中风（肝肾亏虚证）。

西医诊断：脑梗死恢复期。

处方：拟用补肾祛瘀法针灸治疗。

取穴：百会、内关（双）、肾俞（双）、三阴交（双）、血海（双）、阴谷（双）、太溪（双）、丰隆（双）、太冲（双）；配穴：肩髃（患侧）、曲池（患侧）、足三里（双）、阳陵泉（患侧）。随症加减：舌强语謇：金津、玉液、上廉泉、聚泉（点刺）；口角㖞斜：地仓、颊车、迎香。吞咽困难：上廉泉、金津、玉液（点刺）。足内翻加绝骨、申脉、纠内翻（承山外 1 寸）、丘墟透照海。

操作：患者先取俯卧位，肾俞选用 75% 乙醇常规消毒，直刺 0.8 ～ 1寸，得气后行捻转补法 1 分钟，再拔针。再取仰卧位，选用 75% 乙醇常规消毒，针具选用 0.35mm × 40mm 规格，用指切式进针，针刺百会向后顶透刺，以患者感头皮酸胀并向头后部放散为度；金津、玉液、上廉泉、聚泉点刺 0.1～0.2 寸，不留针，余穴以常规针刺法，以患者感酸胀为度。每 10 分钟行针 1 次，太溪、三阴交、足三里、阴谷用补法，血海用泻法，余穴用平补平泻，留针 30 分钟后取针。每日按上述操作方法针刺 1 次，6 次为 1 个疗程，4 个疗程后每两个疗程间隔 1 天，后根据病情继续治疗。

10 月 13 日六诊： 经 1 个疗程（6 次）治疗后，患者已能发出简单词语。

11 月 16 日三十诊： 经 5 个疗程（30 次）治疗后，患者右侧肢体功能明显好转，能和家人进行简单的生活交流。

按语： 中医认为，虽然中风恢复期肝风痰火之狂涛汹涌之势已趋平复，虚象已渐渐显露，但风火痰瘀诸邪仍留滞经络，气血运行不畅，出现肢体瘫痪，语言不利，神志不宁，肢体肿胀，痴呆等症。综观此期病证，在病机上当属本虚标实、上盛下虚之候，本虚标实重在本虚，本虚是肾精亏虚、气血不足则脑脉失养，髓海空虚，肢体功能活动障碍。标实则为瘀血、痰浊阻滞脑窍脉络，上盛下虚重在下虚。根据李家康教授的临床经验，以"补肾祛瘀"为治疗大法，治以补肾祛瘀、开窍通络。采取"寓补于通，寓通于补"，攻补兼施，根据"治病必求于本"原则，选取肾俞、太溪、阴谷补肾，同时选取血海、三阴交、百会、丰隆、太冲、内关祛瘀；针对舌强语蹇用金津、玉液、上廉泉、聚泉点刺出血；地仓、颊车、迎香纠正口角㖞斜；吞咽困难用上廉泉、金津、玉液点刺。以上多穴配伍，起到补肾祛瘀的作用。

验案 3：中风后失语案

张某，男，65 岁，2019 年 4 月 20 日初诊。主诉：语言謇涩 3 个月余。现病史：患者 3 个月前无明显诱因出现右侧肢体不遂，语言謇涩，就诊于当地医院，颅脑 MRI 示：左侧岛叶、颞叶及额叶、顶叶大范围脑梗死。予溶栓治疗后，未遗留肢体不遂，但仍不能自主表达。为求进一步治疗，遂来我院特需针灸门诊。患者神清，精神不振，表情淡漠，语言謇涩，仅能发出"啊""嗯"等单音节语气词，纳可，寐安，二便调。高血压病史 10 余年，目前血压控制尚可。查体：舌暗红、苔白腻，脉沉细。

中医诊断：舌喑（痰湿阻络证）。

西医诊断：脑梗死，混合性失语。

处方：拟用补肾祛瘀法针灸治疗。

取穴：太溪（双侧）、阴谷（双侧）。百会、哑门、廉泉、聚泉；曲池（患侧）、内关（双侧）、合谷（双侧）；丰隆（患侧）、血海（患侧）、足三里（双侧）、三阴交（双侧）、太冲（双侧）。

操作：患者先取坐位，头微前倾，项肌放松，局部皮肤常规消毒后，选用 0.35mm×40mm 毫针，哑门向下颌方向斜刺 0.5 ～ 1.0 寸，缓慢进针，患者有胀感即退针，不提插。百会向后平刺 0.5 ～ 0.8 寸，快速捻转，200 转/分，行针 2 分钟。患者再取仰卧位，嘱患者张口伸舌，聚泉直刺 0.1 ～ 0.2寸或向舌根方向斜刺 0.3 ～ 0.5 寸。皮肤常规消毒后，其余穴位常规针刺，以患者感酸胀为度。太溪、阴谷、三阴交、足三里用提插捻转补法，血海、曲池、丰隆用提插捻转泻法，内关、廉泉用捻转泻法，余穴采用平补平泻法。每 10 分钟行针一次，留针 30 分钟。每日针刺 1 次，10 次为 1 个疗程，每个疗程间隔 1 天。

4 月 27 日七诊：治疗 1 周后，患者可说简单短句。

5 月 10 日十诊：经 1 个疗程（10 次）后语句连续，可回答问题和数数，发音较清晰，情绪好转，面部神态逐显生动。

5 月 23 日三十诊：经 3 个疗程（30 次）治疗后，患者与家人交流增多，发音清晰，精神状态良好。随访患者言语流利，精神好，生活质量明显提高。

按语：中国古代医家对中风后失语有"喑痱""风喑""中风不语，痰迷心窍，舌不能言""中风失音""中风喑哑不能言""舌强""语涩"等记载。该病本虚标实，其本为肾气亏虚，其标为瘀阻脑络。因此，补肾祛瘀是标本同治的有效方法，是中风后失语的常用治疗方法。补肾可以调节机体的总体功能状态，使血脉通畅，痰浊消除，瘀去新血生，经络通畅，舌窍得用。针对其本肾虚、其标脑脉瘀阻选穴治疗。选取补肾、祛瘀的穴位针刺治疗，太溪为足少阴肾经原穴，针刺太溪能调节肾脏经络虚实。阴谷能滋补肾脏。百会为督脉穴，是治疗中风之要穴，《普济方》云："中风语言謇涩，风在左灸右，在右灸左，穴百会……神效。"督脉为"阳脉之海"，连属肾脏，入脑内，针刺百会可疏通督脉经气，既可调节肾气肾精使肾髓上注于脑，又可振奋全身阳气，使气血津液上承于脑，脑髓得养，功能得用。针刺廉泉能激发舌部经气，疏经开窍。聚泉是经外奇穴，局部取穴，针刺可改善舌体局部血液循环，增加舌体灵活性。针刺足三里、曲池可补气、补血、活血化瘀。内关为心包经络穴，可调理心气，促进气血的运行。血海为脾经穴位，针刺可活血化瘀、通络。丰隆为足阳明经络穴，为祛痰要穴。三阴交是足太阴脾经穴位，也是肝脾肾足三阴经的交会穴。足太阴脾经"连舌本，散舌下"，足少阴肾经"循咽喉，夹舌本"，针刺不仅可滋补肝肾，又可达通利舌脉、活血化瘀的作用。合谷、太冲合用为四关穴，针刺可醒脑开窍、行气活血、补气益血、调理脏腑、平衡阴阳。

验案 4：膝骨性关节炎案

李某，女，48 岁，2018 年 8 月 17 日初诊。主诉：双膝痛 1 年。现病史：患者 1 年前无明显诱因出现双膝关节疼痛，行走困难，左侧重，右侧轻，膝眼自觉刺痛、肿胀，夜间痛明显，下肢发凉、无力。检查：MRI 示双膝关节退行性改变、胫骨平台增生改变、髌骨增生。左膝屈伸不利，双膝眼饱满，活动明显受限，无明显压痛，麦氏征（+），舌暗，苔白，脉沉微。

中医诊断：骨痹（气滞血瘀证）。

西医诊断：双膝退行性骨关节炎。

处方：拟用补肾祛瘀法针灸治疗。

取穴：悬钟、大杼、肾俞、太溪、阴谷、膈俞、足三里、血海、内膝眼、犊鼻、阳陵泉。

操作：患者常规消毒后，先采用点刺不留针的方法点刺大杼、肾俞及膈俞，大杼与肾俞行捻转补法，每穴行手法 3 次，膈俞斜刺 0.8 寸，行捻转泻法 3 次。再嘱患者取坐位，针刺其余穴位。太溪、阴谷、足三里、阳陵泉、血海、内膝眼、犊鼻行平补平泻法。出针时直接拔出。留针时间为 30 分钟，每 10 分钟行手法 1 次，每周治疗 3 次，2 周为 1 个疗程。

8 月 27 日六诊：经 1 个疗程（6 次）治疗后，患者双膝关节疼痛、肿胀减轻，下肢凉、怕冷、无力明显缓解，但下蹲活动仍受限。

9 月 13 日十八诊：经 3 个疗程（18 次）治疗后，膝关节肿胀疼痛消失，行走已不受限制，嘱其避风寒，注意保暖，忌食辛辣及寒凉食物。

按语：膝骨性关节炎是临床骨科常见病，以中老年居多，严重影响患者生活质量，并且病程缠绵、迁延不愈。中医学中膝骨性关节炎属骨痹范畴，其病位在肝肾、肝虚无以养筋、肾虚无以养骨、肝肾亏虚，筋骨失养为该病之本，加之风寒湿邪所侵，久病入络，气血不通，日久蕴结而形成痰瘀胶结，痹阻经脉，不通则痛。故本病病性为本虚标实，病机为肝肾亏虚、痰瘀痹阻，其基本治法为补肾祛瘀，应贯穿整个疾病治疗的始终。选取肾俞穴可促进肾精的贮藏功能，肾精化肾气，肾精足则骨髓充盛；阴谷穴是足少阴肾经脉气所发，为合穴，具有补肾益阴、理气止痛之功效；太溪穴是足少阴脉气所发，为原穴，有补肾壮骨、益阴补髓等作用；悬钟穴、大杼穴补肾生髓，具有濡养固护膝骨筋肉正气的作用；血海穴与膈俞穴同具有通经活络、养血补血、祛瘀止痛的作用，同时配伍针刺刺激，可使祛瘀活络等功效更为显著。内膝眼、犊鼻穴、阳陵泉穴、膝阳关穴及足三里穴可调节局部气血，疏通经络。诸穴共奏温补肾阳、活血化瘀、舒筋除痹之功。

验案 5：强直性脊柱炎案

陈某，男，40 岁。2015 年 12 月 20 日初诊。主诉：颈腰脊背部僵硬、疼痛 1 年，加重 2 个月。病史：患者 1 年前因受凉后出现颈项、腰、脊背部僵硬、疼痛，未经系统诊疗，自服芬必得症状可稍缓解，一直反复发作，时轻时重。近 2 个月来腰、脊背部疼痛加重，晨起翻身困难，肢体畏寒，喜热，大便溏，小便清长，故 2015 年 12 月 20 日于我院就诊。检查：红细胞沉降率（ESR）44mm/h；类风湿因子（RF）未见异常；C 反应蛋白（CRP）98.4mg/L；抗链 O（ASO）369IU/mL，HLA-B27（＋）。骶髂关节 CT 示双侧骶髂关节间隙稍窄，关节面稍模糊，未见明显骨质破坏；双髋关节 CT 示双侧髋臼多发囊性改变。颌柄距 3cm，枕墙距 10cm，指地距 21cm，胸廓活动度 3cm，骶髂关节活动度试验（Schober 试验）4cm，脊柱活动度 40°，"4" 字试验和骶髂关节定位试验左右侧均阳性。舌淡红，边有瘀斑，苔白，脉沉细迟弱。

中医诊断：大偻（气滞血瘀证）。

西医诊断：强直性脊柱炎。

处方：拟用补肾祛瘀法针灸治疗。

取穴：主穴肾俞、太溪、三阴交、风池、华佗夹脊穴。

操作：患者取俯卧位，脊柱后突变形者在其胸部垫一软枕，或坐伏椅背。风池向对侧眼球方向刺 1 ～ 1.5 寸，捻转泻法 1 分钟；华佗夹脊穴直刺 1 ～ 1.5 寸；三阴交、太溪、肾俞直刺 0.8 ～ 1.5 寸，采用补法，行针后在肾俞穴加灸。针刺时行针，留针时间为 20 ～ 30 分钟，温灸时间为 5 分钟。每天针灸 2 次，15 天为 1 个疗程，连续 6 个疗程。

治疗 1 个疗程后，患者感觉颈、腰脊背部僵硬、疼痛较前减轻，晨僵时间 30 分钟。治疗 1 个月后复诊，疼痛继续减轻，晨僵时间缩短至 15 分钟。查体：颌柄距 1cm，枕墙距 6cm，指地距 12cm，Schober 试验 6cm，脊柱活动度 55°，活动受限情况明显好转。

按语：从临床的角度看，本病肾虚督寒型，可出现在本病的各期，但以中晚期多见。此证是强直性脊柱炎较为普遍的痹病类型。根据现代医学理论，强直性脊柱炎是一种与遗传因素有关的疾病。据国外统计，40% 以上患强直性脊柱炎的人与遗传因素及家族有关，也从另一方面支持了本病其本在肾的观点。肾为先天之本，主骨生髓，督脉贯脊属肾，总督一身之阳，先天禀赋不足或后天失养，导致肾虚督寒，外邪乘虚而入，从阴寒化，直中伏脊之脉，气血凝滞，筋骨不利，渐致"尻以代踵，脊以代头"（《素问·痹论》）。肾虚督寒为本病的内在基础，感受外邪是本病的外在条件，痰湿瘀血为其标。此与一般寒湿痹不尽相同，在临床治疗上，肾虚督寒、正邪盛衰不同，温阳与祛邪皆当顾护，唯轻重耳。因而治以益肾壮阳、解毒化湿、活血化瘀、搜风通络。肾俞为肾虚腰脊痛之要穴，太溪为肾经之原穴，针刺重在补肾壮阳，温灸则作用持久，直接激发经气；针灸华佗夹脊旨在活血通络；泻风池意在祛风清热；三阴交为足三阴经交会穴，调补肝脾肾三脏，加强活血的功效。诸穴配用，使肾气复，督脉通，风湿祛，瘀血消。

验案 6：类风湿关节炎案

李某，男，42 岁。2013 年 8 月 19 日初诊。主诉：双手、双腕、双踝关节疼痛、肿胀 4 年，加重伴活动受限 1 周。现病史：右腕关节肿痛，诊为类风湿关节炎，给予风湿液、双氯芬酸钠缓释片等药物治疗，症状稍缓解，但发病至今上述症状反复发作。现患者双手、双腕、双踝关节持续性疼痛、肿胀，睡眠差，饮食可，二便可。查体：双手、双腕、双踝、双足关节肿痛，双手已呈爪形，右腕关节僵硬、活动受限，疼痛关节 46 个，变形关节 13 个。晨僵时间 2 小时，舌淡红，苔白，脉沉略细。实验室检查：ESR107cm/h，CRP95.9mg/L，RF4740IU/mL，双手 X 线示符合类风湿关节炎表现。

中医诊断：尪痹（气血亏虚证）。

西医诊断：类风湿关节炎。

处方：拟用补肾祛瘀法针灸治疗。

取穴：分为两组，第一组为肾俞、肝俞、足三里、血海、命门。第二组为局部取穴，根据患者受累关节取穴。肩关节取肩髃、肩髎、肩内陵、阿是穴；肘关节取曲池、尺泽穴；腕关节取阳池、外关、阳溪、腕骨穴；指关节取八邪穴；膝关节取阳陵泉、犊鼻、膝阳关、梁丘穴。

操作：常规消毒后，四肢穴位采用温针以祛风散寒、通经活络，针刺采用捻转提插补泻法，随后温针，应用灸粒温针。背俞穴一般用隔姜间接灸法。每天 1 次，留针 30 分钟，14 次为 1 个疗程，中间休息 1～2 天，再进行下一疗程。

9 月 3 日二诊：疼痛明显减轻，肿胀有所消除，进行第二疗程，3 个疗程后关节疼痛基本消除，晨僵明显改善，活动自如。实验室检查：ESR34cm/h，

CRP17.6mg/L，RF690IU/mL，实验室指标也趋向好转。

按语：目前西医用于治疗类风湿关节炎的药物及生物制剂往往因疗效不十分满意，或因毒不良反应较大，而难以推广或长期使用。同时其只能改善疼痛的程度，而不能阻止该病最明显的危害——对骨质及骨关节的破坏。对于类风湿关节炎的治疗，目前的重点应该在于阻止骨质破坏及保护患者关节功能，而不仅仅是改善症状。根据类风湿关节炎的病因病机特点及疾病发展规律，结合中医治未病的思想，在开始时就以补益肝肾、祛瘀化痰为治疗大法进行针灸治疗。基于中医理论，肾主骨，肾强则骨壮，坚持采用补益肝肾、强筋壮骨、祛瘀化痰这一治法，就有可能阻止类风湿关节炎引起的骨质破坏，阻断病情发展，甚至逐步逆转病情。取肾俞、肝俞、足三里、血海、命门为主穴，补肝肾，温阳散寒，活血祛瘀，再加上局部取穴以疏通局部经气。长期治疗，起到了阻止类风湿关节炎引起的骨质侵蚀，保护关节功能的作用。根据类风湿关节炎的病因病机特点及疾病的发展规律，结合中医治未病的思想，在开始治疗类风湿关节炎时就以补益肝肾、祛瘀化痰为治疗大法进行针灸治疗，这样才有可能最终起到抑制滑膜增生和血管翳形成、阻止骨质破坏的作用。

验案 7：腰椎间盘突出案

向某，男，48岁，2017年5月8日初诊。主诉：下腰部疼痛3年。现病史：患者3年前无明显诱因出现腰部疼痛，时轻时重，腰痛，并向左下肢放射，两膝冷痛，喜温喜按，形寒肢冷，夜尿多，面色㿠白。查体：腰部有叩击痛，两腰肌及 L3 ～ L5 处压痛，直腿抬高试验 30° 阳性。舌胖嫩，苔白，脉沉细。辅助检查：X 线片可见椎体骨刺形成，椎间隙变窄，腰部CT 可见椎体后缘骨质增生，黄韧带肥厚，L4、L5 椎间盘向左后突出。

中医诊断：腰痹（痰湿阻络证）。

西医诊断：腰椎间盘突出。

处方：拟用补肾祛瘀法针灸治疗。

取穴：主穴取病变椎体相应夹脊穴、肾俞、腰阳关、命门、太溪。配穴：足少阳经病变加环跳、风市、阳陵泉、悬钟、昆仑；足太阳经病变加秩边、殷门、委中、阳陵泉、昆仑；血瘀加膈俞、三阴交。

操作：针刺穴位常规消毒后，30 号 3 寸毫针刺入穴位，直刺或斜刺1.5 ～ 2.5 寸，行提插捻转得气后留针。肾俞、命门或腰阳关加灸。每日 1次，10 次为 1 个疗程。

5 月 18 日复诊：腰痛及诸症减轻，继续治疗 1 个疗程后诸症消失。

随访 1 年未复发。

按语：腰椎间盘突出症病变部位主要与足太阳膀胱经、足少阳胆经、督脉循行区域有关，主要是肾精亏虚，瘀血痹阻，气血运行失调，痹阻不通而致病。因此针灸取穴以肾俞、腰阳关、命门、太溪为主穴，以补肾壮骨；肾俞穴为背俞穴，具有补肾阳的功效，《玉龙歌》记载"肾弱腰疼不可当，施为行止甚非常，若知肾俞二穴处，艾火频加体自康"；命门位于督脉，具有温补肾阳之功；太溪为肾经原穴，有补肾气、调阴阳的作用。加上根据疼痛部位不同而选用的不同经脉的穴位，以舒筋通络、活血化瘀，达到通痹止痛的效果。现代研究证实，针灸疗法可以促进本病患者局部组织的血液循环及神经营养，进而改善压迫神经根处的水肿，促进腰椎间盘突出的髓核回纳。

验案 8：多发性硬化案

徐某，女，32 岁，教师。2018 年 4 月 8 日初诊。主诉：四肢麻木瘫痪2 个月余。现病史：患者分娩后 1 个月，突发四肢麻木瘫痪，在当地医院住院治疗，经系统检查，诊断为"多发性硬化"，给予激素等方法治疗，症状稳定后，来我科就诊。现症见：患者四肢麻木瘫痪，尤以右侧为重，活动障碍，大便可，小便失禁。

查体：形体稍胖，面色无华，右侧肢体肌力Ⅱ级，左侧Ⅲ级，肌张力不高，腱反射稍减弱，双侧巴宾斯基征（＋），舌淡暗，苔白，脉沉细。

中医诊断：痿证（气血亏虚型）。

西医诊断：多发性硬化。

处方： 拟用补肾祛瘀法针灸治疗。

取穴： 以辨证取穴和局部取穴相配合。主穴为肾俞、肝俞、膈俞、命门、关元、足三里、太溪、太冲、三阴交。配穴为局部取穴，上肢取肩髃、肩髎、曲池、手三里、合谷。下肢取髀关、伏兔、血海、阳陵泉、悬钟。

操作： 先取俯卧位，针背俞穴，再针肢体穴位，常规消毒后，进针，得气后，肾俞、肝俞、膈俞、命门、关元、足三里、太溪、太冲、三阴交用补法，肩髃、肩髎、曲池、手三里、合谷、髀关、伏兔、血海、阳陵泉、悬钟用平补平泻手法。背部背俞穴加灸，肢体穴位加电针。每日1次，每15次为1个疗程，中间休息2～3天，进行下一疗程。

治疗1个疗程后，小便有所知觉，肌力有所恢复。前后治疗4个疗程，症状明显改善，生活可以自理。

按语： 多发性硬化，中医辨证以肾虚、气虚、血瘀、痰瘀综合所见为主，肾虚、气虚是病之本，血瘀、痰瘀是病之标，故以补肾益气、活血化痰祛瘀为治疗大法。肾俞、命门、太溪均为补肾益气的要穴。由于肝肾同源，因而取肝俞及肝经原穴太冲与之相配，加强补肾益气固髓之功效；加之关元是补气的要穴，为"男子藏精之阁，女子藏胞之宫"；足三里、三阴交补脾促运，杜绝生痰之源；加之局部经穴疏通局部经气，诸穴合用，共奏补肾阳，益精髓，活血化痰通经之功效。临床研究表明，针灸能减轻多发性硬化患者的临床症状，减轻神经系统受损所出现的体征，减轻激素的不良反应，对患者的MRI、诱发电位、脑脊液IgG和寡克隆区带有不同程度的改善，尤其能明显减少MS的复发次数。

验案9：老年性痴呆案

张某，男，68岁，2008年10月6日初诊。主诉：记忆力减退1年，加重半个月。病史：患者家属代诉患者1年前无明显诱因出现记忆力减退，反应迟钝，动作迟缓笨拙，伴头痛耳鸣、腰膝酸软不适。曾于西医院治疗，予以改善脑循环治疗，病情未见明显好转。半月前家人发现其表情呆板，反应迟钝，动作迟缓，小便失禁，遂来我科治疗。查体：BP 140/80mmHg，神清，形体略胖，精神不振，表情呆滞，记忆力、计算力、判断力、定向力均减退，颅神经正常，四肢肌力正常，肌张力稍高，生理反射存在，病理反射未引出，缺血指数量表（Hachinski）评分＜4分，舌质暗，苔薄白，脉沉细。颅脑CT示侧脑室呈对称性扩大，脑沟增宽。

中医诊断：痴呆（肝肾亏虚证）。

西医诊断：老年性痴呆。

处方：拟用补肾祛瘀法针灸配合中药治疗。

取穴：主穴，百会、四神聪、大椎、肾俞、关元、太溪。配穴，足三里、丰隆、太冲、神门、内关、三阴交、阳陵泉、听宫。

操作：先取俯卧位，再取仰卧位，交替针刺，均取双侧穴位。得气后，稍加提插捻转，以加强针感，留针40分钟。每日1次，每周5次，4周为1个疗程，连续治疗3个疗程。

中药组方：紫河车10g，熟地黄15g，山茱萸肉12g，枸杞子15g，何首乌20g，茯苓30g，菟丝子9g，山药15g，石菖蒲10g，远志10g，半夏9g，桃仁9g，红花6g，桑螵蛸12g，金樱子9g。

11月5日二诊：患者记忆力、定向力较前明显好转，小便失禁症状消失，表情丰富。继续予以针灸配合中药治疗，中药改汤剂为水泛丸口服，每天2次，每次5克。

2009年1月6日三诊：患者生活可自理，与他人正常交谈。

按语：痴呆是以呆傻愚笨为主要临床表现的一种神志疾病，轻者可见神情淡漠，寡言少语，反应迟钝，善忘等症；重者则终日不语，或闭门独居，或口中喃喃，言辞颠倒，或举动不经，忽笑忽哭，或不欲食，整日不知饥饿等，中医属于"呆病""痴呆""呆傻"等范畴，西医主要指老年性痴呆、脑血管性痴呆及混合性痴呆、脑叶萎缩症、正常压型脑积水等。痴呆病位在脑，与心肝脾肾功能失调密切相关；其基本病机为髓减脑消，神机失用；其证候特征以虚为本、以实为标，临床多见虚实夹杂之证。

本病案为老年性痴呆，其发生于全身脏腑功能减退的年龄阶段，该阶段肾气亏虚严重，其根本病因在于肾虚髓衰、脑络瘀阻。肾藏精，精生髓，髓通于脑，故肾精与脑关系密切。脑发挥其"精明之府"的生理功能依赖于肾精充足、髓海充养；若肾精亏虚，化髓无源，髓海失养，则神机失用，故有表情呆滞、行动笨拙、遇事喜忘等痴呆表现。《黄帝内经》云"八八，则齿发去。肾者主水，受五脏六腑之精而藏之，故五脏盛，乃能泄。今五脏皆衰，筋骨解堕，天癸尽矣，故发鬓白，身体重，行步不正，而无子耳。"男子八八之年，五脏皆衰，天癸竭尽，肾气亏虚则气化、推动作用减弱，血运无力而为瘀，津液失其运化而停留为痰，痰、瘀留而不行，影响肾正常功能，导致肾虚加重，如此形成恶性循环，最终导致肾虚血瘀、痰浊之证。李家康教授认为，老年性痴呆的发生，以肾虚为本，痰浊、瘀血为标，治疗应以滋补肾精、益智填髓、活血通络为法。针刺选穴以百会、四神聪、太溪、关元、大椎、肾俞为主穴，配合其他穴位。头为诸阳之会，百会穴位于颠顶，其深处即为脑，且百会为督脉经穴，督脉又入于脑，长于益气升阳、填充髓海，而行灵机记性之功；肾俞为肾之背俞穴，与肾经原穴太溪相配，意在补益肾精，填精生髓；关元为人身阴阳元气交关之处，为补肾益气之要穴；风池位于项后，针之可疏通少阳胆经气血，与丰隆配可达豁痰开窍之效；大椎为手足三阳经与督脉的交会处，针之疏导阳经气血；三阴交为足三阴经之交会穴，可调补三阴经气血；《玉龙歌》记载："痴呆之症不堪亲，不识尊卑枉骂人，神门独治痴呆病，转手骨开得穴真。"故选神门治疗痴呆，且常配伍内关、太冲以宁心安神、疏肝解郁。针刺治疗同时配合益肾化瘀增智的中药方，紫河车、熟地滋阴补肾；山茱萸肉、枸杞子、何首乌、菟丝子、桑螵蛸、金樱子补益肝肾；茯苓健脾和胃，养心安神；山药养肺生津、健脾养胃、补肾涩精，为平补三焦之品；石菖蒲与半夏相配达到健脾除湿、豁痰开窍之效；远志安神益智；桃仁、红花活血化瘀。针灸与中药相配，既可疏通各经脉气血，又可补益脏腑、化瘀消痰，达到肾精得充、脏腑得养、瘀消痰散、开窍益智之效。

第六章　祛瘀通络齐刺法

一、技术简介

祛瘀通络齐刺法属于毫针针刺法，是全国名老中医李家康教授在其"补肾祛瘀"学术思想指导下，运用"祛瘀通络"理论，结合齐刺法针刺的特点，通过辨证选穴及特定手法操作治疗痛证及其他相关病证的一种特色针刺疗法。

1.技术特点

针对针灸科临床常见的各种痛证，李家康教授在其"补肾祛瘀"的治疗原则指导下，将"祛瘀通络"作为一种治疗大法贯穿于临床实践中。齐刺法为经典的具有通络止痛作用的针刺方法，李家康教授结合其祛瘀通络思想在临床中灵活运用，通过辨证选穴及特定操作手法，充分发挥齐刺法祛瘀通络的临床功效。

（1）祛瘀通络：李家康教授通过长期的临床实践观察发现，各种疼痛性疾病存在不同程度的肾虚和脉络瘀滞的表现。因此，对各种痛证来说，肾虚与脉络瘀阻相关并存；肾虚为本，脉络瘀阻是标；肾虚为因，脉络瘀阻是果。故李家康教授确立了"补肾祛瘀"治疗痛证的治疗原则，并将"祛瘀通络"作为一种治疗大法始终贯穿临床实践中。"瘀"包括气、血、火、痰、寒、湿、风等各种有形、无形之邪，瘀阻经络，导致气血经络受阻，则不通则痛，气血经络运行不畅，肌肉脏腑失去濡养，则不荣则痛。故采用"祛瘀通络理论"治疗痛证及其他相关多种疾病，以达到缓解疼痛的目的。

（2）齐刺"祛瘀"：如《灵枢》说"凡用针者，虚则实之，满则泻之，菀陈则除之"，痛证之病机在于"瘀"，齐刺法在治疗痛证中实为"祛瘀"。"瘀"的特点在于邪气盛、病位深。疼痛剧烈，邪气胜正是实痛证特点，以一针刺之，尚不足以祛除病邪，则傍入二针，或左右，或上下；刺入之法，或直刺或斜刺；针入或深或浅。

（3）拓展齐刺法的应用：以"祛瘀通络"理论为指导原则，辨病、辨经、辨证取穴，在选定的穴位予以齐刺，将齐刺法的"祛瘀通络"作用充分发挥，以治疗痛证及其他相关病证。齐刺法作为针刺方法之一，可显著增强针刺的疏经通络、活血化瘀、行气止痛功效，因为多针作用于患处，可以增强针感，达到比单针刺法更强的效果，其"祛瘀通络"作用更大。齐刺法治疗偏头痛、梨状肌损伤综合征、腰三横突综合征、冈下肌损伤等疼痛性疾病，均取得满意效果。

（4）适用于经络不敏感、针感差及病程较长的痛证患者：对于经络不敏感、针感差的患者，运用单一的毫针刺法不足以达到患者所需要的刺激量，而运用齐刺法增加了针刺强度和针刺范围，能更好地疏通局部气血，达到缓解疼痛的目的。叶天士云"大凡经主气，以络主血，久病血瘀"，指出病久能使气血、血脉凝涩阻滞，不通则痛，结合祛瘀通络齐刺法理论，可予以微针针刺疏通经络，调和气血，活血止痛。

2. 理论基础

祛瘀通络齐刺法以"祛瘀通络"为理论基础，通过辨证选穴，发挥齐刺法疏经通络、活血化瘀、行气止痛的作用，起到祛瘀通络、补虚泻实、调和阴阳的功效，从而达到治疗痛证及其他相关病症的目的。

（1）祛瘀通络理论：中医理论中的"不通则痛"，指经络闭塞不通而引发的各种痛证。人身经脉流行，气机环转，上下内外，无有已时，外护卫表，内贯于脏，发挥其循行捍卫的作用。血则随气运行，出入升降，循环无端，外行周身四肢，内而五脏六腑，发挥其营运濡养的作用。"气行则血行"，气血如影之随形，是不可分离的，气到之处即血到之处，共同维护正常的生理功能。当各种致病因素作用于人体，使经脉流行失常，经络闭塞不通，气血运行不畅，甚则气滞血瘀，从而引发肢体或脏腑的肿胀、疼痛。脏腑、经络气血不能正常运行，亦可引起肢体麻木、痿软、拘挛或者脏腑功能失调。以针灸之法疏通经络，《黄帝内经》称之为"解结"。因此，中医理论认为经络气血失调，经脉瘀阻是疾病产生的重要病理变化。其发病的病因病机分为外邪（风、寒、暑、湿、燥、火）致瘀、内伤（七情）致瘀、饮食劳逸失常致瘀、痰湿致瘀、瘀血致瘀、因虚致瘀等，均导致经脉瘀滞，气血不通。故《灵枢·经脉》曰"经脉者，所以能决死生，处百病，调虚实，不可不通"，凡此，均应治以疏通经络，即"以微针通其经脉，调其气血，营其逆顺出入之会"。因此，李家康教授在临床治疗中非常注重针灸疏通经络的作用，意即"祛瘀通络"之功。

（2）齐刺功效：齐刺，最早见于《灵枢》，《灵枢·官针》曰："凡刺有十二节，以应十二经……齐刺者，直入一，傍入二，以治寒气小深者。或曰三刺，三刺者，治痹气小深者也。"可见古人将齐刺法用于治疗寒气侵入经络所致的范围较小而部位较深的痹病。齐刺法与单纯针刺法相比，易使气速至而效，不仅可以治疗小而深的痹病，也可用于疼痛性疾病，可有效激发脏腑经气，鼓舞气血的运行及汇聚，加强调节机体的内外平衡。

齐刺在镇痛及治疗顽疾方面，其作用如下：①增强针刺的疏通经络、活血止痛作用。临床实践证明，在某些情况下，齐刺法能大幅度增强病变局部针刺刺激效应，加强针感，直达病所，对病变位置深而难愈的痛痹具有较好的疗效，可起到疏通经络，调畅气血，解除肌肉紧张、痉挛，有效缓解疼痛的作用，故其祛瘀通络作用更强。②增强针刺的调和阴阳、扶正祛邪的作用。影响针刺作用效应的基本因素包括针刺的刺激强度和刺激量，它们与针刺的指力、针刺穴位的作用面积密切相关。由于齐刺法在刺激强度和刺激量方面较单个穴位更具优势。因此，以局部病变为主，三针齐刺一穴，以增加针刺的面积与得气感应，加强刺激，增强针感，从而加强经络通调气血的作用，提高疗效。

二、适用范围

祛瘀通络齐刺法可应用于痛证及其他相关病症，包括三叉神经痛、头痛、坐骨神经痛、腰椎间盘突出症、腰肌劳损、颈椎病、肩周炎等。

三、技术操作

1. 基本操作：常规消毒后，以0.3mm×50mm毫针于病变部位的正中直刺一针，后在其左右或上下各15mm处向中心部位以45°斜刺，三针进针处呈三点一线。

2. 治疗常见疾病选穴及操作

（1）原发性三叉神经痛（齐刺法治疗原发性三叉神经痛是国家中医药管理局中医适宜技术推广项目；2010年获得武汉市政府科学技术进步三等奖）

①选穴：主穴，颧髎（患侧）；配穴，阳陵泉（双侧）、丰隆（双侧）。

②操作：患者取仰卧位，常规消毒，安定患者情绪，调整其呼吸，以0.3mm×50mm毫针先直刺颧髎穴，以患者出现可耐受的电击样麻胀感为佳，然后距此穴左右各15mm定点以45°向颧髎穴斜刺，呈三点一线，进针20～40mm，得气后采用平补平泻手法，留针40分钟，每10分钟行针1次，采用捻转手法，捻转次数为80～100次/分，每次捻针时间为2分钟。阳陵泉以规格0.3mm×60mm的毫针采用指切进针法，进针30～40mm，得气后施以提插捻转泻法；丰隆穴以0.3mm×60mm的毫针采用指切进针法，进针20～35mm，得气后，施以提插捻转泻法，阳陵泉及丰隆得气后施针以使患者有气流通过感为佳，每日针刺1次，6次为1个疗程。

（2）偏头痛

①选穴：主穴率谷（患侧）；配穴风池、太阳、百会。阴虚阳亢者取太溪、太冲、肝俞、肾俞、三阴交；痰浊内阻者取脾俞、胃俞、中脘、丰隆；瘀阻脑络者取合谷、三阴交、膈俞。

②操作：患者取坐位或侧卧位，主穴取患侧，配穴取双侧。常规消毒，安定患者情绪，调整其呼吸，以0.3mm×40mm毫针采用提捏进针法，率谷穴进针沿皮透向角孙，得气后用平补平泻法，然后在率谷穴前后各1寸各刺一针，针尖朝向第一针针尖，深度20～40mm，得气后留针，每10分钟行针一次。采用捻转手法，每次频率为80～100次/分，每次捻针1分钟。风池穴针尖朝向对侧眼眶进针，深度30～40mm。其他配穴常规针刺，视

虚实决定补泻，得气为度，留针 30 分钟，以患者全身放松舒适为佳，每日针刺 1 次，6 次为 1 个疗程，疗程间隔 1 天。

（3）枕大神经痛

①选穴：主穴，天柱（患侧）；配穴，百会、后溪（患侧）。

②操作：患者俯卧位，常规消毒，以 0.3mm×40mm 毫针采用提捏进针法直刺患侧天柱及其上下 15mm 处，进针深度 15～25mm，得气后行轻度提插捻转泻法；百会、患侧后溪采取常规针刺，得气后留针 30 分钟，每 10 分钟行针一次，采用捻转手法，每次频率为 80～100 次／分，每次捻针 1 分钟。每日针刺 1 次，6 次为 1 个疗程，疗程间隔 1 天。

（4）坐骨神经痛

①选穴：主穴，环跳、环中、承山（均患侧）；配穴，干性坐骨神经痛患侧承扶、殷门、阳陵泉、昆仑；根性坐骨神经痛双侧肾俞、大肠俞、气海俞。

②操作：患者俯卧位，常规消毒，以 0.3mm×75mm 毫针直刺主穴，以患者出现可耐受的电击样麻胀感为佳，然后距主穴水平旁开 15mm 以 45° 向内侧斜刺，呈三点一线，进针深度 15～30mm。配穴采取常规针刺，得气后留针 30 分钟，每 10 分钟行针一次，平补平泻手法，每日针刺 1 次，15 次为 1 疗程，疗程间隔 1 天。

（5）椎动脉型颈椎病

①选穴：主穴，崇骨、C5～C6 夹脊（双侧）；配穴，肝肾亏虚加肝俞、肾俞；气血虚弱加足加三里、气海；痰浊上扰加丰隆、足三里。

②操作：患者俯卧位，常规消毒，用 0.3mm×40mm 毫针先直刺崇骨穴 15～20mm，再分别斜刺崇骨穴两旁的 C6 夹脊穴，针尖朝向崇骨穴，深度 15～30mm，得气后施平补平泻手法。C5 夹脊及其他穴位针刺常规操作，留针 30 分钟。每日针刺 1 次，6 次为 1 个疗程，疗程间隔 1 天。

（6）第三腰椎横突综合征

①选穴：主穴，阿是穴（第 3 腰椎横突尖端压痛最明显处）；配穴，大肠俞（患侧）、委中。

②操作：患者俯卧位，常规消毒，以 0.3mm×50mm 的毫针直刺阿是穴及其内侧 15mm 处，阿是穴外侧 15mm 处针尖向内以 45°斜刺，深 40 ～ 50mm，行提插捻转泻法。配穴采取常规针刺，得气后留针 30 分钟，每 10 分钟行针一次。每日针刺 1 次，6 次为 1 个疗程，疗程间隔 1 天。

（7）冈下肌损伤

①选穴：主穴天宗（患侧）；配穴臑俞、肩贞（均患侧）。

②操作：患者俯卧位，常规消毒，以 0.3mm×50mm 毫针斜刺患侧天宗及其上下各 15mm 处，针尖向肱骨大结节呈 30°，深 30 ～ 40mm，行提插捻转泻法。配穴采取常规针刺，得气后留针 30 分钟，每 10 分钟行针一次。每日针刺 1 次，6 次为 1 疗程，疗程间隔 1 天。

（8）梨状肌损伤综合征

①选穴：主穴，阿是穴（患侧）；配穴，肾俞、大肠俞、承扶、委中、昆仑。

②操作：患者俯卧位，常规消毒，以 0.3mm×75mm 毫针采用指切进针法进针，得气后，然后据此穴左右各 15mm 处，向中心以 45°斜刺各 1 针，得气后，采用平补平泻手法。配穴以 0.3mm×60mm 毫针采用指切法进针，进 20 ～ 40mm，得气后，采用平补平泻手法。每次留针 30 分钟，每日针刺 1 次，10 次为 1 个疗程。

四、注意事项

1. 针灸治疗室要求宽敞明亮，温度适宜。

2. 所选针具必须经过严格消毒或一次性针灸针具，针刺治疗前必须消毒双手及施针部位。

3. 针刺过程中，医者要求专一其神、意守其气，以达针下气至，细察针感；患者尽量做到神情安定，精神放松。

4. 针刺穴位和补泻手法的选择随病证不同而灵活进行；针刺的深度、强度亦因患者年龄、体质、病情轻重不同而异，体质虚弱的患儿及老人，刺激不宜过强；针刺时患者应尽量选择舒适的体位。

5.过度劳累、饥饿、空腹、惧针、精神紧张的患者不宜立即针刺。进针、行针时多与患者交流，注意观察患者的表情变化，留针过程中加强巡视，以免意外情况发生，或在发生晕针时及时处理。

6.女性生理期慎针，孕妇怀孕早期及晚期禁针。

五、临床验案

验案1：面痛案

杨某，女，58岁，教师，2001年7月初诊。主诉：右侧面痛半年，加重1周。病史：曾在西医院神经内科诊断为原发性三叉神经痛，选用封闭疗法及服药无效。就诊时右侧面颊呈刀割样疼痛，疼痛持续数秒钟缓解，常因进食、洗脸、刷牙而诱发，每日发作次数10余次不等。查体：面容憔悴，右侧鼻翼、上下唇等处明显触痛，舌质淡、苔薄白，脉弦细。

中医诊断：面痛（气血亏虚证）。

西医诊断：原发性三叉神经痛。

处方：拟采用"祛瘀通络齐刺法"针灸治疗。

取穴：右侧颧髎穴为主穴，阳陵泉穴、丰隆穴为配穴。

操作：按三叉神经痛的操作规范针刺。施以提插捻转泻法，阳陵泉及丰隆得气后施针以使患者有气流通过感为佳，每日针刺1次，6次为1个疗程。

按上述方法治疗2个疗程后痊愈，随访半年无复发。

按语：原发性三叉神经痛是多发病、常见病，以面部反复发作性的剧烈疼痛为特征。该病病因至今未明，多发于40岁以上的中老年人，其中以女性居多。本病多发于单侧，少数双侧发病。中医学将之归为"面痛"范畴，认为其发病多因风邪挟痰浊瘀火上扰面部，侵犯阳明、少阳，致经络瘀阻，不通则痛。故而在治疗上宜疏通阳明、少阳之经气，祛风除痰，化瘀止痛，以近部取穴为主，远部取穴为辅，旨在疏通面部经脉的经气，使气血调和，通则不痛。《灵枢·经脉》曰"经脉者，所以能决死生，处百病，调虚实，不可不通"，凡此，均应治以疏通经络，即"以微针通其经脉，调其气血"。齐刺法为"十二刺"之一，始见于《灵枢·官针》，其中载"齐刺者，直入一，傍入二，以治寒气小深者。或曰三刺，三刺者，治痹气小深者也"。该法属多针刺治疗局部疼痛的一种刺法，三针齐刺不仅加强了受刺穴位的刺激量，还扩大了受刺穴位的作用面积，使治疗范围得到扩展，增强了通络止痛的作用。颧髎穴，在《甲乙经》中对该穴有记载，"颧髎，一名兑骨，在面颅骨下廉陷者中，手少阳、太阳之会……"针刺该穴可以直接疏通面部少阳、太阳之经气，颧髎为手少阳、太阳之会，可清热消肿、祛风止痛，如在此基础上采取齐刺法则可以大大增强针刺效应，使针感由浅入深，由近及远向四周扩散，以达到通则不痛的目的。阳陵泉为足少阳经之合穴、筋会，依据其足少阳经的循行、针感的走向和穴位的所在，治疗本经经脉循行通路上的下肢、髀枢、胁肋、颈项病，以及肝胆火旺，循经上扰的眼、耳、头部病变，取之可疏利少阳经之气机，疏通少阳经之筋脉，达到行气止痛之功，又为八会穴之筋会，为筋气聚会之处。《难经·四十五难》云："筋会阳陵泉。"故阳陵泉还具有舒筋和壮筋的作用，是止痛之要穴；丰隆为足阳明经之络穴，为除痰之要穴，刺之可祛阳明之邪，疏阳明之经气，二穴配合，上病下取，共奏行气、除痰、舒筋、止痛之功，体现出"祛瘀通络齐刺法"中"不通则痛"应通络止痛的思想。

验案 2：偏头痛案

吴某，女，36 岁，教师。2000 年 5 月 16 日初诊。主诉：左侧颞部反复发作性疼痛 2 年，加重 5 天。发作时左侧颞部剧痛伴头昏，恶心欲呕，心慌气促，持续 1 ～ 2 小时，每因精神紧张或疲劳而诱发。休息或情绪缓和后减轻至消失，头部 CT、MRI 检查均未见异常，舌淡，苔薄白，脉弦。

中医诊断：头风（肝肾亏虚证）。

西医诊断：偏头痛。

处方：拟采用"祛瘀通络齐刺法"针灸治疗。

取穴：左侧率谷穴为主穴，风池、太阳、百会穴为配穴。随证加减：太溪、太冲、肝俞、肾俞、三阴交。

操作：患者取坐位或侧卧位，主穴取患侧，配穴取双侧。常规消毒，安定患者情绪，调整其呼吸，以 0.3mm×40mm 毫针采用提捏进针法，率谷穴进针沿皮透向角孙，得气后用平补平泻法，然后在率谷穴前后各 1 寸各刺一针，针尖朝向第一针针尖，深度 15～30mm，得气后留针，每 10 分钟行针一次。采用捻转手法，频率为 80～100 次/分，每次捻针 1 分钟。风池穴针尖朝向对侧眼眶，深度 30～40mm。按偏头痛的操作规范针刺。其他配穴常规针刺，视虚实决定补泻，得气为度，留针 30 分钟，以患者全身放松舒适为佳，每日针刺 1 次，6 次为 1 个疗程，疗程间隔 1 天。

治疗 3 个疗程，痊愈，随访半年无复发。

按语：偏头痛又称原发性血管神经性头痛，多表现为中、重度的搏动性头痛症状，且伴原发性血管神经功能障碍综合征。现阶段，偏头痛的发病机制尚不十分明确，其西医药物治疗主要包括急性发作治疗及预防性治疗，其中非甾体抗炎药、抗组胺药、阿片类镇静药以及三环类抗抑郁药均是常用偏头痛治疗药物，但均属于非特异性治疗药，且伴有一定消化道不良反应。针灸作为传统中医绿色疗法对于偏头痛有着确切的疗效。偏头痛属中医学"偏头风""少阳经头痛"范畴。多因情志不舒、肝郁化火、日久伤阴，或平素肝肾阴虚、肝阳上亢、上扰清窍、瘀血、痰浊、阴虚等多种病因阻滞经络气血，气血运行不畅，头面失于濡养而发生偏头痛。正如中医疼痛机理"不通则痛""不荣则痛"，经络闭塞不通，气血运行不畅，甚则气滞血瘀，从而引发肢体或脏腑的肿胀、疼痛。脏腑、经络气血不能正常运行，亦可引起肢体麻木、痿软、拘挛或者脏腑功能失调。以针灸之法疏通经络，《黄帝内经》称之为"解结"。齐刺者，最早见于《灵枢》，《灵枢·官针》曰："凡刺有十二节，以应十二经……齐刺者，直入一，傍入二，以治寒气小深者。或曰三刺，三刺者，治痹气小深者也。"可见古人将齐刺法用于治疗寒气侵入经络所致范围较小而部位较深的痹证，这为后世医家认识此针法奠定了基础。齐刺法作为经典针刺方法之一，由于多针作用于患处，可增强针感，提高针刺疏经通络、活血化瘀、行气止痛的作用。李教授结合辨证取穴和相关操作手法，显著提升了其祛瘀通络的功效。患者为年轻女性，病史长达2年，发病多因精神紧张或疲劳诱发，休息或情绪缓和后减轻至消失，结合舌脉辨证为偏头痛（阴虚阳亢），治疗以滋阴潜阳为主，并且采取疏通局部经气以治其急，辨证施治以除病之本。率谷属足少阳胆经之穴，齐刺率谷可以直接疏通局部少阳经气，使经气疏通调和，配合太阳、风池、百会平肝祛风镇静，以达"通则不痛"的目的。同时辨证选穴，取肝俞、肾俞、三阴交补益肝肾，取太溪、太冲滋阴潜阳，针对病因治疗还能防散邪复聚。多法取穴治疗，共奏疏肝理气、涤痰通络、清利头目之功。

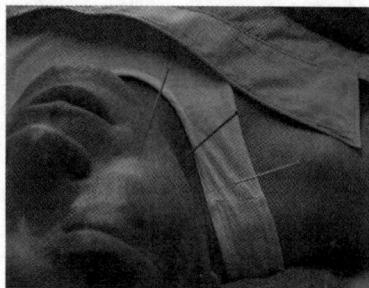

图6-1　齐刺法治疗原发性三叉神经痛

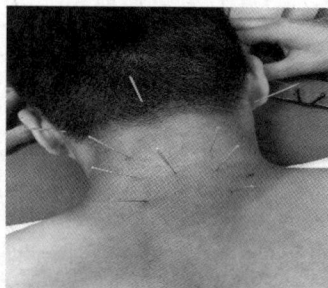

图6-2　齐刺法治疗椎动脉型颈椎病

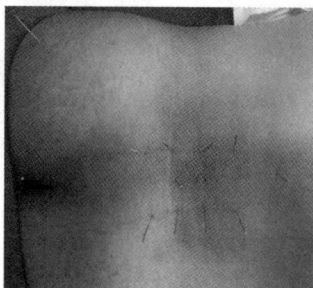

图6-3　齐刺法治疗腰椎间盘突出症

第七章　补肾调督针法

一、技术简介

补肾调督针法，属于毫针针刺法，是全国名老中医李家康教授在其"补肾调督"学术思想指导下，根据"肾主骨，督脉为阳脉之海"的中医理论基础，将病变部位的督脉穴与补肾腧穴相配伍以益肾壮骨、温阳通络，通过调节督脉经络气血、温补肾督之阳来治疗脊柱相关疾病的一种特色针刺疗法。

1.技术特点

（1）穴位选取独特：补肾调督针法在穴位选取上独具匠心，采用夹脊穴配合大椎、肾俞、命门等穴位的组合方式。夹脊穴分布于脊柱两侧，夹督脉伴太阳经而行，其位置特殊，针刺夹脊穴可有效促进背部气血的运行。大椎穴作为督脉与手足六阳经的交会穴，在调节督脉及全身阳气方面发挥着关键作用。肾俞穴是肾脏之气输注于背部的重要部位，"俞"有转输之意，此穴具有补肾益精的显著功效。命门穴，又名"精宫"，其气与肾相通，是人体生命的根本所在。命门穴两旁平于肾俞，二者相互配合，能够发挥填补肾精、强筋壮骨的作用，是临床实践中常用的补肾要穴。此外，为了更好地调督，该针法还选取了百会、印堂等穴位。百会穴位于颠顶，是经脉气血汇聚的关键之处，它主司上颠入脑的通路，具有升提阳气、补脑益髓的重要功效。印堂为经外奇穴，恰好位于督脉的循行线上，根据中医"经脉所过，主治所及"的理论，针刺印堂可以有效地推动督脉气血的运行。

（2）作用原理科学：该针法的作用原理基于深厚的中医理论基础。中医认为，脊柱与督脉紧密相连，督脉对调节人体脏腑功能起着至关重要的作用。同时，肾主骨，而经络的通畅与否直接关系到人体气血的正常运行。

基于这些理论，补肾调督针法通过针刺特定穴位，能够实现多方面功效。针刺夹脊穴，可促进背部气血的顺畅运行，进而疏通督脉及足太阳经经气，达到调和阴阳的目的。针刺百会穴，有助于调动人体气血，充盈髓海，使督脉阳气顺利上升至脑。印堂穴的针刺则可推动督脉气血运行，百会与印堂相配伍，能够更好地调和阴阳、畅达气机。通过对这些穴位的精准刺激，补肾调督针法从多个角度调节人体的气血和脏腑功能，以达到治疗疾病的目的。

（3）治疗效果全面：补肾调督针法在治疗脊柱相关疾病方面具有全面且显著的效果。一方面，该针法能够温补肾督之阳，从根本上治疗疾病。通过将命门、肺俞、脾俞、肾俞、腰阳关等穴位合理合用，可有效实现这一治疗目标。这些穴位相互协同，共同发挥作用，以增强人体的阳气，改善因肾阳不足导致的各种症状。另一方面，该针法还能起到疏通督脉、振奋督脉阳气、祛除脊痹的作用。通过以夹脊穴和督脉穴为主进行取穴，可达到益肾壮骨、温阳通络的效果，从而有效改善因脊柱病变引发的局部炎症、血液循环障碍、肌肉痉挛等涉及多系统的症状。无论是从调节人体内在的脏腑功能，还是从改善脊柱病变所导致的外在症状来看，补肾调督针法都展现出了全面而良好的治疗效果。

脊柱相关疾病，也称为脊柱源性疾病或脊椎源性疾病，是指颈、胸、腰椎的骨、关节、椎间盘及椎周软组织遭受损伤或退行性改变，造成脊柱稳定性下降，在一定诱因条件下，发生椎间盘改变、椎间关节错位、脊柱变形、韧带功能下降或骨质增生等，直接或间接对脊髓、交感神经、脊神经根、椎管内外血管等产生刺激或压迫，引起相应的内脏和其他器官的临床症状和体征。《素问·骨空论》曰"督脉生病治督脉，治在骨上"，说明脊柱相关疾病应责之于脊柱关节的紊乱。脊柱与内脏存在着复杂的关系，而脊柱自身也依靠附着于周围的软组织维持平衡状态，当这种状态被打破，脊柱不同节段发生病理变化都会导致相应的内脏器官产生病理反应。脊柱在中医认识中为督脉通路，督脉循身之背，入络于脑，其脉气多与手、足三阳经相交会，大椎是其集中点；另外，带脉出入于第二腰椎，阳维脉与之交会于风府、哑门。同时还指出督脉与脑、头面、五官、咽喉、胸、肺、心、肝、脾、肾、胃肠及生殖器官的联系。体腔内的脏腑通过足太阳膀胱经背部的诸穴受督脉经气的支配，因此，脏腑的功能活动均与督脉有关。督脉对调节脏腑功能有极其重要的作用。督脉循行于脊中，相应脊髓的位置，足太阳膀胱经第一旁线行走于脊柱旁 1.5 寸处，类似交感神经在脊柱旁的位置；第二旁线行走于脊柱旁 3 寸，循行几乎与脊神经后支的皮神经通路一致。督脉脉气失调，就会导致腰脊强痛。脊柱相关性疾病的发生具有躯体病变的独特性即整体性特点，这是因为脊柱作为人体的中轴骨骼，是支撑人体的支柱，其上端接颅骨，下端达尾骨尖端，下则由神经分布至足底。整个脊柱系统通过神经、肌肉、血管与大脑、内脏等各个系统密切联系，其病理改变可涉及脑神经、胸神经、内脏等系统，表现为局部炎症、血液循环障碍、肌痉挛等。中医经络学说认为督脉贯行于人体脊背部，为"阳脉之海""总督一身之阳气"。临床发现脊柱及其相关病变，可以通过督脉经络在体表反映出来，通过对督脉的选穴治疗亦可改善脊柱病变症状，故脊督从功能、生理和病理上讲是密切相关的，从而提出了"补肾调督"针法。

　　脊柱相关疾病属于中医学"骨痹""顽痹"等范畴，历代医家认为本病主要病因为先天禀赋不足，肾虚督空，复感风寒湿邪，日久伤及筋骨。《素问·骨空论》载："督脉生病治督脉，治在骨上。"《素问·调经论》进一步指出："病在骨，焠针药熨。"治疗当以补肾强督、散寒祛湿为法。脊柱相关疾病实为督脉受损，不通为病理基础，不通则痛，不通则清阳不升，浊阴不降，进而影响脏腑功能而出现复杂症状。肾主骨，经络不通，则诸症迭出。经脉是人体气血运行的通路，只有经脉通畅，才能将气血运行全身。《灵枢·经脉》曰："经脉者，所以能决死生，处百病，调虚实，不可不通。"临证时，以肾督不通为其病机，强调以补肾调督为法。

　　补肾调督针法是采用夹脊穴配合大椎、肾俞、命门的取穴方法。肾俞、命门，是调节脏腑功能、振奋人体正气的要穴。《类经》说"十二俞……皆通于脏气"，肾俞穴，为肾脏之气输注出入背部的部位，俞有转输之意，具有补肾益精之功。命门穴，又名"精宫""精"，髓也，是生命之根本。此穴两旁平于肾俞，其气与肾通，故命门又为督脉沟通肾脏之门户，两穴相配有填补肾精、强筋壮骨之用，是临床常用的补肾要穴。调督可取穴百会、印堂。百会穴为督脉上的重要穴位，位于巅顶，深系脑髓。诸阳经会于脑，诸阴经也通过十二别络与其相通，百会穴为经脉气血会聚之处，主上巅入脑之通路，有升提阳气、补脑益髓之功，针刺此穴有助于调动气血、充盈髓海，使督脉阳气上升于脑。印堂为经外奇穴，位于督脉的循行线上，根据"经脉所过，主治所及"理论，针刺印堂可以推动督脉气血运行，百会、印堂相配可以调和阴阳、畅达气机。督脉由下向上，"贯脊属肾""循膂络肾"，肾为先天之本，大椎为督脉与手足六阳经的交会穴，取之可调节督脉及全身阳气；肾俞、命门补肾固本，灸之可温肾助阳。肺俞、脾俞、肾俞为背俞穴，具有补肺健脾益肾、滋补肾精之功；腰阳关可疏通背腰部的阳气，善治腰骶痛及下肢痿痹，并能宣通腰骶部阳气。上述各穴合用可温补肾督之阳，以求治本。足太阳经"夹脊"，夹脊穴夹督脉伴太阳经而行，故针刺夹脊穴可促进背部气血的运行，疏通督脉及太阳经经气，从而调和阴阳。根据"经脉所过，主治所及"的理论，取夹脊穴和督脉穴为主以益肾壮骨、温阳通络。诸穴合用，可起到疏通督脉、振奋督脉阳气、祛除脊痹的功效。

2. 理论基础

（1）中医经典理论溯源：中医经典文献为补肾调督针法奠定了深厚且坚实的理论根基，中医对脊柱炎病因病机的认识最早见于《黄帝内经》。《素问·骨空论》所记载的"督脉生病治督脉，治在骨上"这一论述，明确无误地指出，当脊柱出现相关疾病时，从督脉着手进行论治是极为关键且正确的方向。在古代医疗实践中，众多医家依据此理论，针对脊柱病症展开对督脉的调理，积累了丰富的经验，为后世补肾调督针法的形成提供了早期的实践参考。而《灵枢·经脉》中"经脉者，所以能决死生，处百病，调虚实，不可不通"的观点，则强调了经脉通畅在人体健康维护以及疾病治疗过程中的核心地位。经脉如同人体气血运行的高速公路，只有保持其畅通无阻，气血才能顺利地输布到全身各个部位，滋养脏腑组织。一旦经脉阻滞，各种疾病便会接踵而至。这就为补肾调督针法通过针刺穴位来调节经络气血，促使经脉恢复通畅提供了强有力的理论支撑。实际临床案例表明，当通过针刺等手段疏通经脉后，患者的身体状况得到显著改善，疾病症状减轻甚至消失。

（2）脊柱、督脉与脏腑的关系：脊柱作为人体中轴骨骼，在维持身体结构稳定中发挥重要作用，与督脉存在紧密联系。督脉沿脊柱正中上行，其脉气与手足三阳经广泛交会，大椎穴为多经气血汇聚之处，是调节人体阳气的关键穴位。督脉不仅与脑、头面、五官、咽喉在生理功能上密切相关，还对体内脏腑功能具有调节作用。体腔内脏腑的正常运转依赖督脉经气的有序支配，督脉通过经气传输协调脏腑功能活动，维持人体生理平衡。从现代医学视角看，足太阳膀胱经与督脉位置相近，其循行特点与交感神经及脊神经后支皮神经通路具有相似性，一定程度上体现了中医经络理论与人体神经系统的内在联系。脊柱通过神经、肌肉、血管与全身各系统构建广泛联系，脊柱病变可压迫神经致肢体麻木疼痛、影响肌肉功能致肌肉无力痉挛、干扰血管的血液供应引发头晕心慌等多系统症状。

（3）疾病病因病机认知：脊柱相关疾病在中医理论体系中属"骨痹""顽痹"范畴。历代医家普遍认为，先天禀赋不足致使肾脏精气亏虚、督脉空虚，是脊柱相关疾病发生的重要内在因素。在此基础上，若遭受风寒湿邪侵袭，邪气易乘虚而入损伤人体筋骨。长期医疗实践表明，先天体质较弱且生活环境潮湿寒冷、保暖措施不当的人群，患脊柱相关疾病的概率较高。疾病发生后，其病理基础主要为督脉受损及气血不畅。督脉作为人体阳脉之海，受损后阳气运行受阻，气血无法正常滋养身体各部，引发疼痛等症状，符合中医"不通则痛"的疼痛机制。同时，气血不通影响脏腑的正常功能，因脏腑功能依赖气血滋养温煦。中医理论中，肾主骨生髓，经络不通时肾脏无法充分向骨骼输送精气，导致骨骼失养。补肾调督针法基于对这一病因病机的深刻理解而创立，通过针刺夹脊穴、大椎、肾俞、命门等特定穴位，补充肾脏精气，改善肾虚督空状态，疏通督脉气血，使其恢复通畅，进而调节脏腑功能，促使人体恢复阴阳平衡、气血调和的健康状态。临床实践中，众多患者接受该针法治疗后，症状明显缓解、身体机能逐步恢复，验证了其科学性与有效性。《素问·骨空论》载"督脉为病，脊强反折"；《素问·至真要大论》云"太阳在泉，寒复内余，则腰尻痛，屈伸不利，股胫足膝中痛"；《素问·六元正纪大论》曰"凡此太阴司天之政……阳光不治，感于寒，则病人关节禁固，腰䐶痛"；《灵枢·本脏》曰"肾高则苦背膂痛，不可以俯仰。肾下则腰尻痛，不可俯仰，为狐疝"；《灵枢·百病始生》中曰"风雨寒热不得虚，邪不能独伤人"。《素问·痹论》指出"风、寒、湿三气杂至，合而为痹也，其风气胜者为行痹，寒气胜者为痛痹，湿气胜者为著痹也""所谓痹者，各以其时重感于风寒湿之气也"。除此之外，《素问·痹论》还认为"食饮居处，为其病本也"，痹病的产生又与饮食和生活环境有关。

由此可见，古人对脊柱炎的发病既看到了外部因素，同时也意识到了它的内因。概括地说，风、寒、湿邪是脊柱炎发生发展的外部条件，而诸虚内存，正气不足才是其发病的内部原因，正如隋·巢元方《诸病源候论·风湿痹候》云："风湿痹病之状，或皮肤顽厚，或肌肉酸痛。风寒湿三气杂至，合而成痹。其风湿气多，而寒气少者，为风湿痹也。由血气虚则受风湿，而成此病。久不瘥，入于经络，搏于阳经，亦变令身体手足不随。"由此可见，脊柱炎的发病既有外因，又有内因，外因为标，内因为本，内外相互联系，相互作用，使病因病机表现得纷繁错乱，复杂而多变，以下为临床中的几个方面：

①肾虚是脊柱炎发病的根本内部原因：《医宗必读》认为腰痛"有寒、有湿、有风热、有挫闪、有瘀血、有滞气、有痰积，皆标也，肾虚其本也"。脊柱炎发病的基础首先是人之精气，受之于父母，先天禀赋不足，素体气虚，或因饮食不节、涉水冒雨、起居失于调节，引起气血不足，肝肾亏虚，肌肤失养，腠理空虚，卫外不固，外邪易于入侵，阻塞气血经络，流注于经络、关节、肌肉、脊柱，而致本病。也可以因房劳过度内伤肾气，精气日衰，则邪易妄入；又因过逸之人，缺少锻炼，正气渐虚，筋骨脆弱，

久致肝肾虚损，气虚血亏，后天失于濡养，稍有外感，邪易乘虚而入，与血相搏，阳气痹阻，经络不畅，瘀痰内生，留注关节，正如《景岳全书》指出："腰痛之虚证，十居八九，但察其既无表邪，又无湿热，而或以年衰，或以劳苦，或以酒色斫丧，或七情忧虑所致者，则悉属真阴虚证"。还有既病之后，诸虚不足，无力驱邪外出，以致风、寒、湿、热之邪得以逐渐深入，留连于筋骨血脉，使气血不畅而成痹病。由此可见，肾虚是发病的内在根本因素。

若久病不愈，还可以内舍于脏腑。《内经》云："五脏皆有所合，病久不去，内舍其合也。"脊柱炎起初表现在筋骨，病久而不愈则可内传入脏，《内经》曾按五脏归属将其分为五脏痹，一旦伤及五脏，则病情深重，反过来可以加重肢体关节的症状，形成相互影响的恶性循环。脊柱炎多易侵犯肾、肝、肺、脾四脏，并可见目翳、肠风、淋疾等，此与肾主骨，开窍于二阴，肝主筋，开窍于目，脾主肉，肺主皮毛有关，使脏腑气血阴阳随之亏虚。其虚，若阳虚者，以其卫外不固，而易受风、寒、湿邪所伤；若阴虚者，阳愈盛，本欲生热，更易被风、湿、热邪所伤，而成风湿热痹。其虚证所表现出来的症状除了与其阴阳所偏、寒热所别、五脏归属不同外，还与其所感外邪的性质有关。

阴阳失调对脊柱炎的起病、发展、转归都起着至关重要的作用，人体先天禀赋不同，阴阳各有偏盛偏衰，更有所感外邪的不同，因此脊柱炎有寒与热的不同表现。《素问·痹论》中云："其寒者，阳气少，阴气多，与病相益，故寒也；其热者，阳气多，阴气少，病气胜，阳遭阴，故为痹热。"

②外感六淫诸邪是脊柱炎发病的外部因素：中医对六淫致本病的最早论述，是《内经》所谓"风寒湿三气杂至合而为痹"的论点，目前多根据邪气的不同将其分为感受风寒湿邪而发的风寒湿痹，以及因感受湿热之邪或风寒湿邪化热而发的湿热痹。

《景岳全书·腰痛》指出："腰痛证，凡悠悠戚戚，屡发不已者，肾之虚也；遇阴雨或久坐痛而重者，湿也；遇诸寒而痛，或喜暖而恶寒者，寒也；遇诸热而痛及喜寒而恶热者，热也；郁怒而痛者，气之滞也；忧愁思虑而痛者，气之虚也；劳动即痛者，肝肾之衰也。当辨其所因而治之。"正虚不足，风寒湿邪侵犯人体多是由外而内，或由于久居寒冷，失于保暖，或住所潮湿，或睡卧当风，或触冒风雨，或水中作业，或劳累后感湿受寒，或汗出入水，均可使人卫外功能减弱，使风寒湿邪入侵，阻滞经络，血脉阻塞，关节凝滞，使气血运行不畅，而成痹病。

风邪为百病之长，善行而数变，易伤阴而耗气，多为诸邪先锋，所以行痹多表现为脊柱、关节游走性疼痛，肌肉走窜而疼，痛无定处，恶风汗出。寒为阴邪，其性凝滞而收引，易伤阳气，可使气血不通，不通则痛，故寒痹（痛痹）多有关节冷痛肿胀，疼痛剧烈，屈伸不利，局部自觉寒冷，畏惧风寒，四肢作冷，肌肤麻木，多有晨僵，遇寒加重，得温而减，《素问·举痛论》曰："寒气入经而稽迟，泣而不行，客于脉外则血少，客于脉中则气不通，故卒然而痛。"更有因寒损阳使人体阳气受损，失于温煦，阴寒内生，故可加重疼痛。湿为阴邪，其性重着黏滞，迁延日久，气血不和，经脉不畅，留注关节，所谓"湿胜则肿"，因此着痹多表现为关节肿胀，肢体麻木，屈伸不利；因湿困脾，亦可湿从中生，并见纳呆，肢体困重乏力，便溏，使病程更为缠绵难愈。

风、寒、湿三邪虽然可以各自发为行痹、痛痹、着痹，病因似为简单，病机似为单一，但临床上多以两两合病，或三邪并发者尤为多见，如风湿共病者，以关节肿胀疼痛，部位不固定，时上时下，时左时右，此起彼消，时有恶风，汗出不多，腰不能俯仰，肢体困重，多为风湿之邪侵入肌体，闭阻经络，留注关节，风湿相搏，两邪乱经所致。寒湿者，关节肿胀，腰不能俯仰，局部作冷，疼痛剧烈，肢冷不温，四肢肌肤麻木，恶寒喜暖，遇寒加重，遇热减轻，晨僵时久，此是寒湿之邪外侵，"寒胜则痛"，寒性凝滞，湿性黏着，使气血不和，经脉不畅，伤及阳气，阳失温煦所致。风寒者，可见肢体疼痛剧烈，游走不定，痛无定处，屈伸不利，恶风畏寒，或微发热，无汗，头身疼痛，遇寒则重，得暖则减，此是寒为阴邪，凝滞而收引，风性善行数变，风寒之邪侵袭机体，闭阻经络关节，凝滞气血，阻遏经脉，戕伐阳气，使气血运行不畅所致。更有风寒湿痹者，临床表现更为繁乱，虽然风、寒、湿三邪共同致病，病机交错复杂，但亦各自有所侧重。

　　因湿邪有寒、热之分，张仲景对湿热之邪致痹有所论及，其云："湿家病身发热""湿家为病，一身尽痛，发热""湿家身烦痛"等，其将此发热描述为"日晡所"，与脊柱炎的发热特点多有相似之处。湿热痹证，其病因可以是感受风湿之邪入里化热，或为风寒湿痹经久不愈，蕴而化热，或湿热之邪直中入里，或素体阳气偏盛，或喜食辛辣肥甘，内有蕴热，清·顾松园在《顾氏医镜·症方发明五·痹》中指出"邪郁病久，风变为火，寒变为热，湿变为痰"；又如叶天士在《临证指南医案·痹》所言"从来痹症，每以风寒湿之气杂感主治。召恙之不同，由乎暑暍外加之湿热，水谷内蕴之湿热。外来之邪，著于经络，内受之邪，著于腑络"；刘完素提出诸热邪令人腰痛"风热病……体倦腰痛。脾热者，热争则腰痛不可仰。肾热者，腰痛日行酸苦渴"。可见，以上病因均能使湿热交蒸，气血瘀滞于经脉关节，因湿性黏滞，病程缠绵难解，所以临床上可见关节肌肤焮红肿胀、疼痛、重着，抚之有热感，或久触而灼，腰不能俯仰，口干不欲饮，心烦不安，溲黄便干，面赤、皮肤红斑，身热咽痛，或自觉发热等。其中辨证多以关节肌肉局部皮肤触之热与不热为鉴别要点。吴鞠通在《温病条辨》以"湿聚热蒸，蕴于经络，寒战热炽，骨骱烦痛，舌色灰滞，面目萎黄，病名湿痹，宣痹汤主之"来描述热痹的特点。

　　③瘀血痰浊使脊柱炎病因病机纷繁缭乱：《素问·平人气象论》云"脉涩曰痹"，概括了痹证病因病机的真谛。瘀血痰浊可以是脊柱炎的病因，也可以是病邪作用于人体的病理产物。一方面，脊柱炎的发病，在中医认为，正气不足、脏腑气血阴阳失调是其内部的重要因素，并会产生瘀血与痰饮。另一方面，又是一种慢性缠绵日久的病变，留连日久，与外邪作用相合，又可以加重瘀血和痰浊。如风寒袭肺，肺气郁闭，聚液成痰，寒凝而成浊；湿困脾土，脾失健运，水液不能正常运化，停于体内，或注于关节，也可湿聚成痰；久痹不愈，伤及肝肾，肾阳不足，气化无力，水道不通，水液上泛，聚而为痰；若肾阴不足，阴虚化火，虚火炼液成痰；气血不畅，肝

气郁滞，气郁化火，炼液成痰；或久痹化火，或外热内侵均可成痰。

另外，风寒湿热之邪内犯人体均可造成气血经脉运行不畅，而成瘀血，加之痹证日久，五脏气机紊乱，升降无序，则气血逆乱，亦成瘀血，痰浊与瘀血，相互影响，相互作用，相互加重，而成恶性循环，使痰瘀互结，胶着于关节，闭阻经络血脉，并使关节、皮肤、肌肉、筋骨失于濡养，造成关节肿大，变形，疼痛剧烈，皮下结节，肢体僵硬，麻木不仁，其疾病顽固难愈，称此时的脊柱炎为顽痹。正如清·董西园论痹之病因，"痹非三气，患在痰瘀"。

脊柱炎的发病是内因与外因相互作用的结果，如《杂病源流犀烛·腰脐病源流》云："腰痛，精气虚而邪客病也。……肾虚其本也，风寒湿热痰饮，气滞血瘀闪挫其标也。"六淫外感是致病的外在因素，或风寒合病，或寒湿杂病，或风湿相兼，或湿热相合，使气血运行不畅而发病。人体先天禀赋不足，阴阳各有偏盛偏衰，使人体容易被外邪所伤，这是脊柱炎发病的根本原因，也是发病的内在基础。病邪作用于人体产生瘀血痰浊，而瘀血痰浊也是脊柱炎发病的病因之一，瘀血痰浊既阻滞气血经脉，又相互影响，相互作用，使瘀血痰浊互相交结，胶着于经络血脉和肌肤筋骨关节，导致顽固难愈，成为顽痹，迁延时日，久痹入络，经久不愈。

痹证日久，首先是风寒湿痹或热痹久病不愈，气血阻滞日久加重，瘀血痰浊阻痹经络，临床可表现为驼背畸形，关节肿大，屈伸不利，皮肤瘀斑或结节；其次是外邪入侵，日久不去，使气血伤耗加重，而造成不同程度的气血亏虚的证候，严重者甚至可以表现出阴阳俱损的证候；最后因其气血阴阳亏虚，卫外不足，又容易复感于邪。因病邪所伤及脏腑不同，又分为心痹、肺痹、脾痹、肝痹、肾痹五脏痹。也可根据病邪所犯人体部分的不同，形成皮痹、肉痹、筋痹、脉痹、骨痹（五体痹）。此外，脊柱炎还可出现目翳、肠风、淋疾等。

综上所述，正气不足，使人体易感受六淫之邪，形成瘀血痰浊，从而使脊柱炎发病；反之，外感六淫之邪以及瘀血痰浊又可伤及正气，正气更虚，彼此互相影响，加重病情，难以根除。主要病机是风、寒、湿、热之六淫邪气侵犯人体，留注关节，闭阻经络，气血运行不畅。临床分型如吴鞠通所说"大抵不外寒热两端，虚实异治"，按寒热大体可分为风寒湿痹和热痹两大类。脊柱炎病程日久，可见龟背畸形，关节肿大，屈伸不利，气血阴阳耗损，又易复感外邪使病情加重。脊柱炎在病情发展过程中常有三个重要的转归：其一，风寒湿痹可逐渐化热形成寒热错杂痹，甚至完全转化为热痹；其二，热证可伤阴，转为阴虚证，亦可化成热毒；其三，久痹成痿，形成"尻以代踵，脊以代头"的严重后果。由于脊柱炎病因复杂、病机复杂，临床表现纷繁，病程缠绵日久，所以临床用药应当仔细辨证、谨慎用药，标本兼顾，才可取得良好的治疗效果。

二、适用范围

补肾调督针法主要适用于脊柱相关疾病（如颈椎病、胸椎病、腰椎退行性病变、腰椎间盘突出症、强直性脊柱炎、第三腰椎横突综合征）的治疗。

三、技术操作

1. 施术前准备

（1）施术用具准备

①针具：根据患者的体质、年龄、病情和腧穴部位的不同，选用不同规格的毫针。短毫针 0.35mm×（25 ～ 40mm）主要用于皮肉浅薄部位的腧穴，做浅刺之用；长毫针 0.35mm×（60 ～ 75mm）多用于肌肉丰厚部位的腧穴，做深刺、透刺之用。使用前应严格检查，如发现有损坏等不合格者，应予更换。

②辅助工具：治疗盘、消毒棉签、消毒棉球、消毒镊子、弯盘、镊子、75% 医用乙醇或 0.5% ～ 1% 碘伏。

（2）体位选择：患者体位应以术者能够正确取穴、施术方便、患者在留针和行针时感到舒适为原则，常用仰卧位和俯卧位。

（3）穴位选择：①主穴大椎、肾俞、命门；②配穴夹脊穴。根据中医经络理论、脊椎相关疾病的病理生理和解剖特点，利用棘突触摸法在脊柱棘突、棘突间及其旁开 2～3cm 都能找到比较明显的反应点（多为痛点、棘突侧弯最明显处），病变一般为一个或几个椎体，取穴以主要病变椎体或椎间盘所在的两侧夹脊穴为主。

（4）消毒：针刺前应对施术者双手和针刺部位进行严格消毒，施术者双手应用肥皂或洗手液清洗干净，再用速干手消毒剂消毒。针刺部位消毒可用 75% 医用乙醇或 0.5%～1% 碘伏棉球在针刺中心向外做环行擦拭消毒。

2. 施术方式

主穴取大椎、肾俞、命门，配穴取华佗夹脊穴（主要病变节段的夹脊穴）。患者取俯卧位，穴位常规消毒，采用 0.35mm×40mm 毫针进行针刺，夹脊穴进针 1～1.2 寸，针尖向脊柱方向斜刺；大椎穴进针 1～1.2 寸，向上斜刺；肾俞穴、命门穴进针 1～1.2 寸。大椎穴和夹脊穴得气后行平补平泻法，肾俞、命门得气后行补法，每 10 分钟行针 1 次，留针 30 分钟。针刺结束后，施术者以左手拇、食两指持消毒干棉球或棉签轻压针刺部位，右手持针做轻微的小幅度捻转，并随势将针缓慢提至皮下，迅速出针。

3. 施术后处理

（1）施术后的正常反应：针刺后，部分患者可能会出现针灸施术部位的酸麻胀重等遗留针感，一般无须处理，经过休息即可自行缓解。

（2）施术后的异常情况及处理：毫针针刺操作异常情况的预防及处理均适用于补肾调督针法，虽然针刺是一种既简便又安全的治疗方法，但是在特殊情况下，也会出现晕针、滞针、弯针、折针、内脏损伤、创伤性气胸等异常情况。一旦出现异常情况，应立即进行有效处理。此处仅对本法在临床实践中较易出现的异常情况进行描述：

①晕针：若在针刺过程中，患者突感头晕、目眩、心慌、恶心欲吐；重者出现面色苍白，冷汗淋漓，四肢厥冷，心慌气短，脉细弱而数，甚者出现晕厥，应立即停止针刺，或停止留针，将针迅速起出，让患者平卧，头部放低，松开衣带，注意保暖。服用糖类饮料或制品（可能影响患者自身

原有疾病者慎用）或温开水；通畅空气。一般患者可逐渐恢复正常。若见不省人事，呼吸微弱，脉微欲绝者，可配合现代医学急救措施。如出针后患者有晕针现象，应休息观察并做相应的处理。

②滞针：若在行针或出针时，医者捻转、提插、出针均感觉困难，且患者感觉疼痛或疼痛加剧。如是患者精神紧张而致局部肌肉痉挛，医者须做好耐心解释，消除其紧张情绪；患者体位移动者，需帮助其恢复到原来的体位；单向捻转过度者，需向反方向捻转；或用手指在滞针邻近部位做循按手法，或弹动针柄，或在针刺邻近部位再刺一针，以宣散邪气，解除滞针。

③弯针：出现弯针后，医者不能再行手法，切忌强拔针、猛退针，以防引起折针、出血等。若体位移动所致者，须先恢复原来的体位，局部放松后始可退针。若针身弯曲度较小者，可按一般的起针方法，随弯针的角度将针慢慢退出。若针身弯曲度大者，可顺着弯曲的方向轻微地摇动退针。如针身弯曲不止一处，须结合针柄扭转倾斜的方向逐次分段退出。

④断针：嘱患者不要紧张、乱动，以防断针陷入深层。如残端显露，可用手指或镊子取出。若断端与皮肤相平，可用手指挤压针孔两旁，使断针暴露体外，用镊子取出。如断针完全没入皮下或肌肉内，应在线定位后用手术取出。

⑤出血和皮下血肿：若出针后针刺部位出血，或出针后针刺部位出现肿胀，继之皮肤呈现青紫色。出针时出血者，可用干棉球按压出血部位，切忌揉动。若微量的皮下出血而出现局部小块青紫时，一般不必处理，可自行消退。若局部肿胀较重，青紫面积较大者，可先冷敷以止血，24 小时后再做热敷，以促使局部瘀血消散吸收。

⑥创伤性气胸：若患者在针刺过程中突感胸闷、胸痛、心悸、气短、刺激性干咳，严重者呼吸困难、发绀、冷汗、烦躁、精神紧张，甚至出现血压下降、休克等危急现象。应立即出针，患者应采取半卧位休息，避免屏气、用力、高声呼喊，应保持平静心情，尽量减少体位变动。一般轻者可自然吸收，如有症状，可对症处理，如予以镇咳、消炎等药物，以防止因

咳嗽扩大创口，避免加重感染。重者，如出现呼吸困难、发绀、休克等现象，应立即组织抢救。

四、注意事项

1. 针灸治疗室要求宽敞明亮，光线良好，温度适宜。

2. 治疗前应向患者说明治疗的特点和治疗时会出现的正常反应。

3. 饥饿、饱食、醉酒、大怒、大惊、过度疲劳、精神紧张者，不宜立即进行针刺；体质虚弱、气血亏损者，其针感不宜过重，应尽量采取卧位行针。

4. 进针、行针时应多与患者交流，细心观察患者表情变化。掌握不同患者的耐受程度。针灸过程中应加强巡视，以防意外情况发生并及时处理。

5. 行针时，应注意提插幅度和捻转角度的大小、频率的快慢、时间的长短等，应根据患者的具体情况和术者所要达到的目的而灵活掌握。

6. 女性生理期慎针，孕早期及晚期禁针。

五、临床验案

验案 1：颈椎病案

患者，男，60 岁，2018 年 7 月 5 日初诊。主诉：颈部酸重 20 余年，四肢乏力、行走困难 6 个月。现病史：患者颈部酸重 20 余年，时有头晕。6 个月前出现四肢乏力，以双下肢为甚，症状逐渐加重，行走困难。颈椎 CT 提示椎间盘突出，压迫脊髓。为寻求保守治疗，至我院针灸科门诊就诊。刻下症见：颈部酸重，四肢无力，无法自主站立及行走，时有头晕，纳差，腹部畏寒。大便次数增多、紧迫感，夜尿频。查体：上肢肌力Ⅳ级，下肢肌力Ⅲ级，大、小鱼际肌及虎口处肌肉萎缩，双下肢肌张力增高，轻瘫试验阳性。面色少华，语声低微，舌质淡，边有齿痕，苔白厚，脉沉细。

中医诊断：项痹（肝肾亏虚证）。

西医诊断：脊髓型颈椎病。

处方：拟用补肾调督针法治疗。

取穴：主穴大椎、大杼、绝骨、阳陵泉、中脘、水分、天枢、期门、章门、胃俞、脾俞、肾俞、命门、三焦俞；配穴百会、脑户、风池、申脉、仆参、臑俞、肩髃、太白、太冲、太溪、阴谷、阴陵泉、丰隆、足三里。

操作：先仰卧位取四肢、腹部诸穴，后俯卧位取头、颈项、背部诸穴。大椎穴采用短刺法，太溪温针灸2壮；大杼、悬钟、阳陵泉补法，余穴平补平泻，针刺深度10～15mm；留针30分钟，1周3次。

8月7日二诊：首诊后颈部酸重感即好转。患者已针灸10次，头晕感消失，四肢肌力增加，双手抓握、腰部较前有力，搀扶可站立，下肢内收、足内翻。

9月20日三诊：患者已针灸25次，双手肌肉凹陷处已充盈，搀扶可缓慢行走。大便紧迫感好转，夜尿减少。守上法继续治疗。

转归：针灸30次后，患者四肢有力，生活基本自理，停止治疗。

按语：肾主骨、生髓、司二便等功能有赖于肾精充养及命门火熏蒸，颈酸头晕、腰酸无力、二便失常等症提示肾精亏虚、命门火衰；命门火衰则脾阳亦亏，故见纳差、畏寒、四肢无力；结合舌脉辨证，病本在肾、肝、脾胃，标在骨髓、筋、肉，属本虚标实。"治痿独取阳明"应活学活用，注重脾胃的同时，不可忽视对肾、督的调治，大杼、悬钟、阳陵泉为八会穴，以调治骨、髓、筋；依补肾调督针法治疗后，见效卓著。

验案2：腰椎病案

患者，女,57岁,2019年8月9日就诊。主诉：腰部疼痛，活动不利3天。患者于3天前因弯腰搬东西时突然出现腰部酸胀痛，活动不利，当时疼痛不甚并未在意，继续干活，至晚间腰部疼痛加重，翻身时腰痛更重，起床站立则腰部刺痛，需搀扶或趴卧推车才能行走，不能弯腰。无双下肢胀痛或麻木，无鞍区麻木，大小便正常。至私人诊所行针灸治疗两次，疗效欠佳。

腰部酸胀疼痛，行走、弯腰及翻身时疼痛加重，不能久坐，纳可，睡眠一般，无腹痛，无小便涩痛。有腰部外伤史 40 年、腰椎间盘突出症病史 2 年，无高血压病、糖尿病病史。查体：腰椎生理曲度稍变直，脊柱无侧弯畸形，双侧腰部肌肉触之紧张，L3 双侧横突处压痛（+），右侧为甚，L4 棘突压痛（+），双侧肾区叩击痛（-），双侧直腿抬高试验（-）。舌质淡、苔薄白，脉涩。辅助检查：腰椎正侧位片检查示腰椎退行性变，移行脊椎；T11–T12 压缩性改变。

中医诊断： 腰痹（肝肾亏虚证）。

西医诊断： 腰椎间盘突出症。

处方： 拟用补肾调督针法治疗。

取穴： 夹脊穴温针灸，取 L2 ～ L5 夹脊穴、肾俞、命门、环跳、委中、阳陵泉、悬钟、太溪穴。

操作： 嘱患者俯卧位，局部以 75% 医用乙醇常规消毒，取 0.3mm×40mm 毫针于相应腰夹脊穴与皮肤成 75° 角进针 20 ～ 30mm，取 0.3mm×75mm 毫针，于环跳穴垂直进针 40 ～ 50mm 后，行提插捻转泻法，使局部产生酸胀感，以针感放射至足心为佳。肾俞、命门、委中、阳陵泉、悬钟、太溪取 0.3mm×40mm 毫针直刺 20mm，行提插捻转泻法。于 L3、L4 双侧夹脊穴温针灸 4 壮，每日 1 次，留针 30 分钟。

8 月 15 日二诊： 治疗 5 次，腰部疼痛基本消失，翻身及行走不痛，弯腰如常。

转归： 随访 1 年未复发，病情痊愈。

按语： 本案患者有慢性腰痛病史，因腰部外伤导致腰部气血运行不畅，腰部棘突及肌肉刺痛，且痛处固定，拒按，舌质淡，苔薄白，脉涩，根据症状及舌脉象，诊断为腰痛，证属肾督阳虚证。腰夹脊穴为腰椎棘突旁开 0.5 寸，处于督脉和足太阳膀胱经之间，与皮肤成 75° 角进针可以疏通以上两条经脉，达到"一穴双经"作用。远端取穴采用足少阳胆经之环跳、阳陵泉、悬钟以疏通胆经，其中环跳穴为治疗下肢痿痹要穴；筋之会阳陵泉和髓之会悬钟相互配合，可强筋填髓。委中为治疗腰痛病要穴，针刺之取

"腰背委中求"之意。太溪为肾经原穴，以益肾强腰。由于 L3、L4 棘突及横突处压痛最明显，为病位所在，所以选取 L3、L4 双侧夹脊穴温针灸以温肾调督、通络止痛。

验案 3：强直性脊柱炎案

患者，女，28 岁。初诊：2020 年 3 月 14 日。主诉：骶髂部、腰背部疼痛逐渐加重 1 年余。现病史：患者自 1 年前搬家劳累后出现尾骶、骶髂部疼痛，后逐渐出现腰背部、足跟疼痛，渐致弯腰、转身及夜间翻身均困难，晨起腰骶及脊柱僵硬感，活动后可稍缓解，全身恶风寒，伴腰膝酸软，双下肢沉重乏力，在本院风湿免疫科就诊，查 ESR56mm/h；CRP62mg/L；HLA-B27 阳性。骶髂关节 CT 示：双侧骶髂关节面不规整。骶髂关节 MRI 回报：骶髂关节炎。考虑为强直性脊柱炎，予柳氮磺吡啶及双氯芬酸钠口服，病情稳定。到针灸科就诊时仍在服用柳氮磺胺吡啶（1g，2 次 / 天）、双氯芬酸钠（75mg，1 次 / 天）。患者自发病以来纳食可，喜温热饮食，睡眠可，二便调。既往体健，否认家族中有类似病史。否认有药物过敏史。个人史：曾多年居住地下室，环境潮湿阴冷。舌淡暗，舌体胖大，边有齿印，苔薄白，脉弦细。

中医诊断：大偻（肾虚督寒证）。

西医诊断：强直性脊柱炎。

处方：拟用补肾调督针法治疗。

取穴：百会、风府、大椎、陶道、身柱、神道、至阳、筋缩、脊中、悬枢、肾俞、命门、腰阳关、腰夹脊穴、长强、足三里、三阴交、太溪、环跳、阳陵泉。

操作：先将细火针烧至通红后快速刺入腰部夹脊穴，深度 15 ～ 30mm，速刺疾出，出针后用消毒干棉球重按针眼片刻；再采用毫针在上述穴位向上斜刺 15 ～ 30mm；风府向下颌方向缓慢刺入 15 ～ 30mm；足三里、三阴交、太溪、阳陵泉直刺 30 ～ 40mm，均采用平补平泻手法，留针 30 分钟；环跳直刺 100 ～ 120mm，针感以放射至下肢为度，留针 30 分钟。每周治疗 3 次。

7月14日二诊：治疗近4个月，目前已停止针灸治疗。复查红细胞沉降率及CRP均正常。目前病情稳定，已经能正常上班。嘱其若病情变化则随时复诊。

按语：该患者先天肾气不足，肾藏元阴元阳，肾虚气化失司，体内水液代谢失常；火不暖土，脾虚则运化失调，终致湿浊内生，加之居住环境阴冷潮湿，督脉经气不利，故致本病，辨证属于肾虚督寒型。"阳气者，精则养神，柔则养筋"，用火针点刺上述穴位可疏通并濡养督脉，火针点刺命门、肾俞可直接温肾助阳，阳气充足则邪无藏处，最终达到"扶正祛邪"的目的。本病属于慢性进展性炎症性疾病，除腰、骶、背部疼痛症状外，可出现脊柱活动明显障碍，从而严重影响患者生存质量，属于临床难治之疾。临床要力争早发现、早诊断、早治疗。要以"补肾调督、通经活络"为治疗大法，重视扶正祛邪、标本兼顾。

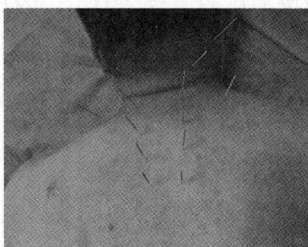

图7-1　补肾调督针法治疗颈椎病

图7-2　补肾调督针法治疗腰椎病

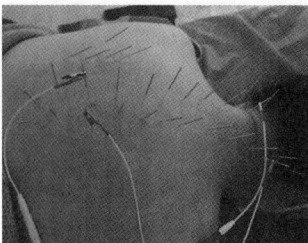

图7-3　补肾调督针法治疗强直性脊柱炎

第八章　改良青龙摆尾针法

一、技术简介

青龙摆尾针法作为传统复式针刺手法之一，又称苍龙摆尾针法，位居"飞经走气"四法之首，首载于明代医家徐凤《针灸大全》。其中描述为："青龙摆尾，如扶船舵，不进不退，一左一右，慢慢拨动。"改良青龙摆尾针法是全国名老中医李家康教授经长期临床实践凝练而成的，在徐凤青龙摆尾针法的基础上，巧妙地将三才、九六数、呼吸、捻转、摇摆等多种手法融为一体。

1. 技术特点

古代医家对青龙摆尾针法的描述不尽相同。徐凤在《针灸大全》中描述为"青龙摆尾，如扶船舵，不进不退，一左一右，慢慢拨动"；汪机在《针灸问对》中记载："行针之时，提针至天部，持针摇而按之，如推船舵之缓，每穴左右各摇五息，如龙摆尾之状。兼用按者，按则行卫也。"这是在徐凤青龙摆尾针法的基础上，融入了三才法，明确了行针时间，添加按法以促使卫气下行，兼具补法的功效。李梴在《医学入门》中提到"以两指扳倒针头，朝病所如扶船舵，执之不转，一左一右，慢慢拨动九数，甚三九二十七数，其气过经交流"，将该针法与九六补泻中的补法相结合，以实现补虚的目的。杨继洲在《针灸大成》中，于继承徐凤青龙摆尾针法的同时有所创新，更为详尽地描述道："苍龙摆尾行关节，回拨将针慢慢扶，一似江中船上舵，周身遍体气流普。或用补法就得气，则纯补；补法而未得气，则用泻，此亦人之活变也。凡欲下针之时，飞气至关节去处，便使回拨者，将针慢慢扶之，如船之舵，左右随其气而拨之，其气自然交感，左右慢慢拨动，周身遍体，夺流不失其所矣。苍龙摆尾气交流，气血夺来遍体周，任君体有千般症，一插须教疾病休。"

现代医家对青龙摆尾针法进行了继承与创新。陆寿康在继承李梴的青龙摆尾针法的基础上，结合开阖补泻手法。具体操作是在得气后，将提针提至穴位浅层，按倒针身，使针向病所；执住针柄保持不进不退状态，向左右慢慢摆动，往返摆针如扶船舵之状；摇摆九阳之数，促使针刺感应逐渐扩散；随后缓缓将针拔出，急闭针孔。陆瘦燕则融合了李梴和杨继洲两家的青龙摆尾针法。得气后，保持不进不退，扳倒针身使针向病所，执针不转，一左一右慢慢拨运，如扶船舵之状。摇摆九数，或三九二十七数。若进针后迅速得气，可纯用补法；如下针后感觉沉紧涩滞，表明邪气大盛，必须先用泻法，祛除邪实，真气才能随之而至。郑魁山在徐凤青龙摆尾针法的基础上，融合了呼吸和开阖补泻。进针得气后，采用鼻吸口呼方式，随呼吸向左右或前后（45°以内）拨动针柄，往返拨针如"江中舡上舵"，促使感觉放散。手法操作完毕后，缓慢将针拔出，急闭针孔。

李家康改良青龙摆尾针法，将徐凤的青龙摆尾针法与三才、九六数、呼吸、捻转、摇摆等手法融合。相较于传统青龙摆尾针法，其更注重分层进针、呼吸补泻、九六数的运用，以此强化得气感，有效推动得气、导气和行气，最终达成疏通经络、运行气血、调畅气机的目的。

（1）注重手法，强调得气：行针手法是指在毫针刺入腧穴后，为使患者产生针刺感应，或者进一步调整针感强弱以及使针感向某一方向扩散、传导而采取的操作方法。改良青龙摆尾针法的技术特色体现在进针手法与多种行针手法的有机组合，采用爪切式进针，按照天（浅）、人（中）、地（深）三层依次行青龙摆尾针法，同时配合九六数补泻和呼吸补泻。进针时按天三、人九、地六，退针时按地九、人三、天六行针。得气与否以及得气迟速，不仅是决定能否获得针刺疗效的关键，也是施行补泻手法的前提。改良青龙摆尾针法强调针刺后的得气感（酸、麻、胀、痛），推动得气、导气、行气，使气至病所，以达到治疗疾病的目的。

（2）辨证施治，补虚泻实：腧穴的主治作用既具有普遍性，又具有相对特异性。部分腧穴能鼓舞人体正气，促使功能趋于旺盛，具有强壮功效，适用于补虚；众多腧穴则可疏泄病邪，抑制人体功能亢进，具有祛邪作用，适宜于泻实。当施行针刺补泻时，应结合腧穴作用的相对特异性，以便取得更为理想的针刺补泻效果。补虚泻实，即扶助正气、祛除邪气。《素问·通评虚实论》指出："邪气盛则实，精气夺则虚。"《灵枢·经脉》亦提到："盛则泻之，虚则补之……陷下则灸之，不盛不虚以经取之。"故而，"虚"指正气不足，"实"指邪气盛。虚则补，实则泻，是属于正治法则。

在运用改良青龙摆尾针法时，依据患者的虚实辨证结果，灵活选择相应的腧穴并精准施术，实现扶正祛邪、调和阴阳的治疗效果。例如，对于正气亏虚者，选取具有强壮作用的腧穴，配合补法操作，增强人体正气；对于邪气亢盛者，选取能疏泄病邪的腧穴，运用泻法，以祛除病邪，恢复人体阴阳平衡。

2. 理论基础

改良青龙摆尾针法作为针刺治疗中的复式手法，主要是通过针刺手法疏通经络、运行气血、调畅气机达到治疗疾病的目的。本针法以阴阳学说为理论基础。《素问·宝命全形论》："人生有形，不离阴阳。"《素问·阴阳应象大论》："阴阳者，天地之道也，万物之纲纪，变化之父母，生杀之本始。"阴阳对立和统一是自然界的根本规律，一切生命活动均离不开阴阳。阴阳学说是中医学用以认识和概括生理现象、病理变化的基础理论，它反映了机体内部统一、机体变化与外界环境相适应的整体观，说明疾病发生、发展的机制，有效指导诊断治疗、用药处方的临床实践过程。《灵枢·根结》："用针之要，在于知调阴与阳。调阴与阳，精气乃光。"《素问·阴阳应象大论》："故善用针者，从阴引阳，从阳引阴。"阴阳学说是针刺补泻手法的理论基础。

（1）九六补泻法：基于阴阳理论，以调和阴阳为原则。在阴阳数理概念中，阳升阴降，九为阳之极，称老阳；六为阴之极，乃老阴；七为少阳，八为少阴。七、八两数代表少阳、少阴，为不变之数。九、六两数代表老阳、老阴，为可变之数。"穷则变"，阴极生阳，阳极生阴。六、九处阴、阳之极，有变化之意。故九、六之数分别代表阳和阴，皆取其"变"之义。"三"是指纯阴、纯阳及其相互交感激荡或对立面的斗争同一关系，以及阴阳居间联系的环节，即亦阴亦阳、非阴非阳的中介。九六补泻法，是复式补泻手法的基础，必须依赖于基本行针手法而实现。此法在《黄帝内经》中未曾记载，但却是古人依据《周易》理论而定。《周易》认为，奇数为阳，偶数为阴，在引入针灸医学领域之后，以老阳数九与补法相配，老阴数六与泻法相配，于是产生了九六补泻之法。针灸治病的最终目的乃调和阴阳。疾病发生机理极其复杂，但从总体上可归纳为阴阳失调。因外感六淫、七情内伤等因素导致人体阴阳偏盛偏衰，失去相对平衡，就会使经络、脏腑功能活动失常，从而发生疾病。"阳胜则阴病，阴胜则阳病。"针对疾病的这一主要病理变化，运用针灸的方法调节阴阳的偏盛偏衰，可以使机体恢复"阴平阳秘"的状态。

（2）三才法：其理论源于《难经·七十难》对四时阴阳变化与经气阴阳深浅关系的阐述。"春夏温必致一阴者，初下针，沉之至肾肝之部，得气，引持之阴也。秋冬寒必致一阳者，初内针，浅而浮之至心肺之部，得气，推内之阳也。"说明针刺手法应根据不同情况分层操作。春夏气候温暖，必须引导一阴之气，初下针即深刺到肝肾所主的筋骨部分（腧穴深层），得气后再将针上提，以引持肝肾之阴气上达阳分，是为"从阴引阳"；秋冬气候寒冷，必须引导一阳之气，初下针则浅刺到心肺所主的血脉皮肤部分（腧穴浅层），得气后再将针下插推进，以导纳心肺之阳气下达阴分，是为"从阳引阴"。三才法首见于明代针灸学家徐凤所著的《针灸大全》，记载如下："初针，刺至皮内，乃曰天才；少停进针，刺入肉内，是曰人才；又停进针，刺至筋骨之间，名曰地才。"人体的穴位按照天、地、人三部进行立体分层，天部是腧穴的浅层，刺至皮下；人部是腧穴的中层，刺至肌肉组织之间；地部是腧穴的深层，刺至筋肉骨节之间。针刺不同组织层，其感应有异，所以用分层操作的步骤施行各种针刺手法。

（3）呼吸补泻法：基于呼吸之气分阴阳的理论，呼为阳（呼出浊阴之气），吸为阴（吸入清阳之气）。《难经·十一难》曰："人吸者随阴入，呼者因阳出。"针刺时配合呼吸，当针用补法时，呼气进针使阴邪之气随呼外出，清阳之气随针入内，乘呼气时徐缓地微捻退至浅部，气调后出针不按针孔，此正体现了呼尽内针，使阴邪之气随呼外出，清阳之气随针入内；用泻法时，吸气进针，呼气出针、使清阳之气随吸入内，浊阴之气随针外出。故曰"此乃调和阴阳法也"。

二、适用范围

膝关节骨性关节炎、腰椎间盘突出、坐骨神经痛等。

三、技术操作

1. 施术前准备

（1）针具：根据患者的体质、年龄、病情和腧穴部位的不同，选用不同规格的毫针。

（2）辅助工具：75%乙醇、消毒棉签等（具体根据临床操作需求准备）。

（3）穴位选择：一般可根据针灸治疗时的处方原则辨证取穴。

（4）穴位定位：符合《经穴名称与定位》（GB/T 12346—2021）的规定。（注：具体疾病选穴可根据临床具体情况选取）

（5）体位选择：以便于取穴为原则，根据选穴部位采用不同的适宜体位。老年人、小孩，以及身体虚弱和晕针者以卧位为宜。

（6）环境：卫生要求符合《医院消毒卫生标准》（GB15982—2012）的规定，保持环境安静，清洁卫生，避免污染，温度适宜。

（7）消毒

①部位消毒：施术前应该对受术者施术部位进行消毒，施术部位可用75%乙醇棉球由中心向外做环形擦拭消毒。

②术者消毒：施术者双手应使用肥皂或洗手液清洗干净，再用速干手消毒剂消毒。

2. 施术方式

安抚患者情绪，嘱患者调整呼吸，采用爪切式进针。随咳下针，当进针达到一定深度，患者有酸胀麻感时，再提针到皮下，按倒针身，角度为30°～50°，针尖指向病所，手执针柄，不进不退，向前后、左右慢慢拨动针柄。分层进针：进针时按天三（浅）、人九（中）、地六（深），退针时按地九、人三、天六行针。每层行针3遍，共54次。患者配合鼻吸口呼。呼气时进针，得气后在吸气时将针柄左右上下拨动，如船之舵，左右而拨之，此为补法；若口吸鼻呼，在吸气时进针，得气后在呼气时将针柄左右拨动，此为泻法。拨动针柄时，应随患者呼吸捻转拨动。同时，向左拨动针柄时，捻转向左，并按下针柄。向右拨动针柄时，捻转应向右，捻转拨动时不宜提插，进针退针时，轻轻徐缓进退，不宜过快、过猛。

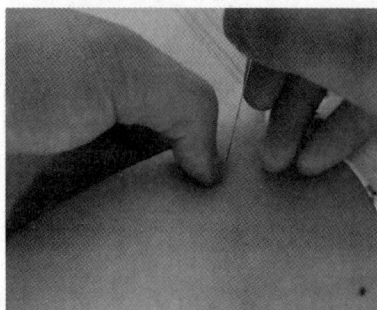

图 8-1　爪切式进针

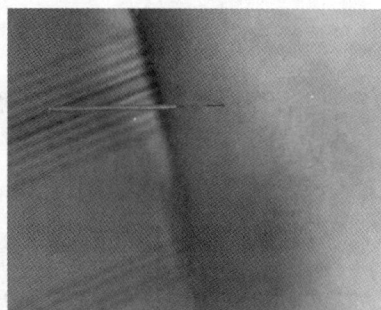

图 8-2　进针至地部

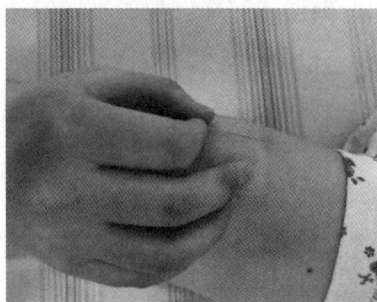

图 8-3　按倒针身，左右拨动针柄

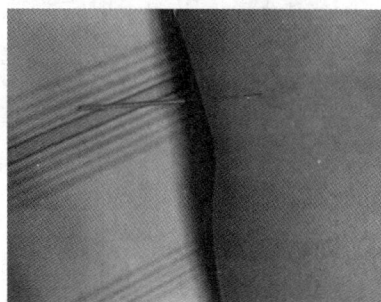

图 8-4　进针至人部

3. 施术后处理

（1）施术后的正常反应：针刺后，部分感觉敏感的患者可能会出现针灸处的酸麻胀重等针感遗留现象，一般无须处理，经过休息即可自行缓解。

（2）施术的善后与处理

①晕针：若在针刺过程中，患者突然出现精神疲倦，头晕目眩，面色苍白，恶心欲吐，多汗，心慌，四肢发冷，血压下降等现象，重者神志不清，仆倒在地，唇甲青紫，二便失禁，脉细微欲绝，甚至晕厥。若出现晕针，立即停止针刺，将针全部起出，让患者平卧，松开衣带，注意保暖。轻者仰卧片刻，饮温开水或糖水；重者可选人中、内关、足三里等穴针刺或指压，或灸百会、关元、气海等穴；若仍不省人事，可考虑配合其他治疗或采用急救措施。对初次接受针刺治疗，或精神过度紧张、身体虚弱者，应先做好解释，消除其对针刺的顾虑。同时选择舒适持久的体位，初次接受针刺者最好采用卧位。选穴宜少，手法宜轻。饥饿、疲劳、大渴的患者，应让患者进食、休息、饮水后，稍后再予针刺。医者在针刺治疗过程中，精神要专一，随时注意观察患者的神色，询问患者的感觉。一旦患者有身心不适等晕针先兆，应及早采取处理措施，防患于未然。

②滞针：在行针时或留针过程中，医者感觉针下涩滞，捻转、提插、出针均感困难，若勉强行针，患者感觉疼痛。若患者精神紧张，局部肌肉过度收缩，可稍延长留针时间或循按滞针腧穴附近，或叩弹针柄，或在附近再刺一针，以宣散气血，缓解肌肉紧张；若行针不当，或单向捻针而致者，可向相反方向将针捻回，并用刮法、弹法，使缠绕的肌纤维回缩，即可消除滞针。

③弯针：将针刺入腧穴后，针身在体内弯曲的现象，轻者形成钝角弯曲，重者形成直角弯曲。针柄改变了进针或留针时的方向和角度，提插、捻转及出针均感困难，甚至无法出针，患者感到疼痛。若出现弯针，不得再行提插、捻转等手法。如属轻微弯曲，应慢慢将针起出；若弯曲角度过大，应顺着弯曲方向将针起出；如弯曲不止一处，应视针柄扭转倾斜的方向，逐步分段退出；若由患者移动体位所致，应使患者慢慢恢复到原来体位。局部肌肉放松后，再将针缓缓起出。切忌强行拔针，以免将针身折断，留在体内。

④出血和皮下血肿：若出针后针刺部位出血，或出针后针刺部位出现肿

胀，皮肤呈现青紫色。出针时出血者，可用干棉球按压出血部位，切忌揉动。若微量皮下出血而出现局部小块青紫时，一般不必处理，可自行消退。若局部肿胀较重，青紫面积较大者，可先做冷敷以止血，24 小时后再做热敷，以促使局部瘀血消散吸收。

四、注意事项

1.针灸治疗室需保持清洁、安静，光线充足，温度适宜，定期进行通风和空气消毒。

2.针刺前做好解释工作，使患者消除紧张、恐惧心理。选择合适的体位，注意保暖。

3.饥饿、饱食、醉酒、大怒、大惊、过度疲劳、精神紧张者，不宜立即进行针刺；体质虚弱、气血亏损者，其针感不宜过重，应尽量采取卧位。

4.进针、行针时应多与患者交流，细心观察患者的表情变化。掌握不同患者的耐受程度，在针灸过程中应加强巡视，以防意外情况的发生并及时处理。

5.行针时，应根据患者的具体情况和术者所要达到的目的而灵活掌握。行针时注意医患合作，双方精神要集中，呼吸要均匀。

6.起针时要核对穴位及针数，防止将毫针遗留在患者体内，以免发生意外。

7.皮肤有感染、溃疡、瘢痕或肿瘤的部位，以及有出血倾向、高度水肿者，不宜针刺。

8.凡患有精神病及神志不清者禁用此法。

五、临床验案

验案1：膝关节骨性关节炎案

蔡某，女，66 岁，2020 年 8 月 13 日初诊。主诉：右膝关节疼痛伴行走困难 2 年，加重 5 天。病史：患者自诉 2 年前无明显诱因出现右膝关节反复疼痛，呈酸胀痛，久行后疼痛加剧，遇寒加重，得温痛减，伴有行走困难，口服抗炎药后症状稍减轻。5 天前受凉后疼痛加剧。检查：右膝关节轻度肿胀，右膝关节压痛，右膝关节研磨试验（+），浮髌试验（-），前后抽屉试验（-），双侧膝、踝反射正常。X 线检查提示右膝关节间隙变窄，软骨下骨硬化和关节缘骨赘形成。舌质淡，苔薄白，脉濡。

中医诊断：膝痹（寒湿痹阻证）。

西医诊断：右膝关节骨性关节炎。

处方：拟采用改良青龙摆尾针法治疗。

取穴：主穴，外膝眼、内膝眼；配穴，足三里、阳陵泉、血海、悬钟、阿是穴。

操作：采用 0.30mm×40mm 针灸针，常规消毒，安定患者情绪，调整患者呼吸。用爪切式进针，随咳下针，当进针达到一定深度，患者有酸胀麻感时，再提针到皮下，按倒针身，角度为 30°～50°，针尖指向病所，手执针柄，不进不退，向前后、左右慢慢拨动针柄。分层进针：进针时按天三（浅）、人九（中）、地六（深），退针时按地九、人三、天六行针。每层行针 3 遍，共 54 次。患者配合鼻吸口呼，呼气时进针，得气后在吸气时将针柄左右上下拨动，如船之舵，左右而拨之，此为补法；若口吸鼻呼，在吸气时进针，得气后在呼气时将针柄左右拨动，此为泻法。足三里、悬钟采用补法；犊鼻、内膝眼采用泻法，留针 30 分钟，连续治疗 6 天。

8 月 19 日二诊：右膝关节疼痛较前减轻，无明显肿胀，活动受限稍改善，仍行走困难。治疗方法：①继续治疗 6 天；②嘱患者注意休息。

8 月 26 日三诊：患者左膝关节偶感酸痛，活动受限明显改善，可正常行走。治疗方法：继续治疗 6 天。

9 月 3 日四诊：患者膝关节活动基本恢复正常。嘱患者注意保暖，进行合适的功能锻炼

11 月 5 日随访：未复发。

按语：膝关节骨性关节炎属"痹证"中"骨痹"的范畴，患者多因肝肾

亏虚、筋骨失养、过度劳损、风寒侵袭等导致经脉阻滞、气血不畅，从而发病。《黄帝内经》对其致病因素进行了分类，"风、寒、湿三气杂至，合而为痹也。其风气胜者为行痹，寒气胜者为痛痹，湿气胜者为著痹"。针刺相应穴位，"腧穴所在，主治所及"，能疏通局部气血，恢复膝关节软骨内环境平衡。改良青龙摆尾针法不仅具有良好得气、导气、行气的作用，并且在增强针感、疏通经络、调畅气机，使气能够迅速到达病所，"气至而有效"，迅速缓解患者疼痛，达到最佳治疗效果，能更快、更有效地改善患者膝关节功能活动。

验案 2：腰椎间盘突出案

吴某，男，55 岁，2020 年 12 月 13 日初诊。主诉：腰痛 5 个月，加重伴右下肢疼痛 3 天。病史：5 个月前无明显诱因出现腰痛，未行治疗，休息后可缓解，3 天前腰痛加剧，伴右下肢疼痛，咳嗽、打喷嚏时疼痛加重，休息后无明显缓解。饮食可，二便调，夜寐尚可。检查：腰椎 MRI：L4-S1 椎间盘突出，腰肌紧张，腰椎生理曲度变浅，L4-S1 棘突压痛（+），椎旁压痛（+），右侧直腿抬高试验（+），膝、跟腱反射正常，双下肢肌力、肌张力正常，霍夫曼征（-），巴宾斯基征（-），舌暗红，苔白腻，脉弦。

中医诊断：腰痹（气滞血瘀证）。

西医诊断：腰椎间盘突出症。

处方：拟采用改良青龙摆尾针法治疗。

取穴：气海俞（双侧）、大肠俞（双侧）、环跳（患侧）、阳陵泉（双侧）、悬钟（双侧）。

操作：选好穴位，常规消毒，安定患者情绪，调整患者呼吸。用爪切式进针，随咳下针，当进针达到一定深度，患者有酸胀麻感时，再提针到皮下，按倒针身，角度为 30°～50°，针尖指向病所，手执针柄，不进不退，向前后、左右慢慢拨动针柄。分层进针：进针时按天三（浅）、人九（中）、地六（深），退针时按地九、人三、天六行针。每层行针 3 遍，共 54 次。患者配合鼻吸口呼，呼气时进针，得气后在吸气时将针柄左右上下拨动，如船之舵，左右而拨之，此为补法；若口吸鼻呼，在吸气时进针，得气后在呼气时将针柄左右拨动，此为泻法。连续治疗 6 天。

12 月 20 日二诊： 患者诉腰部疼痛减轻，右下肢疼痛明显减轻。继续治疗 6 次。

12 月 27 日随访： 患者诉腰部及右下肢疼痛基本消失。嘱患者做腰部康复操。

2021 年 6 月 25 日随访： 未复发，一切正常。

按语： 腰椎间盘突出症系腰椎间盘退变、纤维环破裂、髓核突出等刺激或压迫神经根或马尾神经所致的症候群，是临床引起腰腿痛的常见原因，属中医"腰痛""痹证"范畴，是临床常见病、多发病。中医学理论认为，经络是人体气血运行的通路，遍布全身内外上下，腰椎间盘突出症常因肾虚、外伤劳损或寒凉侵袭，使气血不和或气滞血瘀，致腰部经络不畅，从而"不通则痛"。针刺治疗可行气止痛，使经络通畅、血脉通行，达到"通则不痛"的目的。青龙摆尾针法为行气导气之要法，可以更好地达到行气通络的目的。改良青龙摆尾针法是有很好的得气、导气、行气效果的针刺综合复式手法。在采用常规取穴的基础上，通过该手法达到补其不足、泻其邪气，得气、导气、行气的目的，进一步增强针感，疏通局部经络，打通关节气机，加强止痛作用，改善症状。

第九章 "双固一通"针灸法

一、技术简介

"双固一通"针灸法是由湖北中医药大学王华教授提出的，是以中医针灸学理论为指导，借助针灸或中药作用于人体强壮要穴和阿是穴或一定穴位（随证取穴），从而达到以外治内、固本祛邪目的的一种治疗方法，属中医外治法范畴。

1. 技术特点

"双固一通"针灸法是将经络腧穴与中医针灸"治未病"思想相结合的一种针灸疗法，通过选用具有固护先后天之本的"双固"用穴作为主穴固定使用，配以通泻病邪作用的"一通"用穴即阿是穴或随证取穴，补泻灵活施用，固本祛邪兼顾，达到治疗疾病的效果。

（1）选穴有其特色："双固一通"针灸法的选穴为其特色和优势之所在。"双固一通"针灸法的理论核心是坚持"未病先防，既病防变"的治疗原则，故在临床上通常采用"标本配穴"的腧穴配伍方法，将"治未病"的中医思想贯彻始终，作为理论指导，在取穴上兼顾固护正气之"本"与祛除邪气之"标"，采用"标穴""本穴"协同应用的腧穴配伍方式。双固用穴为"本"，指固护人体先天之本和后天之本，即选取具有固护先天（元气）的关元（或肾俞）和固护后天（胃气）的足三里（或三阴交）为主穴固定使用，以培元固本、稳固人身之根基；一通用穴为"标"，指疏通经脉、通泻病邪，即选取阿是穴或随证取穴为配穴，以达到通经祛邪之效。二者相互配伍，固先天，补后天，健脾和胃，调和气血，疏通经络，使诸虚得补，正气得固，邪气得除，经络通利而疾病向愈。

（2）注重得气，强调针感：刺之要，气至而有效。气速效速，气迟效迟。"双固一通"针灸法注重气至，得气与否与得气迟速是其能否获得针刺疗效的关键。针尖刺入穴位后，要求医者细心体察针下是否得气，若针尖到达所定深度后得气感尚不明显，可将针退至浅层，调整针刺方向再次深入，直至患者出现经行感应。得气与否主要受医者、患者、环境因素 3 个方面的影响。针刺时医者应聚精会神、全神贯注，患者应保持心情平和、心无杂念，环境保持安静卫生，方可促进得气的产生。强调针感——针感（患者自觉酸、麻、胀、重等反应）的产生能显著提高针刺疗效。另外，有时出现热、凉、痒、痛、抽搐、蚁行等反应，或出现沿着一定方向和部位传导、扩散等现象，也均为正常针感。

（3）补泻兼施，针灸并用：补泻兼施、针灸并用为"双固一通"针灸法的重要治疗特点。根据中医理论，针对病证或腧穴自身特点选择补法或泻法。一般"双固"用穴即关元（或肾俞）、足三里（或三阴交）均可施以捻转补法，"一通"用穴可以施以捻转泻法，二者相互配合，补泻兼施，以达到扶正祛邪之功。"双固一通"针灸法强调针灸并用，但医者也可根据患者实际情况选择针或灸，或针灸并用。一般来说，"双固"用穴常针灸并用；"一通"用穴，或针、或灸，或针灸并用。针刺法调动元气以通经脉，艾灸法温阳补气以行气血，可联合作用于疾病而起效，即出针后选取"双固"用穴继续施以灸法，可加强固护正气之功效。对于未病状态的疾病的预防，如病前潜伏状态、亚健康状态、疾病缓解期未病状态，灸应量小火微，轻灸徐补；对于已病状态疾病的治疗，可根据病情选择合适的灸量。

2. 理论基础

中医针灸"治未病"以正气为本，固护先天和后天是其基础和关键，本质特征是"固护正气、以治为防"。基于这种认识，王华教授提出的"双固一通"针灸法是根据"正气存内，邪不可干""邪之所凑，其气必虚"的中医发病学思想以及"固护正气，治病求本"的中医治疗学思想所提出的一种治疗方法。该法在"未病先防，既病防变"的中医"治未病"理论指导下，结合"双固""一通"腧穴的作用，充分发挥中医未病先防、以治为防的特色和优势，对针灸防治疾病有重要的指导作用。

（1）以中医发病学为理论来源：中医发病学认为，发病是指致病因素作用于人体导致疾病发生的过程。《灵枢·根结》就有"真邪相搏"的记载。若邪气的损害超越了人体正气的适应力、调节力，或人体自身的调节能力低下，难以适应环境的剧烈或持久的变化，则致疾病发生。

历代医家既重视正气的主导作用，也不忽视邪气的重要性。《素问·评热病论》的"邪之所凑，其气必虚"，《灵枢·百病始生》的"风雨寒热，不得虚，邪不能独伤人"，强调正气不足是导致邪气侵袭而发病的决定性因素。《金匮要略》既言"五脏元真通畅，人即安和"，又说"客气邪风，中人多死"，说明疾病发生主要有两方面的因素：一是正虚，即机体自身的功能失常和代谢失调，使机体的适应力、调节力、防御外邪入侵的能力下降；二是邪气，即各种致病因素对机体的损害。这两方面的因素在发病过程中常相互影响，机体自身的失调易致邪自内生或外邪侵袭，而邪气产生或入侵后，又加重了机体的功能紊乱和代谢失调。

故"双固一通"针灸法总结中医发病学中正气与邪气之间的关系，认为任何疾病发生根本在于正气不足、邪气亢盛、正不胜邪。因此，本疗法强调应围绕疾病的发生，即正气、邪气去采取治疗措施。

（2）遵循"治病求本"的理念：针灸"治未病"以正气为本，固护先天和后天是其基础和关键，其本质特征是"固护正气、以治为防"。基于这种认识提出的"双固一通"针灸法丰富了针灸"治未病"体系。明代张景岳说："人始生，本乎精血之源，人之既生，由乎水谷之养。非精血无以立形体之基，非水谷无以成形体之壮，精血之司在命门，水谷之司在脾胃，本赖先天为之主，而精血之海又必赖后天为之资。"故脾主运化水谷精微，须靠肾中阳气温煦，肾中精气为后天形体之基础，而肾之所藏精气，亦有赖于水谷精微的不断化生与补充。因此，中医认为，脾与肾，即"后天之本"与"先天之本"是相互资助、相互促进的，在病理上亦常相互影响，互为因果。如肾阳不足，不能温煦脾阳，而致脾阳不足，若脾阳不足，不能运化水谷精微，久则可累及肾阳不足。故王华教授认为，扶养正气贵在温补脾肾，"双固一通"针灸法选择先后天之本关元、肾俞、足三里、三阴交等穴以固本培元、补益脾肾，扶养正气，正气充足，则能保持阴阳平衡，先后天共养以调理疾病。

（3）以中医治未病理论为治疗原则：中医治未病理论源自《黄帝内经》，包括未病先防与既病防变。双固一通针法在未病状态（亚健康及疾病缓解期），选取补益先天、培补后天穴位，激发正气，促进亚健康向健康转化，预防疾病复发。在已病状态，针法一方面固护先后天之精气扶正祛邪，另一方面通泻病邪、疏通经络，整体把握治疗，阻断病情恶化。在中医学理论的奠基著作《黄帝内经》中，就有"治未病"的论述。《素问·四气调神大论》云"是故圣人不治已病治未病，不治已乱治未乱"，明确提出了"治未病"的思想。"治未病"大体包括两方面内容：一是未病先防，二是既病防变。在未病先防上，唐代孙思邈的灸治防病法颇具特色。《备急千金要方》云："凡入吴蜀地游官，体上常须三两处灸之，勿令疮暂差，则瘴疠温疟毒气，不能著人也。"在既病防变上，汉代张仲景也有认识。《伤寒论》载："太阳病，头痛七日以上自愈者，以行其经尽故也；若欲作再经者，针足阳明，使经不传则愈。"明代汪机在《针灸问对》中论及："期门者，肝之募也，伤寒过经不解，刺之，使其不再传也。"《黄帝内经》言："夫病已成而后药之，乱已成而后治之，譬犹渴而穿井，斗而铸锥，不亦晚乎。"强调了未病先防。《难经》解释"所谓治未病者，见肝之病，则知肝当传之与脾，故先实其脾气，无令得受肝之邪，故曰治未病焉"，均强调了既病防变。因此，王教授认为中医治未病不仅是中医治疗学的重要内容，而且其治病思想中的未病先防具有超前性，符合当前社会医疗保健的需求。故"双固一通"针灸法以中医治未病理论为治疗原则，强调治疗疾病应做到未病先防、既病防变。

①"双固一通"针灸法与未病状态时的疾病预防：未病状态包括病前潜伏状态即亚健康状态和疾病缓解期的未病态。如何积极应对人群中的亚健康状态，阻断其发展趋势，促其向健康状态转变？对于防治亚健康状态，除要进行心理疏导以外，"双固一通"针灸法不失为一种标本兼顾的有效方法。对于处于亚健康状态的人群，选取补益先天之精和培补后天之本的穴位施以针灸，可固护机体之正气，调动机体的潜在抗病能力，如此"未病

先防",自能促使亚健康状态向健康状态转化。

疾病缓解期,患者处于临床无症状可见的虚假"健康"状态。但若遇诱因,随时有发病的可能。若适时给予"双固一通"针灸法治疗,既可固护正气,还可防患于未然。

②"双固一通"针灸法与已病状态时疾病的治疗:处于疾病状态的患者,因病易传变,所以医者应时刻注意其病情的发展趋势,及时采取措施阻断病情恶化、传变的可能。如古人所言"先安未受邪之地"。疾病是机体正气与邪气相抗争的过程。正气旺则疾病向愈,邪气盛则疾病恶化转变。"双固一通"针灸法强调人体是一个有机的整体,一方面能固护机体先后天之精气,扶正以助祛邪;另一方面可通泻病邪、疏通经络,使邪去则正安。二者相辅相成,疗疾防变,防微杜渐。从整体上把握针灸治疗疾病的方法,可以在许多疾病的治疗中起到有效的指导作用。

(4)腧穴选取依据:经过多年的临床实践及实验研究,将具有固护先天之本和后天之本"双固"用穴确定为关元(或肾俞)、足三里(或三阴交),其具体选穴依据如下。

①关元穴:在脐下3寸,为任脉与足三阴(肝、脾、肾)的交会穴,具有强壮作用。《扁鹊心书》云:"灸关元三百壮,以保肾气。"关元有培元补肾、固本之功效。《难经集注》认为,关元乃"人之根元也,精神之所载,五气之根本,太子之府也"。关元施补可收培肾固本、补元回阳、强壮体质之功。《类经》论关元治"诸虚百损"。关元具有培元固本之功,可温煦五脏六腑,充养先天之精,并为人体生命活动提供原动力,固护先天之本。

②肾俞穴:位于第2腰椎棘突下旁开1.5寸处,为足太阳膀胱经之穴,为肾背俞穴。《针灸大成》曰:"主虚劳羸瘦,耳聋肾虚,水脏久冷,心腹满胀急,两胁满引少腹急痛。"可见,肾俞穴有补肾纳气、强筋健骨、益髓充耳、固精敛涩、调经止带之功。《备急千金要方·肾脏方》曰"治肾风虚寒方,灸肾俞百壮",《扁鹊心书》曰"肾俞二穴,凡一切大病于此灸二三百壮,盖肾为一身之根蒂,先天之真源,本牢则不死",艾灸肾俞具有温阳补肾、调节阴阳、激发体内正气之作用。肾中封藏有先天之精,而肾

俞具有补肾固本之功，可使先天之精得以充养，为提高机体免疫力提供先决条件，防治疾病。

③足三里穴：位于犊鼻下 3 寸，是足阳明胃经的合穴和胃的下合穴，是防病和治病的重要穴位之一。阳明乃"两阳合照，阳气最盛"之经，阳明强盛，代表脾胃强盛。脾胃虚损，是使人虚衰的重要原因。足三里有"保健灸"和"长寿灸"之称，古云"三里功多数不清"。足三里有健脾扶阳、培土化元、补中益气、温中散寒、补肾养肝、强壮全身之功用。华佗云："疗五劳羸瘦七伤虚乏。"《通玄指要赋》云"三里却五劳之羸瘦""冷痹肾败，取足阳明之土"。《医学入门》云：足三里"上中下三部，无所不治"。《甲乙经》说："五脏六腑之胀皆取三里。"孙思邈总结出"一切病皆灸三里"。脾胃为后天之本，脾主运化水谷，脾胃强盛，则水谷精微生化有源，气血旺盛，元气充沛，人体全身才能得到充足的营养物质，机体抵抗力强盛，为提高机体免疫力提供了重要条件。

④三阴交穴：位于内踝上三寸，骨下陷者中，穴属足太阴脾经，又为足厥阴肝经、足少阴肾经之交会穴。《脾胃论·脾胃盛衰论》中云："百病皆因脾胃衰而生也。"脾为后天之本、气血生化之源。脾有运化、升清和统血之功能。金针王乐亭云："三阴交滋阴、健脾、助阳。为治血之要穴。"三阴交具有健脾疏肝、调理精血的作用。《针灸大成·足太阴经穴主治考证穴法》云："（三阴交）主脾胃虚弱，心腹胀满，不思饮食……如经脉塞闭不通，泻之立通。经脉虚耗不行者补之，经脉益盛则通。"可见，三阴交可以运化水谷，健运脾胃，使水谷精微生化有源，气血旺盛，元气充沛，固护后天之本，从而防治多种疾病。

二、适用范围

"双固一通"针灸法适应证广泛，可应用于内、外、妇、儿科等诸多疾病的治疗，尤其善于调节人体亚健康状态、老年人脏腑功能虚衰所表现出的免疫功能低下以及慢性病。如慢性疲劳综合征、胃肠功能紊乱、阳虚证、失眠、神经衰弱症、郁证、中风后遗症、高血压病、冠心病、糖尿病、帕金森病、老年性变性骨关节病、老年性慢性支气管炎、肺源性心脏病、老年骨质疏松症、高脂血症等，月经不调、痛经、卵巢早衰、绝经前后诸症等。

三、技术操作

1. 施术前准备

（1）施术用具准备

①针具：根据患者的体质、年龄、病情和腧穴部位的不同，选用不同规格的毫针。短毫针主要用于皮肉浅薄部位的腧穴，做浅刺之用；长毫针多用于肌肉丰厚部位的腧穴，做深刺、透刺之用。使用前应严格检查，如发现有损坏等不合格的，应予剔除。

②灸材：艾条灸应选择合适的清艾条或药艾条，检查艾条有无霉变、潮湿，包装有无破损。

艾炷灸应选择合适的清艾绒，检查艾绒有无霉变、潮湿。

间接灸应准备好所选用的药材，检查药材有无变质、发霉或潮湿，并适当处理成合适的大小、形状、平整度等。

温灸器灸应选择合适的温灸器，如灸架、灸筒、灸盒等。

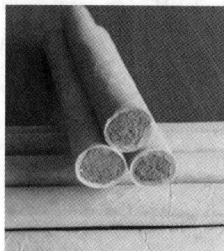 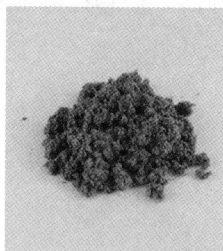 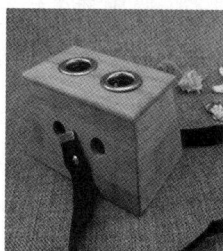

图 9-1　艾条　　　　图 9-2　艾绒　　　　图 9-3　艾灸盒

③辅助工具及药品：治疗盘、消毒棉签、消毒棉球、消毒镊子、点火工具、弯盘、镊子、75% 乙醇或 0.5% ～ 1% 碘伏。

（2）腧穴选择：①主穴关元（或肾俞）、足三里（或三阴交）；②配穴选择阿是穴，或随证选穴。

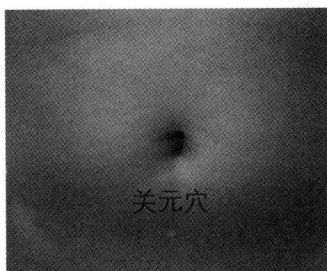

图9-4　关元穴

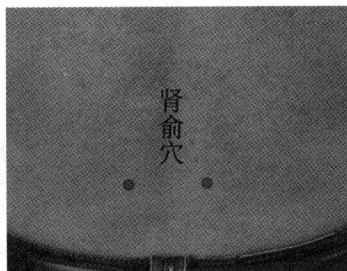

图9-5　肾俞穴

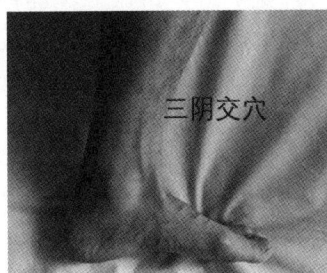

图9-6　三阴交穴

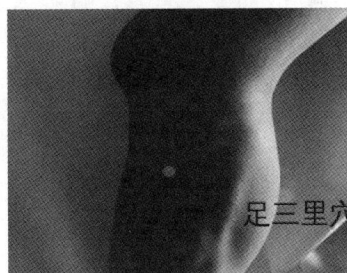

图9-7　足三里穴

（3）穴位定位：符合《经穴名称与定位》（GB/T 12346—2021）的规定。（注：具体疾病选穴可根据临床具体情况选取）

（4）体位选择：以便于取穴为原则，根据选穴部位采用不同的适宜体位。老年人、小孩，以及身体虚弱和晕针者以卧位为宜。常用的体位为仰卧位和俯卧位。

（5）环境：卫生要求符合《医院消毒卫生标准》（GB15982—2012）的规定，保持环境安静，清洁卫生，避免污染，温度适宜。

（6）消毒：毫针针刺前应对施术者双手和针刺穴位进行严格消毒，施术者双手应用肥皂或洗手液清洗干净，再用速干手消毒剂消毒。针刺或艾灸部位消毒可用75%乙醇或0.5%～1%碘伏棉球在针刺中心向外做环行擦拭消毒。

2. 施术方式

一般来说，"双固"用穴，常针灸并用；"一通"用穴，或针，或灸，或针灸并用。

（1）"双固一通"针法治疗绝经后骨质疏松症

取穴： 关元、足三里（双）、肾俞（双）、膈俞（双）、大杼（双）。

方义： 关元属任脉，足三里属胃经，任脉统一身阴经，取其穴关元，可以激发足太阴经和足少阴经的经气，起到补益脾肾之精的作用，而取胃经之足三里，又可起到健运脾胃、化生精微的作用；膈俞、肾俞、大杼均属于膀胱经，膀胱经与肾经相表里，取膀胱经穴本身即有补肾之意，而肾俞为肾之俞穴，故而专于补肾；骨会大杼，针刺大杼穴可以发挥补肾强骨之功；膈俞为血会，具有活血化瘀之效。诸穴共奏调补先后天、通经络、利腰脊、止疼痛之功。

操作： 关元穴向气海方向斜刺 0.5 ～ 1 寸，足三里直刺 0.5 ～ 1 寸，肾俞直刺 0.5 ～ 1 寸，膈俞斜刺 0.5 ～ 1 寸，大杼斜刺 0.5 ～ 1 寸。采用捻转补泻，以有得气感或患者出现酸麻胀感为宜，留针 30 分钟，每 10 分钟行针一次。针刺结束后，施术者以左手拇、食两指持消毒干棉球或棉签轻压针刺部位，右手持针做轻微的小幅度捻转，并随势将针缓慢提至皮下，迅速出针。

疗程： 隔日 1 次，每周 3 次，2 周为 1 个疗程，共治疗 4 个疗程。

（2）"双固一通"温针灸治疗膝骨性关节炎

取穴： 关元、足三里（双）、阳陵泉（双）、内膝眼（双）、外膝眼（双）。

方义： 关元穴为任脉之会穴，为元阴、元阳交会处，具有补肾培元、温阳固脱的功效，而足三里属于足阳明胃经，具有调理脾胃、扶正祛邪等功效，胃为后天之本，故"双固"选取关元、足三里两穴，分别固护先天、后天之元气；膝为筋之府，而筋会阳陵泉，取之可疏调筋脉、活血通经止痛，膝眼穴位于膝部，此穴施针不仅可通络止痛、利关节，还可透筋达骨，故"一通"选取阳陵泉及内、外膝眼穴。

操作： 关元穴向气海方向斜刺 0.5 ～ 1 寸，足三里直刺 0.5 ～ 1 寸，外膝眼向后内斜刺 0.5～1 寸，内膝眼从前内向后外斜刺 0.5～1 寸，阳陵泉直刺 1～1.5 寸；采用捻转补泻，以有得气感或患者出现酸麻胀感为宜，得气后将 20mm 长小艾段置于足三里、关元穴处针柄上，距离穴位表面皮肤 2～3cm 为宜，并于下段点燃艾炷行温针灸，并于穴位进针处置一硬板以防灰烬烫伤，灸火熄灭后起针。

疗程：每日 1 次，每周 5 次，2 周为 1 个疗程，共治疗 2 个疗程。

（3）"双固一通"针灸法治疗类风湿关节炎

取穴：关元、足三里（双）、阳陵泉（双）、曲池（双）、外关（双）、合谷（双）、三阴交（双）、阿是穴（双）。

方义：关元、足三里、阳陵泉及三阴交等穴，主要发挥补益脾胃肝肾的功效，足三里、三阴交具有健脾祛湿之功效，阳陵泉归阳经兼散寒之功效；而曲池、合谷均属于阳明经，可发挥祛风之功效；外关属手少阳经，其具有清热解毒、通经活络之功效，故而与曲池、合谷同用，可清除风寒湿郁久所化之热。阿是穴可以直接缓解局部症状，发挥直驱病邪之效。故以上所用诸穴，补益肝肾、活血化瘀兼顾，且具备祛风、散寒、除湿、清热之功效。

操作：关元穴向气海方向斜刺 0.5～1 寸，足三里直刺 0.5～1 寸，行捻转补法。余穴常规针刺，行平补平泻法，得气后留针 30 分钟。出针后，对关元穴及足三里穴施以温和灸 30 分钟，灸温以患者耐受为度。

疗程：每天 1 次，5 次为 1 个疗程，每个疗程间休息 2 天，共治疗 3 个疗程。

（4）"双固一通"针刺法治疗血管性痴呆

取穴：关元、足三里（双）、水沟、百会。

方义：关元属元阴元阳交关之处，为元气之关隘，针刺关元可益精补气；足三里属足阳明胃经，针之可补中益气、疏风化湿、扶正祛邪；水沟针刺可通经活络、开窍启闭，对神志类病证有较好作用；百会针刺可升阳举陷、益气固脱。此处方具有益精补气、通经活络、疏风化湿、扶正祛邪之功效。

操作：关元穴向气海方向斜刺 0.5～1 寸，足三里直刺 0.5～1 寸，水沟穴向上斜刺 0.5～0.8 寸，百会穴平刺 0.5～0.8 寸。采用平补平泻法，得气后留针 30 分钟。

疗程：每日 1 次，6 次为 1 个疗程，每个疗程间休息 1 天，共治疗 3 个疗程。

（5）"双固一通"灸法治疗支气管哮喘

取穴：关元、足三里（双）、肺俞（双）。

方义：关元属任脉，既可固本培元、增强正气，又可以激发足太阴经和足少阴经的经气，起到补益脾肾之功。足三里穴属胃经，此处施灸能健脾化湿、和胃益气、扶正培元。肺俞属足太阳膀胱经，为肺脏精气输注之处，此处施灸可调理肺脏，止咳平喘。以上穴位可共奏温补肺、脾、肾三脏，以达到滋先天、补后天、温阳固表的作用。

操作：患者先取仰卧位，取生姜 1 块，选新鲜老姜，沿生姜纤维纵向切取，切成 0.2～0.3cm 厚的姜片，中间用三棱针穿刺数孔，放于关元穴、双侧足三里处。施灸时，将其放在穴区，置大或中等艾炷于其上，点燃。待患者有局部灼痛感时，略提起姜片，或更换艾炷再灸。每次灸 5 壮，以皮肤局部潮红不起疱为度。灸毕可用正红花油涂于施灸部位，后取俯卧位，灸双侧肺俞穴，方法同上。

疗程：隔日 1 次，每周 3 次，6 次为 1 个疗程，共治疗 4 个疗程。

（6）"双固一通"灸法治疗糖尿病及糖尿病周围神经病

取穴：关元、足三里（双）、胰俞（双）。

方义：足三里为胃经合穴，胃腑之下合穴，针之可调理脾胃，补益气血生化之源，固护后天之本；关元为任脉腧穴，也是三阴经与任脉交会穴，为元阴、元阳关藏出入之所，针之可益精补气、扶助人体先天之本。足三里、关元配合，兼顾先天和后天，补益正气，再与治疗消渴效穴胰俞相配伍，则可达到以治为防、防微杜渐的目的。

操作：关元、足三里施以温和灸。术者手持艾条，将艾条一端点燃，直接悬于施灸部位之上，距皮肤 2～3cm 处，灸至患者有温热舒适无灼痛的感觉，皮肤稍有红晕者为宜，灸 30 分钟后结束。灸毕可用正红花油涂于施灸部位，后取俯卧位，灸胰俞穴（双侧），方法同上。

疗程：隔日 1 次，每周 3 次，6 次为 1 个疗程，共 4 个疗程。

（7）"双固一通"针法治疗冠心病

取穴：关元、足三里（双）、内关（双）。

方义：关元穴乃人之根本，具有培元补肾以固先天之本的功效；足三里穴是胃经的合穴和胃的下合穴，可益胃健脾、培土化元以固后天之本，两穴配伍合用起"双固"作用；随证选用的内关穴为心包经络穴，又为八脉交会穴，通于阴维脉，具有宽胸理气、宁心安神的功效，以疏通经脉、祛除病邪。

操作：关元穴向气海方向斜刺 0.5 ～ 1 寸，足三里直刺 0.5 ～ 1 寸，双侧内关穴直刺 0.5 ～ 1 寸，采用捻转补泻法使之得气，留针 30 分钟，治疗结束后起针。

疗程：隔日 1 次，每周 3 次，6 次为 1 个疗程，共治疗 3 个疗程。

3. 施术后处理

（1）施术后的正常反应：针刺后，部分感觉敏感的患者可能会出现针灸处的酸麻胀重等遗留针感，一般无须处理，经过休息即可自行缓解。施灸后，施灸局部皮肤多有红晕灼热感，无须特殊处理，保持施灸部位洁净，避免皮肤破损引发感染，灸感多在灸后 3 小时内自行消失。

（2）施术后的异常情况及处理：毫针刺法及艾灸操作的异常情况及处理均适用于本法，如晕针、滞针、弯针、水肿、水疱，具体可参照 GB/21709.20 进行处理，在此不做赘述。此处仅对本法在临床实践中较易出现的异常情况进行描述：

①晕针：若在针刺过程中，患者突感头晕、目眩、心慌、恶心欲吐；重者出现面色苍白，冷汗淋漓，四肢厥冷，心慌气短，脉细弱而数，甚者出现晕厥。立即停止针刺，或停止留针，将针迅速起出，让患者平卧，头部放低，松开衣带，注意保暖。轻者给予热水饮用，静卧片刻即可恢复。重者可选取水沟、合谷、足三里等穴点刺或指压。出现晕厥时，应采取相应

的急救措施。

②出血和皮下血肿：若出针后针刺部位出血，或出针后针刺部位出现肿胀，继之皮肤呈现青紫色。出针时出血者，可用干棉球按压出血部位，切忌揉动。若微量的皮下出血而出现局部小块青紫时，一般不必处理，可自行消退。若局部肿胀较重，青紫面积较大者，可先做冷敷以止血，24小时后再做热敷，以促使局部瘀血消散吸收。

③水肿和水疱：若施灸部位局部发生水肿或水疱，水疱直径小于1cm时，避免擦破，可任其自然吸收；如水疱直径在1cm以上且疱液较多时，可用消毒毫针刺破水疱，放出疱液，或用一次性注射器抽出疱液，消毒后用无菌纱布包扎；若不慎导致灸疮，严重者应以消炎药膏或玉红膏涂敷，或请外科医师协助处理。

四、注意事项

1.针灸治疗室要求宽敞明亮，光线良好，温度适宜。

2.治疗前应对患者说明治疗的特点和治疗时会出现的正常反应。

3.饥饿、饱食、醉酒、大怒、大惊、过度疲劳、精神紧张者，不宜立即进行针刺；体质虚弱、气血亏损者，其针感不宜过重，应尽量采取卧位行针。

4.进针、行针时应多与患者交流，细心观察患者表情的变化。评估不同患者的耐受程度，针灸过程中应加强监护，以防意外情况的发生并及时处理。

5.行针时，提插幅度，捻转角度，频率、时间等，应根据患者的具体情况和术者所要达到的目的而灵活掌握。

6.在施灸时，要注意防止艾火脱落，以免造成皮肤及衣物的烧损。

7.施灸过程中，要随时观察患者的反应，若患者感觉过烫，可加大艾条与皮肤间的距离，或在穴位局部缓慢移动以缓解不适。

五、临床验案

验案 1：膝痹案

王某，男，47 岁，装修工人，2018 年 6 月 12 日初诊。主诉：双膝疼痛 1 年余，加重 1 周。现病史：患者于 1 年多前出现双侧膝关节疼痛，久行及上下楼梯为甚，屈曲功能活动受限，查 X 线提示双侧膝关节退行性改变，考虑为膝骨性关节炎，予塞来昔布胶囊口服后疼痛稍缓解，但症状反复。1 周前患者双膝疼痛加重，刻下见：神清，精神一般，双膝疼痛，以膝盖外侧及后侧为主，久行及上下楼梯时疼痛加重，屈伸受限，下蹲困难，余无不适，舌淡，苔薄白，脉沉细。

中医诊断： 膝痹（肝肾不足证）。

西医诊断： 膝关节骨性关节炎。

处方： 拟用"双固一通"温针灸法治疗。

取穴： 关元、足三里（双）、阳陵泉（双）、内膝眼（双）、外膝眼（双）。

操作： 关元穴向气海方向斜刺 0.5～1 寸，足三里直刺 0.5～1 寸，外膝眼向后内斜刺 0.5～1 寸，内膝眼从前内向后外斜刺 0.5～1 寸，阳陵泉直刺 1～1.5 寸；采用捻转补泻，以有得气感或患者出现酸麻胀感为宜，得气后将 20mm 长小艾段置于关元和足三里穴处的针柄上，距离穴位表面皮肤 2～3cm 为宜，并于下端点燃艾炷行温针灸，并于穴位进针处置一硬板以防灰烬烫伤，灸火熄灭后取针。每日 1 次，每周 5 次，10 次为 1 个疗程。

6 月 28 日二诊： 膝关节疼痛减轻，活动较前明显改善。继续按上述方法进行针灸治疗，2 天 1 次。

7 月 1 日三诊： 偶有膝关节疼痛，活动较前明显改善。继续按上述方法进行针灸治疗，2 天 1 次。

7 月 10 日四诊： 无明显膝关节疼痛及活动受限。

按语： 中医学对于膝骨性关节炎的认识，多归于痹病范畴。《灵枢·本脏》论述："经脉者，所以行血气而营阴阳，濡筋骨，利关节者也。……是故血和则经脉流行，营复阴阳，筋骨强劲，关节清利矣。"《张氏医通》论述："膝为筋之府……膝痛无有不因肝肾虚者。"《古今医鉴》记载："痹因元精内虚，肾阳不足，感受外邪，不能使其驱散，而搏于经脉。"这些均提示膝骨性关节炎的病机以肝肾虚为本、寒湿痰阻等邪实为标。因而，对于膝骨性关节炎的治疗应以补肝益肾、祛寒化痰、温经通络为主。本案温针灸治疗取穴原则依据王华教授的"双固一通"理论取得了满意的疗效。关元穴为任脉之会穴，为元阴、元阳交会处，具有补肾培元、温阳固脱的功效；足三里属于足阳明胃经，具有调理脾胃、扶正祛邪等功效，胃为后天之本，故"双固"选取关元、足三里两穴，分别固护先天、后天之元气；膝为筋之府，而筋会阳陵泉，取之可疏调筋脉、活血通经止痛，膝眼穴位于膝部，此穴施针不仅可通络止痛、利关节，还可透筋达骨，故"一通"选取阳陵泉及内、外膝眼穴。

验案 2：哮病案

苏某，男，77 岁，退休干部，2018 年 9 月 12 日初诊。主诉：反复咳嗽喘促 10 余年，加重 1 个月。现病史：患者于 10 余年前无明显诱因出现咳嗽少痰，伴喘息气促，于外院检查诊断为"支气管哮喘"，予以药物吸入及对症治疗后，症状缓解。此后每情绪刺激及天气变化时，哮喘反复发作。1 个月前因情绪刺激哮喘再次发作，吸入激素控制欠佳。现症见：活动后喘息气促，自觉胸中憋闷，咳嗽，咳少量白痰，夜间明显，偶感胸胁胀满，纳食欠佳，情绪欠佳，失眠，难以入睡，大小便一般，舌尖红，苔薄黄，脉弦滑。

中医诊断：哮病（气郁痰阻）。

西医诊断：支气管哮喘。

处方：拟用"双固一通"灸法治疗支气管哮喘。

取穴：关元、足三里（双）、肺俞（双）、丰隆（双）、血海（双）、三阴交（双）。

操作：患者先取仰卧位，选新鲜老姜 1 块，沿生姜纤维纵向切取，切成

0.2～0.3cm 厚的姜片，中间用三棱针穿刺数孔，放于关元穴、双侧足三里等处。施灸时，将其放在穴区，置大或中等艾炷于其上，点燃。待患者有局部灼痛感时，略提起姜片，或更换艾炷再灸。每次灸 5 壮，以皮肤局部潮红不起疱为度。灸毕可用正红花油涂于施灸部位，后取俯卧位，灸双侧肺俞穴，方法同上。隔日 1 次，每周 3 次，6 次为 1 个疗程。

9 月 24 日二诊： 患者诉喘息气急症状明显缓解，咳嗽减轻，胁肋部胀满感缓解，夜间仍失眠。继续按上述方法进行艾灸治疗，3 天 1 次。

10 月 10 日三诊： 患者诉无明显喘息、气促及咳嗽，失眠缓解。嘱患者保持心情舒畅，避免异味刺激。后电话随访，患者症状控制良好。

按语： 支气管哮喘属于中医的"哮证"范畴，其病因既有外因，也有内因。外因责之于感受外邪，接触异物、异味以及嗜食咸酸等。内因责之于肺、脾、肾三脏不足，导致痰饮留伏，隐伏于肺窍，成为哮喘之夙根。加之支气管哮喘的长期反复发作，导致机体正气不足、阴阳失调。支气管哮喘慢性持续期常表现为以"肺气亏虚，脾肾阳虚"为病机特点的临床病症。取关元、足三里（双侧）、肺俞（双侧）为主穴，采用隔姜灸疗法温补肺、脾、肾三脏，以达到滋先天、补后天、温阳固表的作用；取丰隆（双侧）、血海（双侧）、三阴交（双侧）为辅穴，采用艾条灸以化痰祛湿、活血通络，从而达到标本兼治的目的。

第十章 周氏五位一体减肥法

一、技术简介

周氏"五位一体"减肥法是湖北省中医院针灸科周仲瑜教授以中医理论为基础，在中医传统治疗手段的基础上结合现代生理及心理健康理念提出的一种全方位的治疗肥胖的方法，主要包括五个方面：针法、灸法、饮食处方、运动处方、心理疏导法。

1. 技术特点

周仲瑜教授认为肥胖症的病因为"多食伤脾，或情志不节、肝郁乘土，脾虚运化失职，内生膏脂及痰饮，停滞于肌肉皮肤之间"。病变脏腑在脾胃，与肝密切相关。周仲瑜教授提出采取院内针灸治疗及院外饮食、运动干预，形成身心治疗相结合的干预模式。针、灸、饮食、运动、心理疏导五个部分，因人、因时、因地制宜，以调整患者体质阴阳偏颇为目的，从疾病根本出发治疗肥胖。

（1）针法：根据肥胖症"肝郁脾虚，痰饮、膏脂内生"的病机特点，周仲瑜教授提出"健脾疏肝"针法，用于指导针刺、电针、拔罐、耳针和穴位埋线的运用。肥胖症的病因是饮食不节，多食肥甘厚腻，脾虚运化不能，内生痰饮膏脂，停滞于体内。故对于肥胖症的针灸治疗常以"健脾祛湿化痰"为主要治则。然而，情志不调亦可导致肥胖，肥胖症病机亦可责之于脾和肝。情志亢奋，肝疏泄太过，气机逆乱，脾胃气机升降失调，形成"木旺乘土"之候；情志低迷，肝疏泄不及，气机停滞，进而影响脾之健运。正如张仲景所说"见肝之病，知肝传脾"。痰饮、膏脂等有形实邪易阻滞气机，从而影响肝气条畅，故肥胖者也常常出现肝郁之候。肥胖患者肝、脾病机相互关联，互为影响，故在"健脾祛湿化痰"治则的基础上，提出了"健脾疏肝"针法。

（2）灸法：周仲瑜教授传承李家康教授的学术思想，结合《黄帝内经》理论，创新提出阴阳调理灸。"艾叶苦辛，纯阳之性，能回垂绝之阳，通十二经，走三阴，理气血，逐寒湿，暖子宫，以之灸火，能透诸经而治百病。""阴阳皆虚，火自当之。"艾灸之温补作用可扶助正气，促使阳生阴长。周教授在精研传统灸法的基础上，传承湖北中医大师李家康教授的学术思想，结合《黄帝内经》之"阳病治阴，阴病治阳""从阴引阳，从阳引阴"的调治理论，创新性地提出一种系统性艾灸治疗法则——阴阳调理灸。采用阴阳调理灸时，医师根据患者体质、阴阳偏颇，从"灸时、灸位、灸序、灸量、灸材"五个方面形成个体化灸疗方案，辨证施灸，以调和气血阴阳、调整患者体质趋于平和为目的，改善疾病全身症候表现，从疾病根本出发防治疾病。

（3）饮食处方：针对肥胖患者盲目节食现象。为了控制体重的增长，许多肥胖患者盲目地采用"节食"或"禁食"的减肥方式。周教授认为这类不科学的减肥方式与中医理论中"天人合一"的观念相悖，亦违背了现代膳食理论中"平衡膳食"的核心。为了给予肥胖患者科学的饮食指导，周仲瑜教授结合中医经典论述和现代膳食理论，提出个体化饮食处方。饮食处方的设计总原则来源于《素问·脏气法时论》的论述，"毒药攻邪，五谷为养，五果为助，五畜为益，五菜为充，气味合而服之，以补精益气"，认为选择合适的谷物种类及其摄入量是饮食处方中的基石，食物种类的多样性及各类食物均衡配比是饮食处方的特色。饮食处方结合了现代膳食指南的"精准化营养指导"观念，在患者就诊时要求患者完善相关实验室检查，根据实验室检查结果，结合《中国居民膳食指南科学研究报告（2021）》的推荐意见及相关指南的描述，对饮食处方进行适时调整。例如，当肥胖患者并发高尿酸血症时，在单纯性肥胖的饮食处方基础上，增加避免"浓肉汤"摄入、保证充足水分摄入等具体要求。

（4）运动处方：《中国居民膳食指南科学研究报告（2021）》指出，适当的运动可以降低全因死亡风险，也可降低普通人群及孕妇体重增加的风险；久坐与全因死亡、心血管疾病、癌症、2型糖尿病的高风险相关。《素问·宣明五气》言："久视伤血，久卧伤气，久坐伤肉，久立伤骨，久行伤筋。"长时间保持一种体态与疾病的发生密切相关。现代研究指出，适量的运动可以减少或延缓体重增加过多的风险，同时降低肥胖并发症的发生率。因此，适当运动对预防肥胖的发生及减轻肥胖程度十分重要。不同运动类型及强度对于不同人群具有个体适用性，可能出现"运动不及"而有效性不足，或"运动太过"造成躯体伤害。因此，需要针对不同病情的肥胖患者制订个体化的运动处方。个体化运动方案主要根据患者体质、年龄、肥胖程度及是否有并发疾病等而定，包括运动类别、强度、时长、频率等。例如，一般的中年腹型肥胖患者，推荐其在慢跑与快走的基础上，增加腹式呼吸等腹部核心肌群的训练，根据靶心率计算标准推算单次运动的目标强度，并制订运动时长和频率。

（5）心理疏导法：现代研究表明，肥胖与焦虑抑郁等心理疾病在流行病学趋势上呈正相关。即肥胖患者更容易患焦虑抑郁，而焦虑抑郁患者更容易肥胖。因此，对肥胖患者的心理疏导应当贯穿肥胖诊治的始终。"诊"，就诊时的初次沟通是良好医患关系建立的萌芽，是医生对患者病情全面探索及把握、患者树立信心、建立减重依从性的关键时间。运用量表填写的方式，对肥胖患者心理评估是心理疏导的基础步骤。心理的健康与否，区别于机体的病变，具有较强的自主性。因此，就诊时通过量表评估心理，医生借助针刺、方药及改善就诊环境进行诊治，患者则通过自主心理疏导及传统导引术进行调理。医生的诊治及患者自主的调治具有同等的地位。在医生的诊治中，不仅可以通过针刺治神、方药调神，更可以从患者就诊的环境入手，如音乐疗法、宣教环境的建立等。"形恃神以立，神须形以存"，在传统中医学中，对通过自主心理疏导及导引术对情志的调理已有充分的论述，现代研究亦表明，积极自主的心理暗示、太极、八段锦等对患者心理疾病的向愈有重要意义。基于上述论述，周教授从"诊""治""调"三方面对肥胖症情志干预提出具体要求，体现了形神并治的中医整体观念。

2.理论基础

（1）肥胖症的病因病机：对肥胖症的相关认识，可追溯到《灵枢》所记载的"膏人""脂人""肉人"三种肥胖分型。其中,"膏人"表现为纵腹垂腴,身小腹大,类似现代医学的"中心性肥胖"。"脂人"的特征是肥而均匀,质地居中,类似于"周围性肥胖"。《素问·通评虚实论》有云:"肥贵人,每多厚味……甘者令人中满。"多食肥甘,脾运不健,痰聚膏成,流走肉间,乃成肥胖。后世医家对肥胖症病因病机进行充分补充,李东垣认为脾胃旺能食而肥,脾胃虚少食而肥;张景岳认为肥人多气虚、多湿、多滞……。通常认为,肥胖的病位主要在脾与肌肉,多属于本虚标实之候,"膏脂""痰浊"是肥胖的主要病理产物。周教授经深入研究与临床实践认为:肥胖症的病位主要在脾、肌肉,同时肝也在其中占据重要地位,总体属于本虚标实之候,"膏脂""痰浊"是肥胖的主要病理产物。

①饮食起居不节:《素问》曰:"诸湿肿满,皆属于脾。"明确了脾胃运化功能与肥胖症发生的紧密联系。《素问·痹论》提到"饮食自倍,肠胃乃伤",当饮食不节,过度进食,易酿痰生湿;若过食寒凉,损伤脾阳,这两种情况均可导致脾胃运化失常,津液输布异常,酿生痰浊膏脂,形成肥胖。此外,饮食不节不仅直接影响脾胃运化,还会耗散肝气,导致肝疏泄失调,使脾升胃降的正常气机无法协调,无法保证脾运化和胃腐熟的正常生理功能,形成肝脾不和之证候。从起居方面来说,当下人们常见的不良生活习惯,如作息时间不规律,尤其熬夜通宵,从中医时间学说来分析,身体中受累最大的便是肝与胆。胆经在子时(23 - 1时)最旺,肝经在丑时(1 - 3时)最旺。《类经》有言:"胆附于肝,相为表里。"长期起居不节,肝胆难以得到正常的休整,久之肝胆俱虚,直接影响肝主疏泄及胆泌胆汁的能力。《东医宝鉴》有云"肝之余气泄于胆,聚而成精",胆汁作为参与水谷肉糜消化的重要中间物质,其输布不仅受肝的调配,更由肝气直接化生。因此,胆汁不充或排泄不畅自然会影响中焦运化之力。

②水湿痰邪壅滞:《丹溪心法》有言:"肥白人多痰。"在中医理论中,"痰饮""水湿"是肥胖尤其是肥胖早期的主要病理产物,也是治疗肥胖的主要方向。究其成因,主要责于机体津液代谢及输布异常。《素问》曰:"饮入于胃……上输于脾,脾气散精,上归于肺,通调水道,下输膀胱。"

津液的输布代谢过程涉及脾、肺、肝、肾以及三焦等诸多脏腑功能的配合，脾气运化散津，肺气宣降行水，肾气蒸腾气化，肝气疏泄调水，三焦决渎利水，缺一不可。

③先天禀赋不足：先天禀赋不足主要与肝、肾、脾三脏密切相关。肾为"先天之本"，肾主人体生长发育和生殖。《景岳全书》言："五脏之阴气非此不能滋；五脏之阳气非此不能发。"肾脏为人体脏腑阴阳之本。"肾为水脏，主津液"，肾脏对体内水液的输布、排泄均靠肾气、肾阳的充足。肾气虚衰，肾阳不足，则津液蒸腾气化失常，水湿充填肌肤形体，发为肥胖。肾精虚乏，累及肝脾，导致肝脾功能失调，进而影响气血津液的输布失常，生出痰、湿、瘀等病理产物而导致肥胖。

④后天情志内伤：《灵枢·百病始生》记载"怒伤肝，喜伤心，思伤脾，忧伤肺，恐伤肾，百病皆生于气"，这是情志不调伤及本脏的最早记载。愤怒会引发肝火上炎、夹风夹痰，闭阻清窍；忧思致使脾气血两虚，精微不布，清窍失养。《管子》云："暴傲生怨，忧郁生疾，疾困乃生。"说明这两类极端的情绪均可导致气血失调，脏腑失衡，产生疾病。对肥胖症来说，若情志亢奋激动，肝疏泄太过，气机逆乱，脾胃升降失序，运化失调，水谷精微输布异常，内生痰浊膏脂，停聚体内；反之，若情志低迷，肝疏泄不及，气机郁结，运化不及，水谷精微失于输布，化为痰浊膏脂，结于肌肤腠理及筋肉脏腑，形成肥胖。

⑤年老脏腑虚衰：中医学秉持"天人合一"的整体观、自然观、生命观，认为生老病死是所有生命体的基本规律。《内经》中有"女子七七天癸竭""丈夫八八精少肾衰"的经典论述。临床上的中老年性肥胖，尤其是围绝经期妇女的体重增加多属此类。这类肥胖是机体因年老体虚，五脏六腑阴阳失衡，气血精津液及经脉不和，皮肉筋骨失养所致。这类肥胖的病机主要责之肝、脾、肾。因肝主藏血，血主濡之，可濡养诸脏及经筋骨脉；脾主运化，为后天之本，经络濡养依赖于脾所化生的水谷精微；肾为先天之本，肾阴肾阳是五脏阴阳之根，皮肉经脉骨髓亦依赖于肾之先天之精的充养。年老脾胃运化不及、肝肾不充，故常导致肥胖。

综上所述，脾胃的运化失常是肥胖症的主要病机基础，肝与肾在肥胖症的发生发展中亦具有重要地位。

（2）针刺治神：中医养生强调形神兼养，《素问·上古天真论》对养生的要求不仅关乎形体，更关乎精神神志，提出了"恬淡虚无，真气从之，精神内守"养神法则。《灵枢·本神》曰："故生之来谓之精，两精相搏谓之神。"认为人体元神的产生来源于先天之精的充养。《淮南子·原道训》中指出："形者，生之舍也；气者生之充也；神者，生之制也。"认为人体生命由形、气、神三要素构成，是中医学形神气一体的生命观的集中体现。针灸治疗正是通过有形之物作用于形体，通过调经络脏腑之气，以达治神定志之功效。《素问·宝命全形论》中有"针有悬布天下者五，黔首共余食，莫知之也，一曰治神，二曰知养身，三曰知毒药为真，四曰制砭石小大，五曰知腑脏血气之诊"之说，认为治疗方法中，治神为上，药、针次之。"凡刺之真，必先治神"，中医针灸理论中，认为治神是针灸取得良好疗效的保障。同时古籍中对针刺治神提出了明确的要求，正如《灵枢·九针十二原》"粗守形，上守神"之说。治神主要体现在两方面理论内涵：其一，在针灸操作过程中，医者需专一其神，体会针下气至，患者应当神情安定，体会针感经络感传。正如"神在秋毫，属意病者""目无外视，手如握虎，心无内慕，如待贵人"等描述。其二，医者在施治前后注意调整患者情志状态。《素问·宝命全形论》认为："凡刺之真，必先治神。"治神对于针刺操作手法是否成功，针刺取得较优疗效都具有重要意义。

二、适用范围

周氏"五位一体"减肥法主要适用于单纯性肥胖的治疗。肥胖并发高脂血症、肥胖并发胰岛素抵抗、肥胖并发糖尿病、肥胖并发高尿酸血症等肥胖相关并发症的治疗也可参照该法。

三、技术操作

1. 针法

针法上，根据"疏肝健脾"治则，结合脏腑经络辨证，选穴以足阳明胃经、足太阴脾经、足厥阴肝经为主，或涉及任脉、足少阴肾经等，包括针刺、电针、穴位埋线、耳针及拔罐等。

（1）针刺

①主穴：中脘、水分、天枢（双）、大横（双）、滑肉门（双）、带脉（双）、足三里（双）、阴陵泉（双）、丰隆（双）、三阴交（双）。见图 10-1。

②配穴：脾虚湿阻型，配脾俞、公孙；胃热湿阻型，配曲池、合谷；肝郁气滞型，配太冲、肝俞、阳陵泉；脾肾两虚（脾肾阳虚）型，配脾俞、太溪、肾俞；阴虚内热型配太溪、肾俞、肝俞；便秘配上巨虚、支沟、下巨虚；月经不调配合谷、血海；食欲亢进配下巨虚、内庭；便溏配阴陵泉；心慌、胸闷配内关、膻中。

③操作：采用平补平泻手法，针刺得气后，留针 30 分钟。

④疗程：1 周 3 次，12 次为 1 个疗程。

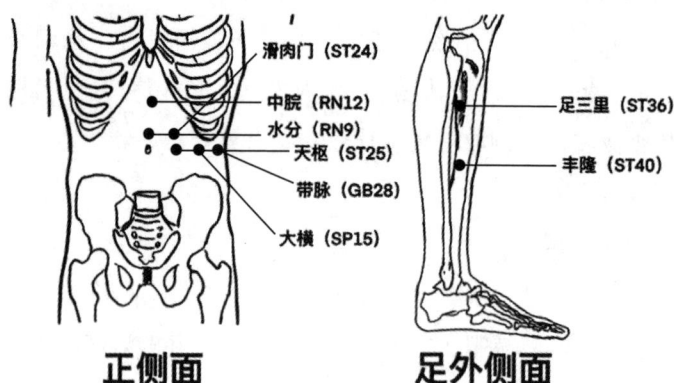

图 10-1　针刺常用腧穴示意图

（2）电针

①主穴：中脘、水分、天枢（双）、大横（双）、滑肉门（双）、带

脉（双）、足三里（双）、阴陵泉（双）、丰隆（双）、三阴交（双）、太溪（双）、太冲（双）。

②配穴：参考针刺配穴。

③操作：在上述穴位针刺后，平补平泻手法得气，双侧天枢、大横等穴位连接电针电极，采用疏密波，频率 4 ~ 20Hz，以患者能耐受为度，每次治疗持续 30 分钟。见图 10-2。

④疗程：1 周 3 次，12 次为 1 个疗程。

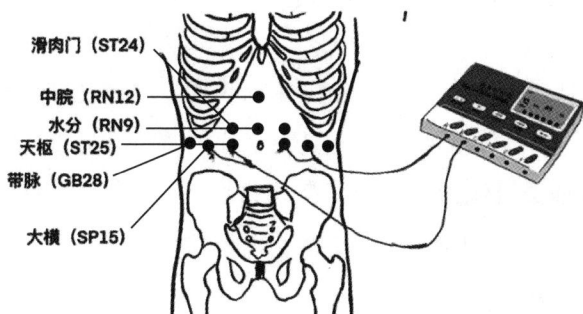

正侧面

图 10-2　电针操作示意图

（3）穴位埋线

①主穴：中脘、水分、天枢、大横、带脉、水道、曲池、支沟、阴陵泉、足三里、丰隆、三阴交等。

②操作：参照 2008 年中华人民共和国国家标准（GB/T21709.10—2008）《针灸技术操作规范第 10 部分：穴位埋线》执行。患者取仰卧位，术者双手常规消毒，并对患者拟操作的穴位及穴周皮肤常规消毒后，取一段适当长度的可吸收外科缝线，放入套管针的前端，后接针芯，用一手拇指和食指固定拟进针穴位，另一只手持针刺入穴位，达到所需深度，施以适当提插捻转手法，当出现针感后，边推针芯，边退针管，将线体埋植在穴位的肌层或皮下组织内。拔针后用无菌干棉球（签）按压针孔止血。拔针后用无菌棉签按压针孔止血，针孔处贴医用创可贴。

③疗程：治疗间隔为 1～4 周。

（4）耳针

①主穴：脾区、胃区、肝区、肾区、三焦、丘脑、内分泌、皮质下、外鼻（饥点）。

②配穴：便秘配大肠、乙状结肠；便溏配小肠、枕；失眠配神门、神经衰弱点；焦虑配额、心；月经不调配神门、子宫、卵巢、脑垂体；实热可选耳尖放血。

③操作：每次选用 3～5 穴，采用耳毫针刺激、耳穴贴压刺激或耳尖放血。

④疗程：耳毫针法留针 30 分钟，1 周 3 次，12 次为 1 个疗程；耳穴贴压法一般贴 1～2 天，嘱咐患者隔 2～3 小时局部按压 2～3 分钟，以酸胀为度，在餐前或饥饿感明显时，按压饥点、脾、胃 2～3 分钟，以增强刺激。耳尖放血，1 周 1 次，1～2 次为 1 个疗程。

（5）拔罐疗法

①适应证：患者辨证为实证、热证时，可酌情采用拔罐疗法。

②主穴：以腹部腧穴和夹脊穴为主。

③操作：根据患者的病情，肥胖患者主要采用闪罐、留罐、针罐法。具体操作标准参照中华人民共和国国家标准《针灸技术操作规范：第 5 部分·拔罐》，操作如下：患者取仰卧位或俯卧位，用止血钳或镊子等夹住95% 乙醇棉球，一手握罐体，罐口朝下，将棉球点燃后立即伸入罐内摇晃数圈，随即退出，速将罐扣于应拔部位。随即取下，再吸拔，再取下，反复吸拔至局部皮肤潮红，或罐体底部发热为度。采用留罐法时，留置一定时间，使局部皮肤潮红，或皮下瘀血呈紫黑色后再将罐具取下，一般留罐 5 分钟左右，视患者年龄、病情、体质及耐受程度而定。

④疗程：治疗间隔按局部皮肤颜色和病情变化决定。同一部位拔罐一般隔 3～7 天一次。

2. 灸法

周仲瑜教授在精研传统灸法的基础上，传承了湖北中医大师李家康教授的学术思想，结合《黄帝内经》之"阳病治阴，阴病治阳""从阴引阳，从阳引阴"的调治理论，创新性地提出了一种系统性艾灸治疗法则——阴阳调理灸。采用阴阳调理灸时，医师根据患者的体质差异、阴阳偏颇程度及病程轻重，采用不同类型的灸法。在肥胖患者中运用最广泛的是阴阳调理灸中的温中祛湿灸及健脾理气灸两大类。阴阳调理灸中的温阳益肾灸、培元固本灸亦常用于肥胖患者。具体阴阳调理灸的种类、操作等可参考第十四章《阴阳调理灸》。阴阳调理灸之温中祛湿灸及健脾理气灸的操作示意见图10-3。

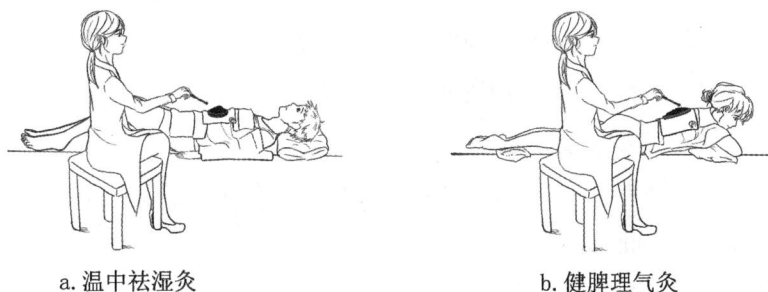

a.温中祛湿灸　　　　　　　　　　　　b.健脾理气灸

图10-3　温中祛湿灸及健脾理气灸操作示意图

3. 饮食处方

《肥胖症基层诊疗指南（2019年）》指出，限制热量的摄入及增加热量的消耗是预防及治疗超重/肥胖的首选方案。肥胖患者吃什么、如何吃、怎样吃？这些都是值得思考的问题。与此同时，肥胖患者易并发高脂血症、高尿酸血症、糖尿病等，这些并发症也有相应的饮食干预要求。在拟定饮食处方之前，应对肥胖患者的脂蛋白、尿酸、空腹血糖、空腹胰岛素等血生化指标进行评估。基于患者的血生化检查结果及中医辨证分型，结合患者自身情况，拟定个体化饮食处方，主要包括饮食选择、饮食结构及饮食习惯三个方面。

（1）饮食选择

①饮食选择：早餐优先选择谷物类及奶制品，中餐在摄入适量五谷杂粮的基础上优先选择富含优质蛋白的肉类及高纤维蔬菜，晚餐则以低热量的

瓜果蔬菜为主。

②烹饪方式：嘱患者禁食"煎、炸、熏、烤"制作加工的食物，推荐"蒸、煮、炖"等制作加工方法。禁饮料、糖果、西式快餐等高热量食物。具体饮食选择应根据患者具体情况适当调整。例如，素体虚弱、消化功能不良的老年肥胖患者，推荐选择易消化的主食，避免选择难以消化的杂粮类主食。

（2）饮食结构：对于单纯性肥胖患者的饮食结构的要求：根据患者基础代谢值个体化地为患者制定每日热量摄入标准，具体标准为：［≤基础代谢值＋日常生活工作所需热量值或基础代谢值×1.2（脑力工作者）或×1.5（体力工作者）］，并依照早餐30%左右、午餐40%左右、晚餐30%左右的比例进行热量分配。具体饮食热量摄入标准应根据患者的具体情况进行适当调整。如在营养膳食平衡的基础上，肥胖女性患者每日热量摄入可比肥胖男性患者低200～300kcal；青春期肥胖患者在原标准基础上提高每日热量摄入300～400kcal。

（3）饮食习惯：对于单纯性肥胖患者，在饮食习惯上，嘱患者把控进食时间，三餐饮食时间尽量保持规律，建议患者晚餐在19点之前进食，19点后不进食或睡前3小时内不进食；饮水不加以限制。

（4）合并胰岛素抵抗或糖尿病的饮食处方：对于并发胰岛素抵抗或糖尿病患者，在单纯性肥胖饮食的基础上，根据《中国糖尿病医学营养治疗指南（2013）》的要求提出：

①饮食选择：推荐低脂、低饱和脂肪和低反式脂肪酸、富含膳食纤维的饮食。推荐低GI（血糖生成指数）饮食，如糙米、燕麦、大麦、豆类等。

②饮食结构：推荐患者适当减少碳水化合物的摄入，但需谨防低血糖的发生。

③饮食习惯：告知患者可采用以蛋白质为基础的餐前负荷法，三餐前30分钟左右食用富含蛋白质的食物，延缓胃排空，增加饱腹感，促进胰岛素的释放。

（5）并发高尿酸血症饮食处方：对于并发高尿酸血症的患者，在单纯性肥胖饮食建议基础上，根据《痛风及高尿酸血症基层诊疗指南》2019 年版进行精简，提出：

①饮食选择：避免摄入动物内脏、甲壳类、浓肉汤和肉汁、酒；限制摄入红肉、鱼、含果糖和蔗糖的食品；鼓励摄入优质豆、蛋、奶及新鲜蔬菜。

②饮食习惯：保证充足的水分摄入（> 2000mL/d），包括水和茶类（不包括酒、含糖饮料、果汁和浓汤）。

（6）合并高脂血症的饮食处方：对于合并高脂血患者，在单纯性肥胖饮食建议的基础上，根据《中国成人血脂异常防治指南（2016 年修订版）》中的饮食干预要求进行精简：

①饮食选择：限制食用使低密度脂蛋白增高的食物，即富含饱和脂肪酸、膳食胆固醇的食物，如动物内脏、动物油脂、海鲜（如虾、蟹、蚌、牡蛎等）；增加降低低密度脂蛋白的食物，即植物固醇、水溶性膳食纤维的食物；脂肪摄入应优先选择深海鱼、鱼油、植物油。

②饮食结构：限制碳水化合物的摄入，碳水化合物摄入以谷类、薯类和全谷物为主，其中添加糖摄入量不应超过每日总热量摄入的 10%。

4. 运动处方

对于肥胖症患者运动亦尤为重要，依照安全性原则、有效性原则、个体化原则及全面原则，基于患者的年龄、肥胖程度及中医辨证分型，结合患者自身情况，拟定运动处方，主要包括运动种类、运动强度、运动时间三个方面。

（1）运动种类：对于一般肥胖患者推荐游泳、慢跑及快走等运动。运动种类因年龄、肥胖程度而异。例如，对于老年肥胖患者推荐采用快走、传统功法锻炼等运动方式，不宜采用慢跑、游泳等心肺负荷较大的运动方式；对于重度肥胖的青年患者，为了避免运动损伤，推荐采用循序渐进的模式，首先选择快走，然后选择慢跑，之后可适当增加无氧训练；对于腹型肥胖且体格检查发现腹部核心肌群力量薄弱的患者，推荐其在慢跑、快走的基础上，进行腹式呼吸等腹部核心训练，以增加腹部核心肌群的力量。对于人体成分分析提示骨骼肌含量较低的患者，推荐其适当加入器械等无氧增肌的运动方式。

（2）运动强度：运动之前必须进行热身及准备活动，运动过程中，有条件的可监测心率，前期目标心率不得超过65%最大心率（最大心率=220-生理年龄），后期可增至75%。运动强度应根据运动干预的分期及个体差异进行适当调整。例如，对于平素运动较少且无心肺并发症等基础疾病的肥胖患者，可以采用分期的方式设定运动强度，即运动前期采用中低强度的运动，运动中后期采用较高强度的运动。对于体能比较差的肥胖患者，可以适当降低目标心率，避免发生运动损伤。对于心肺储备下降的老年肥胖患者，可以淡化目标心率的要求，适当增加运动的频率。

（3）运动时间：对于一般的肥胖患者，1周3～7次，每次至少40分钟的有氧运动。对于中青年肥胖患者，可以适当增加运动时间，增加运动频率，每日定时定点训练1小时。而对于心肺储备下降的老年肥胖患者，可嘱咐其适当减少每次的运动时间，不要求运动达40分钟，以微微汗出为度。

5. 心理疏导

肥胖患者常伴随一定的情志异常，焦虑和抑郁为常见表现形式。周教授提出，情志干预应贯穿肥胖症诊治的始终，并将情志干预分为诊、治、调三个部分。

（1）诊：对于肥胖患者的初次就诊，及时嘱咐患者完成抑郁自评量表（SDS）、焦虑自评量表（SAS）的测评并记录比较其结果，或选择中医证候积分、中医体质分析量表、体重对生活冲击量表等量表。同时每次就诊后或1～2次治疗后，嘱咐患者再次完成量表填写，完成动态评分过程。

（2）治：对于肥胖患者的情志治疗，在针刺治神、中药调神及灸疗养神的基础上，还包括两个方面。

①根据患者不同的情志状态建立相应心理干预模型：如针对治疗信心或动力不足、郁郁寡欢的患者，医者应积极建立"模仿干预模型"，通过树立遵从医嘱并收获良好效果的病友为真实性榜样来激励他们，在诊室环境内装饰相关图片、标志等来树立符号性榜样以达到潜移默化的治疗效果；针对求医心切、焦虑紧张的患者，则应逐步建立"放松干预"医患模型，教

其使用深呼吸法、凝神法等来安神定志，以达到治病治神的目的。

②音乐疗法：根据五行理论的特定的低频声波能改变相应经络的循经微循环。他们的研究提出每条经络都有特定的共振频率，为五行音乐疗法提供现代理论源泉，也印证了五音分属五行对应五脏之说——五音"角、徵、宫、商、羽"分别对应五脏"肝、心、脾、肺、肾"。具体到肥胖患者，根据其中医辨证分型的不同，播放相应的五行音乐。例如，肝郁气滞型，予以对应角的曲目如《胡笳十八拍》低音循环播放；肾阳亏虚型，予以对应羽的曲目如《梅花三弄》低音循环播放；胃肠积热型、脾胃虚弱型，予以对应宫的曲目如《十面埋伏》低音循环播放。

（3）调：对于肥胖患者的情志治疗，不仅包括院内的诊、治，同时包括院外生活中的情志调控。主要调控方法包括：

①传统功法的锻炼，如易筋经及八段锦等。

②合理作息，嘱咐患者把握睡眠时间，尽量做到22点30分之前入睡，可在睡前练习呼吸吐纳以帮助入睡、安神定志。

四、注意事项

1. 针刺

（1）饥饿、饱食、醉酒、大怒、大惊、过度疲劳、精神紧张等患者，不应立即进行针刺。

（2）进针时应把握进针方向及深度，避开重要脏器及血管。针刺肥胖患者腹部腧穴时，应把握进针深度，注意避免伤及肠系膜；

（3）针刺若出现晕针、滞针及弯针参照中华人民共和国国家《针灸技术操作规范：第20部分：毫针基本刺法》中针刺异常情况及处理。

（4）有凝血机制障碍的患者慎用针刺减肥。

（5）孕妇不宜针刺腹部、腰骶部腧穴，且不宜针刺活血化瘀的腧穴，如三阴交、合谷、昆仑、至阴等。妇女行经时，若非为了调经，亦不应针刺。

（6）局部皮肤有感染、溃疡、瘢痕或肿瘤的部位，不宜针刺。

2. 电针

（1）连接电极时，禁止使电流经过心脏，如不允许左右上肢的两个穴位同时接受一路输出治疗。

（2）调试电极电流强度时，应当以患者耐受为度。

（3）电针仪在使用前须检查性能是否良好，输出是否正常。治疗后须将输出调节旋钮全部调至零位，随后关闭电源，撤去导线。

（4）电针治疗期间，发生疼痛难忍、晕针等不良反应时，可参照毫针刺法晕针等针刺异常情况的处理办法。

3. 穴位埋线

（1）注意环境的消毒，操作时注意无菌操作，埋线后创面应保持干燥、清洁，防止术后感染。

（2）埋线时应选择合适的进针深度和角度，避免伤及重要脏器、血管和神经等。

（3）若发生晕针，应立即停止治疗，按照晕针处理。

（4）穴位埋线后，拟留置体内的可吸收性外科缝线线头不应露出体外，如果暴露于体外，应给予相应处理。

（5）埋线后应定期随访，并及时处理术后反应。

（6）患者在精神紧张、大汗、劳累后或饥饿时慎用埋线疗法。

（7）有出血倾向的患者慎用埋线疗法。

（8）拟操作的皮肤局部有皮肤病、有炎症或溃疡、或破损处不宜采用穴位埋线疗法。

（9）患有糖尿病及其他疾病导致皮肤和皮下组织吸收和修复功能障碍者，不宜采用穴位埋线疗法。

（10）对线体严重过敏的患者不宜采用穴位埋线疗法。

4. 耳针

（1）严重心脏病、严重器质性疾病，不宜采用较强刺激。

（2）外耳患有溃疡、湿疹、冻疮破溃时，不宜采用耳针治疗，以防局部感染。

（3）严重过敏体质患者，不宜采用耳针。

5. 拔罐疗法

（1）患者留罐时，体位不宜变更，防止罐具掉落。

（2）老年、儿童、体质虚弱及初次接受拔罐者，拔罐数量宜少，留罐时间宜短。妊娠女性及婴幼儿慎用拔罐疗法。

（3）留针拔罐时，应选择较大的罐具，选择较短针具，以防拔罐时罐具触碰针柄而造成损伤。

（4）拔罐操作应当熟练，注意防止环境着火，或患者烧、烫伤。

（5）留罐局部因拔罐造成疼痛时，予以减压放气、立即起罐等操作。

（6）当出现晕罐，表现为头晕、胸闷、恶心欲呕、肢体发软、冷汗淋漓，甚者瞬间意识丧失等时，应立即起罐，密切观察患者血压变化，必要时让其服用温开水或温糖水，并予以吸氧等处理，严重时按照晕厥处理。

（7）患有急性严重疾病、接触性传染病、严重心脏病、心力衰竭、腹部疝气、活动性肺结核等疾病的患者不宜使用拔罐疗法。

（8）局部皮肤高度过敏、溃烂、传染性皮肤病，以及皮肤肿瘤（肿块）患者不宜使用拔罐疗法。

（9）血小板减少性紫癜、白血病及血友病等出血性疾病患者不宜使用拔罐疗法。

（10）精神分裂症、抽搐、严重神经质及不合作者不宜使用拔罐疗法。

6. 灸法

可参考本书"阴阳调理灸法"。

7. 运动

（1）运动减肥是以减轻体重、改善体质及提高心肺功能为目的，在具体运动处方设计的时候，应遵循安全性原则、个体化原则，避免运动损伤。

（2）运动处方的设计是一个动态调整的过程，可采用循序渐进的模式，适时调整运动量。

（3）运动前热身十分必要，特别是对于平时没有运动习惯的患者。

（4）运动过程中发生任何不适，如心慌、胸闷等，应当立即停止运动。

（5）对于并发高血压、糖尿病的肥胖患者，在条件允许的情况下，应监测血糖、血压，避免发生意外。

五、临床验案

验案1：单纯性肥胖案（一）

吴某，男，33岁，2018年11月22日初诊。病史：患者1年来暴饮暴食，逐渐出现体重增加，身体困重、乏力，大便稀溏，并逐渐加重，5个月前确诊单纯性肥胖，自述在外院行针灸减肥近2个月，疗效不佳，故前来就诊。检查：精神一般，身高172cm，体重100kg，腹围110cm，患者体重指数（BMI）33.8kg/m²，标准体重64.8kg，实际体重超过标准体重20%。舌质淡，苔薄，脉细滑。

中医诊断： 肥胖症（脾虚湿阻型）。

西医诊断： 单纯性肥胖。

处方： 拟采用"周氏五位一体减肥法"。

取穴： 针刺主穴：中脘、水分、天枢（双）、大横（双）、滑肉门（双）、带脉（双）、足三里（双）、阴陵泉（双）、丰隆（双）、三阴交（双）。配穴：脾虚湿阻型配脾俞、公孙。

操作： 采用平补平泻手法，针刺得气后，留针30分钟；配合电针：双侧天枢、大横连接电针电极，采用疏密波，频率4～20Hz，以患者耐受为度，每次治疗持续30分钟。配合：①灸法：阴阳调理灸之温中祛湿灸，每次40分钟，7～10天1次。②运动处方：嘱患者坚持每日定时定点进行至少40分钟的有氧运动，如游泳、慢跑及快走等，在运动之前必须进行热身及准备活动。运动过程中，有条件的可监测心率，前期目标心率不得超过65%最大心率（最大心率=220−生理年龄），后期可增至75%；嘱其适当加入器械等无氧增肌的运动方式。③饮食处方：不要求患者一味节食或少食，应讲求进食习惯、结构的优化与烹饪方式的改变：制订每日热量摄入标准［≤基础代谢值 × 1.2（脑力工作者）或 1.5（体力工作者）］，并按照早餐不超过 30%、午餐不超过 40%、晚餐不超过 30% 的比例进行分配；禁食"煎、炸、熏、烤"制作加工的食物，禁饮料、糖果、西式快餐等高热量食物；每晚 19 点后或入睡前 3 小时不进食，饮水不限。④情志调理：建立医患间的模仿干预及放松干预模型，并在治疗过程中根据患者的中医辨证分型播放对应的五行音乐，脾虚湿阻型对应五音中的宫音，予以《十面埋伏》；五行音乐治疗时间及周期与针刺治疗时间及周期同步。疗程：电针 1 周 3 次，12 次为 1 个疗程，阴阳调理灸 7 ～ 10 天 1 次，3 次为 1 个疗程。

12 月 23 日二诊：患者体重减轻，身体困重，乏力较前好转，仍感嗳气、腹胀。查体：体重 90kg，腹围 105cm，患者 BMI 30.4kg/m²，标准体重 64.8kg，实际体重超过标准体重 20%。嘱患者保持饮食及运动习惯，继续治疗。

2019 年 1 月 24 日三诊：患者体重减轻，未诉身体困重，乏力，未诉嗳气，腹胀。查体：体重 76kg，腹围 99cm，患者 BMI 25.6kg/m²，标准体重 64.8kg，实际体重超过标准体重 10%。嘱患者保持饮食运动习惯，1 个月后复诊。

按语：该肥胖患者，男，33 岁，证属脾虚湿阻证，舌脉佐之。患者诉体重增长 1 年，另诉身体困重、常感乏力，大便稀溏。究其病机，乃脾虚运化无力，水饮痰湿阻滞经络，遂出现身体困重、乏力之候；湿性黏腻，遂出现大便稀溏，黏腻不爽之候。患者基础肥胖检查如血液分析、肝肾生化、肝胆彩超未显示明显异常，结合自身病情，制订个体化饮食、运动处方。采用常规针刺，并配伍脾俞、公孙等健脾化湿通络，配合阴阳调理灸之温中祛湿灸，以温中健脾、祛湿化痰。同时配合音乐疗法，防脾病及肝，先安未受邪之地。诸法合用，五位一体，环环相扣，协同增效，使患者取得良好疗效。

验案2：单纯性肥胖案（二）

李某，女，23岁，2019年3月29日初诊。病史：患者诉1年前因运动较少、嗜食辛辣油腻食物，逐渐出现体重增加，体重由50.5kg逐渐增至65kg，平素大便黏腻，小便可，曾间断使用节食方法减肥，疗效不显，遂前来就诊，大便黏腻，2～3天一行，睡眠一般，小便可。检查：身高160cm，体重65kg，腹围90cm，BMI 25.4kg/m²，标准体重51.5kg，实际体重超过标准体重20%。舌质红，苔薄黄，脉滑。

中医诊断：肥胖症（胃热湿阻型）。

西医诊断：单纯性肥胖。

处方：拟采用周氏五位一体减肥法治疗。

取穴：针刺主穴：中脘、天枢（双）、大横（双）、滑肉门（双）、带脉（双）、足三里（双）、阴陵泉（双）、丰隆（双）、三阴交（双）、支沟（双）。配穴：胃热湿阻型配曲池、合谷。

操作：采用平补平泻手法，针刺得气后，留针30分钟；配合电针：双侧天枢、大横连接电针电极，采用疏密波，频率4～20Hz，以患者耐受为度，每次治疗持续30分钟。

配合：①灸法：采用阴阳调理灸之健脾理气灸，每次40分钟，7～10天1次。②运动处方：嘱患者坚持每日定时定点进行至少40分钟的有氧运动，如游泳、慢跑及快走等，在运动前必须进行热身及准备活动，前期目标心率不得超过65%最大心率。③饮食处方：根据患者人体成分分析反馈的基础代谢值的结果制订每日热量摄入标准，[≤基础代谢值×1.2（脑力工作者）或1.5（体力工作者）]，并嘱其以早、中、晚，3∶4∶3的比例进行分配；禁食"煎、炸、熏、烤"制作加工的食物，禁饮料、糖果、西式快餐等高热量食物；19点后或入睡前3小时不进食，饮水不限制；据患者血液分析结果：尿酸380μmol/L，嘱其禁食浓肉汤、酒，选择低嘌呤的食物，保证充足的水分摄入（＞2000mL/d）。④情志调理：建立医患间的模仿干预及放松干预模型，并在治疗过程中根据患者中医辨证分型播放对应的五行音乐，胃肠积热型肥胖予以对应宫的曲目，《十面埋伏》低音循环播放；五行音乐治疗时间及周期与针刺治疗时间及周期同步。疗程：电针 1 周 3 次，12 次为 1 个疗程，阴阳调理灸 7～10 天 1 次，3 次为 1 个疗程。

5 月 4 日二诊： 患者体重减轻，大便黏腻较前好转。查体：体重 61kg，腹围 84cm，BMI 23.8kg/m^2，标准体重 51.5kg，实际体重超过标准体重 10%。嘱患者保持饮食、运动习惯，继续治疗。

6 月 5 日三诊： 患者体重减轻，大便可，一天一行，未诉特殊不适。查体：体重 58kg，腹围 81cm，BMI 22.6kg/m^2，复查血液分析血尿酸 350μmol/L。嘱患者保持饮食运动习惯，1 个月后复诊。

按语： 该肥胖患者女性，23 岁。素嗜食辛辣油腻食物，酿生痰湿，积久生热，伤及脾胃，遂成胃热湿阻之证，舌脉佐之。湿热下注肠腑，遂出现大便黏腻不爽之候。此外，患者基础肥胖，检查示血尿酸偏高，于是结合该患者自身肥胖程度，在基础饮食运动处方的基础上，增加低嘌呤饮食推荐意见，从而制订个体化饮食、运动处方。采用常规针刺，并配伍曲池、合谷等穴位，健脾疏肝、泄热通腑。采用阴阳调理灸之健脾理气灸，疏肝健脾和胃。同时配合音乐疗法，调和肝胃。五法合用，协同增效，使患者取得较好疗效。

第十一章　息风止痉针刺法

一、技术简介

息风止痉针刺法是由湖北中医药大学马骏教授提出，根据"风气内动致颤论"病因学说，将病变部位"风府"穴与肝经原穴"太冲"穴相配伍以通上达下、标本兼治，达到通调脑络、祛风止颤、柔肝舒筋以治疗颤证的一种特色针刺疗法。

1. 技术特点

针对静止性震颤、运动迟缓、肌强直和姿势步态异常等颤证临床表现，根据"风气内动致颤论"病因学说，将病变部位风府穴与肝经原穴太冲穴相配伍以通上达下，标本兼治，达到通调脑络、祛风止颤、柔肝舒筋的目的。

（1）基于"风气内动致颤论"："诸风掉眩，皆属于肝。"其中"掉"字含震颤之意。明代《医学纲目》云："风颤者，以风入于肝脏经络，上气不守正位，故使头招面摇，手足颤掉也。""此证多由风热相合，亦有风寒所中者，亦有风夹湿痰者，治各不同也。"本病性质总属本虚标实，本为气血阴阳亏虚，其中以阴津精血亏虚为主；标为风、火、痰、瘀。标本之间密切联系，或因阴虚动风，或痰邪闭阻，或肝火上炎，以致肌肉筋脉失养，影响气血运行而病颤。明代孙一奎在《赤水玄珠》中首次将以震颤为代表的一系列症状归为一类疾病，称为"颤振"，并指出其表现源于"风之象"，手足震颤是由于末端阳气不足，肝风侮之，年老之人阴血衰弱，热而生风。本病主病在肝，病位在脑，"风气内动"为本病发病的关键。

（2）通上达下，标本兼治：风府穴是督脉穴位，位于脑后项部，此穴当人体上部，为风邪易侵袭之处，故本穴主治一切与风相关的疾病，督脉为"阳脉之海"，与脑直接相联系，具有调节全身气血、宣散风邪、通调脑络的作用。太冲穴位于足背侧，第一、第二跖骨结合部前凹陷处，为足厥阴肝经的原穴，是脏腑原气经过、留止的部位，具有疏肝祛风、柔肝舒筋、调整下肢阴阳、滋补肝肾的作用，可用于治疗各种下肢运动、感觉障碍等疾病。"风府""太冲"配伍使用，可促进肝脑相通、濡养气血，调节阴阳，以达到通调脑络、祛风止颤、柔肝舒筋的目的，体现了通上达下、标本兼治的特点。

（3）严格控制针刺风府的角度及深度：风府，又名鬼林、鬼穴、鬼枕、舌本，首载于《素问·骨空论》。由于此穴位于人体上颈部，临近延髓，在施针时如操作不慎，针刺过深或者方向错误，极易造成延髓损伤，引起严重医疗事故。《素问·刺禁论》记载"针头中脑户，入脑即死"，因此，在针刺风府穴时，掌握其针刺的角度和深度显得尤为重要。关于针刺深度，《针灸甲乙经》中有"禁不可灸，灸之令人喑，刺入四分，留三呼"，《针灸大成》记载"针四分，禁灸，灸之令人失音"，《席弘赋》中"从来风府最难针，却用工夫度浅深"。风府的解剖学位置在枕骨和第一颈椎之间，左右斜方肌之间，有枕动脉的分支，伴有第三枕神经分支和枕大神经，其深部的椎管内有延髓。通过观察，认为针刺风府穴进入颅腔的深度与针刺方向关系密切，如果针尖向前上方斜刺，最易从枕骨大孔刺入小脑延髓池而伤及延髓。延髓背侧网状结构内有重要的生命中枢，若被刺伤，会导致呼吸和心跳抑制甚至骤停，危及患者生命。因此，针刺风府时头微前倾，项部放松，向下颌方向缓慢刺入0.5～1.0寸，不可向上深刺，以免刺伤延髓。

2. 理论基础

颤证是由于肝肾亏虚、髓海失充以致筋失濡养，而出现肝风内动的一种疾病。主病在肝，风气内动为其关键发病因素，病位在脑，病邪积聚于脑府，使之功能异常，治疗宜采取息风止痉、柔肝舒筋、通调脑络为主要原则。风府是督脉穴位，督脉为"阳脉之海"，其与脑直接相联系，具有调节全身气血、宣散风邪、通调脑络的作用。太冲为足厥阴肝经的原穴，是脏腑原气经过、留止的部位。"风府""太冲"配伍使用，可促进肝脑相通、濡养气血、调节阴阳，以达到通调脑络、祛风止颤、柔肝舒筋的目的。

（1）病位在脑：脑为髓海，居于颅内，《灵枢·海论》载："脑为髓之海……髓海有余，则轻劲多力，自过其度。"脑又称为"元神之府"，脑部精气充盛是脑功能活动的物质基础，主宰人体生命活动，司人体精神活动及感觉、运动，肢体的协调运动依赖于髓海充盈。若年老精亏，脑髓失养，脑失其用，则会出现运动迟缓、活动不利等运动功能障碍，还会出现情绪异常，记忆力衰退，视、听、嗅觉功能减退等非运动症状。

①脑主生命活动，司机体运动：明代方以智《物理小识》言"脑散动觉之气，厥用在筋"。《锦囊密录》言："脑为元神之府……以调节脏腑阴阳，四肢百骸之用。"张锡纯在《医学衷中参西录》中提到："人之脑髓空者，知觉运动俱废。"髓海充足，脑窍得养，司机体运动功能正常，则肢体活动自如，反应敏捷；髓海不足，脑窍失养，机体运动调控失司，则出现肢体震颤、反应迟钝、活动缓慢等症状。

②脑主精神活动：《重庆堂随笔》曰："脑可主觉悟动作之司。"《医林改错》载："灵性记忆不在心而在脑。"《医易一理》曰："及能记忆古今，应对万物者，无非脑之权也。"脑为人体精神、意识、思维活动的重要枢纽，脑髓充足则脑主精神意识活动功能正常，表现为精力充沛、记忆力强、情绪和缓；脑髓亏虚则出现精神萎靡、记忆减退、情绪异常等神志之症。

③脑主感觉运动：《医学原始》言："耳目口鼻之所导人，最近于脑，必以脑先受其象而觉之，而寄之，而存之也。""脑颅居百体之首，为五官四司所赖，以摄百肢，为运动知觉之德。"《医易一理》提到："脑气筋入五官脏腑，以司视听言动。"脑髓充足则脑司感觉、运动的功能正常，则视物精明、言语清晰、听力正常、嗅觉灵敏、运动如常；反之，则出现视物昏花、言语障碍、听力下降、嗅觉减退、感觉运动功能异常等症状。

（2）主病在肝：颤证的发生与肝密切相关。《黄帝内经》言"年四十而阴气自半也""精血衰耗，水不涵木……肝阳偏亢，内风时起""诸风掉眩，皆属于肝"。肝为刚脏，应东方之位，与春气相通。肝气主升主动，气机失和易亢逆化风，风自肝入络。人体筋膜属肝，受肝经的气精血充养，其收缩弛张赖肝气。筋附骨节，不能自持，相荡风起，正位不能固守，筋脉拘急，故头摇肢颤。肝主筋司运动，需气血温煦濡养，肝血足则筋脉得养、运动灵活，筋挛震颤多与肝风内动及肝之气血阴阳失调相关。老年患者阴气衰退，肝肾精血亏虚，肢体筋脉失濡养，故见手足颤动。肝主疏泄，阴津亏虚，气机失调，津停为痰，血滞为瘀，久则化火生风，扰动筋脉。《张氏医通》载"盖木盛则生风生火，上冲于头，故头为颤振"，肝木生风，肾阴虚生火。《灵枢》中提到："血脉和利，精神乃居。"王肯堂《证治准绳》指出："夫老年阴血不足，少水不能制盛火，极为难治。""肝主风，阳主动，此木气太过而克脾土，脾主四肢，四肢者，诸阳之末，木气鼓之故动。"提示由于肝主藏血，气血是精神活动的物质基础，肝脏是参与血液生成及运行的重要脏腑，肝血亏虚，无以制约肝阳而生风致颤，正如《素问·五脏生成》云："肝受血而能视，足受血而能步，掌受血而能握，指受血而能摄。"肝藏血功能正常，可濡润筋膜，年老肝血亏时，末端阳气不足，肝风侮之，筋爪失养，出现手足震颤、身斜体颤等症状。颤证多本虚标实，病机多因髓海不足、经脉失养、肝风内动。患者大多年老，肝气已衰，肝阴不足，则肝阳上亢，阳热化风；肝血亏虚，筋膜失养，致筋颤、肌强。

（3）风气内动为其关键发病因素：风邪为百病之长，若年老体衰，肝肾亏虚，则正气衰弱无法抗邪，风邪乘虚而起，并兼他邪夹杂作乱，无处不及，或于腠理，或于脏腑，或于脉络。风性主动，风邪致病最易动血生风。人体感受风邪后多以动摇不宁为其症状特征，《三因极一病证方论》曰："风颤者……故使头招摇，而手足颤掉也。"《伤寒论》言："身为振振摇""振振欲擗地""身眴动""头摇"，出现颤抖、抽搐、角弓反张等症状。颤证的发生便离不开风邪的侵袭，风邪是病情变化的始终贯穿因素。《素问·至真要大论》中"诸暴强直，皆属于风"，风邪的特性为主动、善行而数变，认为"颤证"与肝风有密切关系。明代王肯堂《证治准绳·杂病·第五册·诸风门·颤振》载："颤，摇也。振，动也。筋脉约束不住，而莫能任持，此风之象也。""此病壮年鲜有，中年以后乃有之，老年尤多。"可见颤证是由于肝血亏少，虚风内动，导致筋脉失约，肢体摇动震颤不止。《素问·生气通天论》载"阳气者，精则养神，柔则养筋"，养神则神清，养筋则筋柔。神清筋柔需要阳气的滋养。一旦阳气不能发挥精柔的作用，必然会影响神和筋的功能，出现心神障碍和筋脉异常。阳化气主动。机体的心神活动、肢体运动、气血运行、津液流转，是阳气推动的结果。气为血之帅，血为气之母，气血津液非阳气不能运行，若阳虚气弱，无力推动、无以帅行，阴阳血气不能正常运行以养心神、濡筋骨、利关节，必将动风生风，导致出现动摇不定、变化迅速、痉挛抽动不能自止的症状。从运动症状来看，阳虚动风导致运动过多，如手足徐动、头摇肢颤，出现刻板样、舞蹈样运动，可累及肢体、口舌、颈、躯干、腹部，甚至出现持续的肌肉收缩和肌阵挛等症状；阳气不足，失于温煦推动，不能柔养筋脉，则筋脉挛急，强直不用，并见姿势异常。

（4）针刺通调脑络、祛风止颤、柔肝舒筋：颤证的病机为肝风内动、髓海不足、筋脉失养；治疗原则为通调脑络、祛风止颤、柔肝舒筋。针灸处方以"风府""太冲"为主穴。首选风府，从腧穴定位来看，风府与脑府密切相关。脑府乃人体"元神之府"，《灵枢·海论》云："髓海有余，则轻劲多力，自过其度；髓海不足，则脑转耳鸣，胫酸眩冒，目无所见，懈怠安卧。"《医学原始》中亦有"脑颅居百体之首，为五官四司所赖，以摄百肢，为运动知觉之德"，可见，脑府主司人体的一切神气活动，全身筋脉肌肉关节活动自然离不开脑府的支配。从经脉循行来说，风府穴是阳维脉与督脉的交会之处，督脉能"统一身之阳气"，能够总督人体一身之阳气，其脉气与全身各阳经相通，故督脉通则百脉俱通。故而取督脉穴治疗颤证有通达全身气机之妙。阳维脉维络全身诸阳经，针刺阳维脉具有振奋阳气的作用。从风府的主治作用来看，风府是治风之要穴，临床上主治中风、癫狂、癔病等内风为患的神志病症，也可以治疗如肝风上扰、肝火上炎、外感风邪所致的病症。《行针指要赋》亦有"或针风，先向风府百会中"，风府擅长疏解一身之风邪，息风止颤。故针刺风府不仅可以直达病所，祛风止颤，还可以通调全身气机，改善患者整体状况。

"太冲"为足厥阴肝经的原穴和输穴，是脏腑原气经过、留止的部位。《灵枢·九针十二原》云："五脏有疾也，当取之十二原。"原穴在临床上可以治疗所属脏腑的病变。从腧穴定位来看，太冲穴位于足背侧，第一、第二跖骨结合部之前凹陷处。位于足部，《灵枢·本输》云："提步抬足，首当其冲，为要冲之穴，穴处脉气充盛，故名。"《素问·五脏生成》载："足受血而能步，掌受血而能握，指受血而能摄。"说明足部的运动功能正常要依靠其气血充足。颤证的主要症状是运动迟缓及步态不稳，《行针指要赋》言："且如行步难移，太冲最奇。"从经脉循行来看，"肝足厥阴之脉……与督脉会于颠"，取足厥阴肝经腧穴有通调脑络之用。从太冲的主治功能来看，太冲位居肝经冲要之位。肝主疏泄的功能是疏调气机，性喜条达而恶抑郁。肝疏泄有令，气机宣畅，气血调和，肝就能发挥伸展舒畅之性，则筋脉柔和。肝主藏血，收受一身之血而藏之，若因血瘀或血虚易致肝木失和而致肝风内动。本病病机为肝风内动，针刺太冲具有疏肝祛风、柔肝舒筋、调整下肢阴阳、滋补肝肾的作用，可用于治疗各种下肢运动、感觉障碍等疾病。"风府""太冲"配伍使用，可促进肝脑相通、濡养气血，调节阴阳，以达到通调脑络、祛风止颤、柔肝舒筋的目的。

二、适用范围

息风止痉针刺法适用于肝肾亏虚、髓海失充、筋失濡养、肝风内动而致的"颤证""痉证"，即现代医学所说的帕金森病，尤其对静止性震颤、姿势步态异常等临床症状的改善效果显著。

三、技术操作

1. 施术前准备

（1）器具准备：0.3mm×45mm毫针、治疗盘、弯盘、消毒棉签、75%医用乙醇或0.5%～1%碘伏。

（2）体位选择：以便于取穴为原则，根据选穴部位采用不同的适宜体位。老年人、小孩，以及身体虚弱和晕针者以卧位为宜。

（3）穴位选择：风府穴（双侧）、太冲穴（双侧）。符合《经穴名称与定位》（GB/T 12346—2021）的规定。

肝肾两虚型：配太溪、肝俞、肾俞、命门、腰阳关、四神聪、三阴交。

痰火瘀结型：配曲池、风池、丰隆、合谷。

气血两虚型：配足三里、血海、养老、手三里、气海、关元。

（4）环境：卫生要求符合《医院消毒卫生标准》（GB15982—2012）的规定，保持环境安静，清洁卫生，避免污染，温度适宜。

（5）消毒

①部位消毒：针刺前用 0.5% ～ 1% 碘伏或 75% 医用乙醇棉球对受术者针刺部位由中心向外做环行擦拭消毒。

②术者消毒：施术者双手应使用肥皂或洗手液清洗干净，再用速干手消毒剂消毒。

2. 施术方式

（1）操作：风府穴，患者取俯卧位，常规消毒，安定患者情绪并使其项部放松，以 0.3mm×45mm 毫针向下颌角方向进针 0.5 ～ 1.0 寸，得气为度，不行补泻手法，针尖不可向上深刺，以免从枕骨大孔刺入后刺伤延髓，危及生命。

太冲穴，患者取仰卧位，常规消毒，安定患者情绪并使其项部放松，以 0.3mm×45mm 毫针采用指切进针法，直刺 0.5 ～ 0.8 寸，得气后行小幅度提插捻转手法，使针下有沉紧、酸麻胀等针感。

（2）疗程：针刺后留针 30 分钟，每周针刺 2 次，6 次为 1 个疗程。

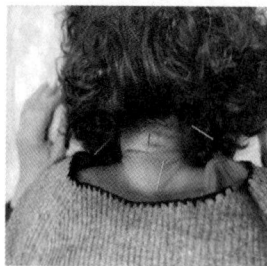 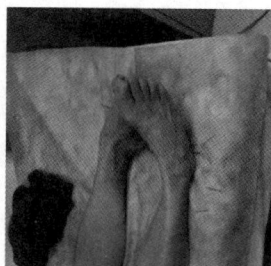

图 11-1 风府　　　　图 11-2 太冲

3. 施术后处理

（1）施术后的正常反应：针刺后，穴位局部可能会出现酸麻胀重等遗留针感，一般无须处理，针感多在针刺后 12 小时内自行消失。

（2）施术后的异常情况及处理

①晕针：若针刺过程中，患者出现头晕目眩、心慌气短、恶心欲吐、面色苍白、冷汗淋漓等晕针反应，应立即停止针刺，去枕平卧，松开衣带，通畅空气，饮用温开水，一般患者可逐渐恢复正常。若见不省人事，呼吸微弱，脉微欲绝者，可配合现代医学急救措施。

②出血和皮下血肿：若出针后针刺部位出血，可用干棉球按压出血部位，切忌揉动。若微量皮下出血而出现局部小块青紫时，一般不必处理，可自行消退。若局部肿胀较重，青紫面积较大时，可先冷敷以止血，24 小时后再做热敷，以促使局部瘀血消散吸收。

四、注意事项

1. 针灸治疗室要求宽敞明亮，光线良好，温度适宜。

2. 所选针具必须经过严格消毒或者为一次性针灸针具，针刺治疗前必须消毒双手及施针部位。

3. 患者应选择舒适的体位，既有利于准确选定穴位，又有利于顺利完成。

4. 施术者应严肃认真，专心致志，精心操作，针刺前向患者说明施术要求，消除恐惧心理，取得患者的合作。

5. 针刺时，应注意进针的角度及深度、提插幅度和捻转角度的大小、频率的快慢等，应根据患者的具体情况和术者所要达到的目的而灵活掌握。

6. 过度劳累、饥饿、空腹、惧针、精神紧张的患者不宜立即针刺。

7. 针灸过程中加强巡视，以防意外情况发生并及时处理。

五、临床验案

验案1：颤证案（一）

阮某，女，50岁，2016年6月2日初诊，主诉：双上肢不自主颤抖2年余。2年前出现右手麻，伴轻微颤抖，后来病情逐渐加重，出现双上肢颤抖，右侧较重，不能自控，遇情绪紧张时加重，写字困难，双下肢走路颤抖加剧，迈步小，足抬不高，走路拖拉，面色淡白，形体消瘦，倦怠乏力。心肺腹检查无异常。舌淡，苔薄白，脉弦细。

中医诊断：颤证（气血两虚型）。

西医诊断：帕金森病。

处方：拟针刺治疗。

取穴：风府、太冲、四神聪、足三里、血海、养老、手三里、气海、关元。

操作：风府进针0.8寸，针尖向下颌方向缓慢刺入，四神聪平刺0.8寸，行快速捻转手法，其余穴位直刺，留针30分钟，每隔10分钟行捻转补法。每周治疗1次，6次为1个疗程。

6月23日二诊：经治1个疗程后，患者双下肢颤抖症状明显缓解，走路轻快，双上肢颤抖频率较前减慢，发作次数减少，患者诉胃口尚可，睡眠较好，精神一般，面色相对红润，舌淡苔白。

7月15日三诊：第2个疗程结束后，患者上肢颤抖症状明显缓解，下肢无明显症状，行走自如，精神尚好，面色正常，体力较好。

按语：本病病程长，久病耗伤气血，气虚则血无以化生，血虚则无法滋养肝木，导致筋脉、爪甲、肌肤等失去血的濡养而出现肢体麻木、关节拘急不利、手足震颤等症状。其兼证为面色无华，神疲乏力，动则气短，心悸健忘，纳呆，舌体胖大，质淡红，苔薄白，脉沉无力或沉细。治则以补气养血为主，选穴为足三里、血海、养老、手三里、气海、关元为主，阳明经脉多气多血，选穴多以此为主。本病多属本虚标实，主病在肝，病位在脑，病机多因髓海不足，经脉失养，肝风内动所致，治则采取通调脑络、祛风止颤、柔肝舒筋。

验案 2：颤证案（二）

徐某，男，62 岁，2007 年 8 月 5 日初诊。主诉：肢体不自主震颤 1 年余，伴口干、咳痰 2 个月。就诊时可见患者四肢及下颌不自主震颤，并伴有头晕、咯黄痰、口干等症状。心、肺、腹部检查无异常。舌红，苔黄腻，脉弦数。

中医诊断：颤证（痰热动风型）。

西医诊断：帕金森病。

处方：拟针刺治疗。

取穴：风府、太冲、丰隆、百会、合谷、外关。

操作：风府进针 0.8 寸，针尖向下颌方向缓慢刺入，百会平刺 0.8 寸，行快速捻转手法，其余穴位直刺，百会、丰隆针刺用泻法，余穴用补法，留针 30 分钟，每隔 10 分钟行捻转手法。每周治疗 1 次，6 次为 1 个疗程。

8 月 25 日二诊：1 个疗程后，患者四肢颤抖症状明显缓解，频率较前慢，并无头晕、咳痰等症状，精神尚好，舌淡红苔白，脉弦。

按语：风火交盛，以致津液不行，痰湿停聚，故多夹痰，风痰邪热阻滞经络，发为颤证。其中"或针风，先向风府百会中"。泻百会以息肝风，太冲助百会平息肝风；合谷、外关调理气血，亦符合中医血行风自灭的理论。丰隆为化痰要穴。诸穴配合起到了补益肝肾、息风止痉之效，从而使震颤得到了很好的控制。

验案 3：颤证案（三）

李某，男，76 岁，2020 年 9 月 25 日初诊。主诉：双上肢及头部不自主抖动 7 年余，加重 6 个月。病史：患者 7 年前无明显诱因出现右上肢抖动，安静时明显，不能控制，伴行动迟缓，身体强直，言语稍不利，口角偶有流涎，于湖北省某医院诊断为帕金森病，予以美多芭、金刚烷胺口服治疗，病情较平稳；半年前患者出现双上肢及头部不自主抖动，无法控制，呈进行性加重，伴双足冰凉，腰腿痛，乏力，偶有头晕，纳尚可，夜寐差，便秘，小便可。检查：四肢肌力Ⅳ+级，肌张力增高，舌淡，苔薄白，脉细弱。

中医诊断：颤证（肝肾两虚型）。

西医诊断：帕金森病。

处方：拟针刺治疗。

取穴：风府、太冲、太溪、肝俞、肾俞、命门、腰阳关、四神聪、三阴交。

操作：风府进针 0.8 寸，针尖向下颌方向缓慢刺入，四神聪平刺 0.8 寸，行快速捻转手法，其余穴位直刺，留针 30 分钟，每隔 10 分钟行捻转补法。每周治疗 1 次，6 次为 1 个疗程。

10 月 15 日二诊：1 个疗程后，患者头部及双侧上肢不自主抖动较前稍缓解，腰腿痛较前缓解，大便较前通畅，口角偶有流涎，睡眠一般，肌张力仍高，双足冰凉，纳差，舌脉同前。

11 月 5 日三诊：第 2 个疗程结束后，患者头部及双侧上肢抖动明显减轻，腰腿痛消失，口角流涎消失，肌张力尚可，乏力症状较前明显好转，行走持续时间较前延长，双足冰凉感明显好转，纳食较前好转，睡眠一般，二便尚可，舌淡，苔薄白，脉细。

按语：患者初诊时头部及双侧上肢不自主抖动，自诉口服左旋多巴类药物 7 年余，症状呈渐进性加重，考虑诊断为帕金森病异动症。肾居下焦之地，主守命门，肾阳主一身之阳，其温煦、推动、气化功能正常，方能化气生神于外，温脏腑于中，充髓养血于内。因此，肾阳虚衰可导致一系列全身症状，如肾阳亏虚，无力推动津液运行，可导致便秘；脾肾阳虚，统摄水液无权，可见口角流涎；肾阳不足，无力温煦心阳，则见心悸不寐；肾阳虚衰，无力蒸腾水液，膀胱开阖失度，则见尿频等症状；阳气亏虚，温煦功能失常，不能濡养筋脉，则出现筋脉挛急，强直不能为用，甚至姿势异常。帕金森病异动症多因肾阳虚衰、阴阳失调、脏腑功能失常、筋脉失养所致，故临床可见头摇肢颤、手足徐动，出现舞蹈样、刻板样运动，甚至表现为持续的肌阵挛和肌肉收缩等。故治当从温阳息风论治，且以温补肾阳为主，以达平衡阴阳、补益脏腑、调达气血之功，阴平阳秘，诸风自息。所选穴位中，风府宣散风邪，太冲、三阴交、肝俞、肾俞、命门、腰阳关滋补肝肾，四神聪镇静醒脑，因与病机契合，故疗效显著。

第十二章　调脊通督针法

一、技术简介

调脊通督针法，是湖北省中医院针灸科丁德光教授在强调"督主诸阳之气，为阳脉之海"的基础上，根据全国名老中医药专家李家康教授"齐刺法"治疗痛证的临床经验，结合自身多年的临床经验，将督脉点与膀胱经穴相配用以治疗脊柱相关疾病的特色疗法。

1. 技术特点

（1）理论溯源：调脊通督针法以"督主诸阳之气，为阳脉之海"为根基，创新性地指出"脊柱平衡失调，督脉阳气虚滞"乃是脊柱相关疾病的根源所在，从中医经典理论中探寻发病机制，构建治疗理论框架。

（2）针刺工具灵活选用：针对不同疾病，可以灵活选用针具或针刀。

（3）选穴精妙：调脊通督针法选穴以督脉（脊柱）作为核心，巧妙选取督脉点与膀胱经穴。涵盖病变椎间盘节段督脉点、夹脊穴（包含病变上下节段及其他节段）以及神经通路压痛点（阿是穴）。这种选穴方式有机融合了局部与远端选穴策略，完美契合中医"腧穴所在，主治所在"和"经脉所过，主治所及"的经典理论，精准定位治疗靶点。

（4）治疗效能：针刺督脉腧穴及夹脊穴，可最大程度贴近椎间盘病变区域，高效促进椎管内炎性渗出物及致痛物质的吸收，精准调节交感神经兴奋性。夹脊穴因深层神经分布丰富，能有效改善肌肉营养代谢，调控细胞凋亡过程，调节自由基代谢水平，提升 β-EP 活性等，进而显著缓解肌肉痉挛状态。通过多维度作用机制，从根源上消除病因影响，达到显著的镇痛效果。

2. 理论基础

（1）中医经典理论：调脊通督针法的理论根基深植于《灵枢》《素问》

等中医经典著作。《灵枢·官针》中对齐刺法有明确记载："齐刺者，直入一，傍入二，以治寒气小深者。或曰三刺，三刺者，治痹气小深者也。"这为调脊通督针法在选穴及针法运用上提供了古典依据。古代医家运用齐刺法治疗范围较小且部位较深的由寒气侵入经络所致的痹证，为后世医家运用此针法奠定了基础。《素问》对阳气与人体关系亦有深刻阐述，如《素问·生气通天论》提到"阳气者，精则养神，柔则养筋"，《素问·举痛论》指出"阴气竭，阳气未入，故卒然而痛"，清晰地表明脊柱相关病变与阳气不足紧密相连，突出了阳气在人体生理活动中的关键作用。众多现代研究表明，阳气亏虚会影响人体气血运行及脏腑功能，进而引发多种疾病，这与调脊通督针法重视阳气、调理督脉以治疗脊柱相关疾病的理念相契合。

（2）经脉气血关系：督脉在人体经络系统中占据关键地位。它起于胞中，沿脊背中央上行，贯穿整个脊柱，与胸腹腔诸脏腑建立广泛联系。其别络夹于腰两侧而行，且脊柱正是督脉循行之处，此处也是脊神经的分布区域。督脉之别，别走太阳，足太阳膀胱经循行于脊柱两侧，与足少阴肾经相表里，腰为肾之府；足少阳胆经，主骨所生病。另外，督脉起于会阴，归肝肾两经统辖，肝主筋，肾主骨，肝经与督脉会于颠顶，脑为髓海。由此可见，督脉与脊柱疾病发病相关的各脏腑经络存在千丝万缕的联系。正如《素问·骨空论》所言"督脉为病，脊强反厥"，当督脉气血失调，各脏腑功能紊乱，会出现骨弱髓竭、四肢失养的情况，进而引发腰腿痛等脊柱相关疾病。现代医学研究发现，刺激督脉穴位可调节人体神经系统、内分泌系统等功能，影响全身气血运行，这为调脊通督针法通过调节督脉气血治疗疾病提供了现代医学层面的解释。同时，人体经脉大多左右交会，脉气左右相贯，当经脉气血失于平衡时，可采用巨刺法调节。《素问·阴阳应象大论》记载"善用针者，从阴引阳，从阳引阴，以右治左，以左治右"，巨刺法刺激健侧腧穴，激发患侧经络经气，以祛除同经邪气，与调脊通督针法整体调节人体气血阴阳平衡的理念相辅相成。

（3）穴位治疗原理："经穴所在，主治所在"的治疗作用原理是调脊通督针法穴位选取的重要依据。病变椎体邻近的夹脊穴及督脉穴是治疗的关键穴位。夹脊穴和督脉下神经丰富，且是脊柱软组织损伤粘连、炎症明显的部位。针刺这些穴位后产生的酸麻胀感可向周围扩散，发挥多重治疗作用。其一，能疏通经络、调和气血，调节脊柱周围气血，恢复脊柱平衡。有研究表明，针刺夹脊穴可改善局部血液循环，促进炎性物质的吸收，缓解疼痛症状。其二，可消除局部炎症，缓解肌肉痉挛，促进血液循环，改善肌肉营养代谢和力学状态，从而调整脊柱曲度、失稳状态及椎间关节紊乱。如在临床实践中发现，对腰椎间盘突出症患者针刺病变椎体邻近的夹脊穴及督脉穴，能有效减轻患者腰部疼痛，改善腰椎活动功能。风府、风池等穴位在调脊通督针法中也发挥着重要作用。风府穴能够疏通颈项部经络，贯通足太阳膀胱经与督脉经气。风池穴能祛内外诸风，疏通少阳经气，助三焦通阳化气。二者配合，可通督温阳化气、祛除风寒湿邪。督脉主神志病，百会、风府、C4～C5督脉点、风池相配，不仅通督脉阳气，还能安神定志、舒畅少阳经气、调节情志。相关研究证实，针刺这些穴位可调节人体神经递质水平，改善睡眠质量，缓解因脊柱疾病引发的焦虑、抑郁等精神症状。

二、适用范围

各种脊椎及其周围软组织病变，如各型颈椎病、胸椎病、腰椎退行性病变、腰椎间盘突出症、各种椎体失稳，以及棘上、棘间韧带损伤等，以及各种脊椎相关疾病，如与颈椎相关的头痛、眩晕、失眠、颈心综合征，与脊椎相关的泄泻、便秘等。

三、技术操作

1. 施术前准备

（1）器具准备：0.3mm×（45～60mm）毫针、0.4～0.6mm针刀、

5mL：0.1g 利多卡因注射液、0.9% 生理盐水、5mL 或 10mL 注射器、治疗盘、弯盘、消毒棉签等辅助用具（具体根据临床操作需求准备）。

（2）体位选择：俯卧位。

（3）穴位定位：根据中医经络理论、退行性脊椎病的病理生理和解剖特点，每一种疾病，利用棘突触摸法在脊柱棘突、棘突间及其旁开 2 ～ 3cm 找到比较明显的反应点（多为痛点、棘突侧弯最明显处），病变一般为一个或几个椎体，取穴以主要病变椎体或椎间盘所在的两侧夹脊穴为主，同时再取上下各 1 对夹脊穴，共 3 对（骶 1 无夹脊穴，以上髎穴代替），同时主要病变椎体棘突间处所在的督脉线上点（可以是或不是督脉上的穴位），总共 7 穴为主穴；根据患者病情及辨证情况，可以适当增加督脉穴、夹脊穴和其他部位穴位。

（4）消毒

①部位消毒：施术前应该对患者的施术部位进行消毒，可用 0.5% ～ 1% 碘伏棉球在施术区由内向外擦拭消毒。针刀治疗需碘伏消毒 3 次。

②术者消毒：施术者双手应使用肥皂或洗手液清洗干净，再用速干手消毒剂消毒。

2. 施术方式

（1）针刺法：夹脊穴直刺进针 25 ～ 50mm，运针得气，行提插捻转平补平泻手法；督脉穴进针 20 ～ 30mm，运针得气，捻转平补平泻手法；每 10 分钟捻针 1 次，留针 30 分钟。

（2）针刀法：消毒后铺巾，按 1 ∶ 1 抽取利多卡因及注射用生理盐水 5mL，先打皮丘，再刺入深层，回抽无血，边注射边退出，行逐层浸润麻醉，每个治疗点约注射 1mL（部分耐痛者可以不麻醉）。取针刀，严格按照针刀四步操作规程，刀口沿人体纵轴方向，垂直于治疗点皮肤，快速进刀至皮下。

①棘突下点：分别采用直刺、向上下各 45° 斜刺 10 ～ 20mm，纵行疏通切割 2 ～ 3 次，出针刀；

②棘突点：分别采用直刺、向上下各 45° 斜刺 5 ～ 10mm，纵行疏通切

割 2 ～ 3 次，出针刀；

③棘突下旁开点（腰夹脊穴）及棘突旁开点：在浅筋膜层面纵行切割 3 ～ 5 次，然后向下 25 ～ 40mm，在深部病变组织行纵行疏通切割 2 ～ 3 次，出针刀；

④神经通路压痛点：刺入 20 ～ 55mm 到达深层疼痛部位，行纵行疏通 3 ～ 4 次，出针刀。

3. 施术后处理

治疗结束后，棉签按压针孔数秒，碘伏消毒，针刀治疗点可贴医用无菌敷料，预防感染；患者平卧 10 分钟后无不适方可离开。嘱患者避免剧烈活动，以静卧休息为主。

四、注意事项

针刺、针刀的安全度较高，在保证操作规范的前提下，出现事故的概率低。但是患者体位不当、空腹、情绪过度紧张等情况，或者施术环境闷热、空气流通不畅，都可能导致晕针、断针、皮下血肿等意外情况发生。若治疗过程中出现意外，要及时处理，具体处理方法如下：

1. 晕针：若在施术过程中出现晕针的情况，如患者突感头晕、目眩、心慌、恶心欲吐等，应立即将针取出，并让患者平躺，及时打开门窗，确保空气流通，同时让患者服温开水或糖水。若晕针严重，可按压或针刺人中穴，配合现代医学措施进行急救。

2. 断针：嘱患者不要紧张、乱动，避免断针陷入深层组织。如断端显露，可用镊子等工具将其取出。如断端没入皮下，应在定位后手术取出。

3. 出血与血肿：出血与血肿属于施术过程中较为常见的意外情况，若出现此情况，首先要安抚患者，然后立刻用无菌棉签垂直按压出血局部 1 ～ 3 分钟。

4. 施术过程较严重的意外包括严重的感染、伤及大血管、气胸等情况，出现此类情况要马上停止治疗，及时做好对症处理。

5.夹脊穴施术过程中，应严格掌握刺入方向和角度，防止进入椎管，以免损伤脊髓。

五、临床验案

验案1：腰椎间盘突出案

黄某，男，54岁，2018年3月12日初诊。主诉：腰痛半年余。病史：患者近半年来，腰部疼痛时轻时重，酸胀重着，转侧不利，近来天气变冷，疼痛加剧，得温则减，休息后稍缓解，一直未经系统治疗。纳可，二便调。既往有腰椎间盘突出病史。查体：腰椎MRI示L4～L5椎间盘突出，舌质淡红，苔薄白，脉沉弦。

中医诊断：腰痹（肝肾亏虚证）。

西医诊断：腰椎间盘突出。

处方：采取调脊通督针法治疗。

取穴：根据取穴原则，中医经络理论、退行性脊柱病的病理生理和解剖特点，每一种疾病，利用棘突触摸法在脊柱棘突、棘突间及其旁开2～3cm都能找到比较明显的反应点（此病例为痛点），取穴腰4～5两侧夹脊穴，同时再取上下各1对夹脊穴，共3对（骶1无夹脊穴，以上髎穴代替），同时腰4～5椎体棘突间处所在的督脉线上点，总共7穴为主穴；根据患者病情及辨证情况，可增加腰阳关穴。

操作：采用针刀，根据操作规范进行操作。针刀法：消毒后铺巾，按1∶1抽取利多卡因及注射用生理盐水5mL，先打皮丘，再刺入深层，回抽无血，边注射边退出，行逐层浸润麻醉，每个治疗点约注射1mL（部分耐痛者可以不麻醉）。取针刀，严格按照针刀四步操作规程，刀口沿人体纵轴方向，垂直于治疗点皮肤快速进刀至皮下。手法：棘突下点：分别采用直刺、向上下各45°斜刺10～20mm，纵行疏通切割2～3次，出针刀；棘突点：分别采用直刺、向上下各45°斜刺5～10mm，纵行疏通切割2～3

次，出针刀；棘突下旁开点（腰夹脊穴）及棘突旁开点：在浅筋膜层面纵行切割 3 ~ 5 次，然后向下 25 ~ 40mm，在深部病变组织行纵行疏通切割 2 ~ 3 次，出针刀；治疗结束后，棉签按压针孔数秒，碘伏消毒，针刀治疗点可贴医用无菌敷料，预防感染；患者平卧 10 分钟后无不适离开。嘱患者避免剧烈活动，以静卧休息为主。

3 月 20 日二诊：患者疼痛症状消失，舌淡红，苔薄白，脉浮缓，不适随诊。

按语：此患者年过五旬，肝肾亏虚，腰为肾之府，又感受寒湿之邪，寒湿痹阻，不通则痛，因疼痛剧烈，先以治标止痛为主。舌质淡红，苔薄白，脉沉弦乃肝肾亏虚，寒湿阻络之象。

验案 2：颈肩综合征案

刘某，男，46 岁，2019 年 11 月 3 日初诊。主诉：颈肩部疼痛 1 周。病史：1 周前因受寒起床后突觉右侧颈肩部冷痛不适，活动轻微受限，自行热敷、贴膏药治疗后未见明显好转。现表现为颈部发僵、两上肢酸麻胀痛，抬举轻微受限，偶有头晕不适；吹风及受凉后疼痛症状加重；纳可，二便调，夜寐欠安，既往有颈椎病病史。查体：精神差，痛苦面容，舌暗，苔薄白，脉沉细。

中医诊断：项痹（寒湿内阻证）。

西医诊断：颈肩综合征。

处方：采取调脊通督针法治疗。

取穴：大杼、风池、夹脊穴、肩井、肩髃、肩髎、臂臑、曲池、合谷、外关。

操作：夹脊穴直刺进针 25 ~ 50mm，运针得气，行提插捻转平补平泻手法；余穴进针 20 ~ 30mm，运针得气，捻转平补平泻手法；每 10 分钟捻针 1 次，留针 30 分钟。

11 月 12 日二诊：患者诉颈、肩胛及后背部疼痛较前好转，肩背部时有酸痛，颈部转到近极限时颈背部有轻微疼痛，舌暗，苔薄白，脉沉细。针灸治疗仍以颈夹脊、手阳明大肠经为主。取穴同前，于肩髃、肩髎、臂臑穴上加用温针疗法，每穴 5 壮，每日 1 次，6 次为 1 个疗程。本疗程结束后，患者诉症状基本缓解，颈、肩胛及后背部疼痛等症状消失，颈部活动自如。

按语：患者因受凉而起病，出现右侧颈肩部冷痛、发僵，两上肢酸麻胀痛，抬举轻微受限，吹风及受凉后疼痛症状加重；舌暗，苔薄白，脉沉细。乃寒湿侵袭，痹阻经络，气血运行不畅所致，病机为风寒湿痹、经络受阻；治宜温经散寒，通络止痛。

验案 3：颈源性头痛案

张某，女，25 岁，2021 年 10 月 3 日初诊。主诉：反复头痛 3 个月余。病史：3 个多月来时感后枕部胀痛，时有牵及前额痛，双侧乳突、颞部、颈部疼痛，伴有双侧肩背疼痛，以右侧为甚。低头时间长、寒冷可诱发疼痛。自行热敷、揉按、平卧可稍缓解。纳可，二便调，夜寐欠安，既往有颈椎病病史。查体：精神差，痛苦面容，舌暗，苔薄白，脉弦细。

中医诊断：项痹（气滞血瘀证）。

西医诊断：颈源性头痛。

处方：采取调脊通督针法治疗。

取穴：风府、风池（双）、天柱（双）、C3 ～ C6 夹脊穴、C4 ～ C5 棘突间督脉点、大椎；在头半棘肌、头夹肌、斜方肌处寻找 6 ～ 8 个敏感点（根据局部压痛、肌紧张、皮下硬结等异常反应确定）。

操作：采用针刀，根据操作规范进行操作。风府、风池、天柱等穴分别采用直刺 3 ～ 5mm，纵行疏通切割 1 次，出针刀；棘突下点分别采用直刺、向上下各 45° 斜刺 5 ～ 10mm，纵行疏通切割 2 ～ 3 次，出针刀；棘突点分别采用直刺、向上下各 45° 斜刺 5 ～ 10mm，纵行疏通切割 2 ～ 3 次，出针刀；夹脊穴或棘突旁开在浅筋膜层面纵行切割 3 ～ 5 次，然后向下 5 ～ 15mm，在深部病变组织行纵行疏通切割 2 ～ 3 次，出针刀，创可贴外敷治疗点，嘱患者适当休养。

10 月 8 日二诊：患者诉头颈部疼痛较前好转，肩背部时有酸痛，长时间持续伏案仍会引发疼痛，舌暗，苔薄白，脉沉细。针刀治疗仍以颈夹脊，头半棘肌、头夹肌、斜方肌处敏感点为主。针刀操作同前。每5天治疗1次，3次为1个疗程。3次治疗完毕，头痛消除，近半年无复发。

按语： 患者因长期姿势不当而起病，出现后枕部胀痛，时有牵及前额痛，双侧乳突、颞部、颈部疼痛，伴有双侧肩背疼痛；舌暗，苔薄白，脉弦细。乃督脉阳气虚滞，气血运行不畅所致，阳虚是核心病机，督脉阳气阻遏是基本病机。

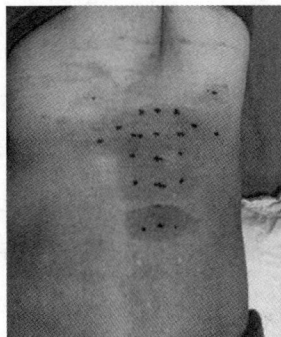

图 12-1　调脊通督针法
治疗腰椎间盘突出症

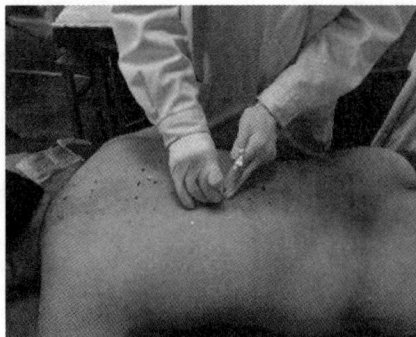

图 12-2　调脊通督针法治疗颈肩综合

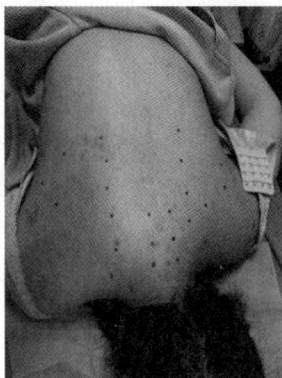

图 12-3　调脊通督针法
治疗颈源性头痛

第十三章　温阳益肾针灸法

一、技术简介

温阳益肾针灸法由湖北省中医院针灸科韦丹教授在继承和发展了李家康教授、黄鼎坚教授和张建斌教授的学术思想的基础上，结合自身临床实践提出的一种针灸并用的综合疗法。

1. 技术特点

温阳益肾针灸法是将针刺、艾灸、中药、经络腧穴相结合的一种综合疗法。其中"调神"是基础，也是治疗尿失禁的核心，"调神七针法"将百会、玉枕、风池、太阳、内关、神门、三阴交七个腧穴相配伍，共同发挥通督调神、补肾养神、调心安神之功效；"温阳益肾"是治疗尿失禁的关键，即运用"膀胱五针法"或"温肾八针法"，在腹部及腰骶部局部取穴以求气至病所，并结合"温阳益肾灸"温补行气、疏通经络，多管齐下，综合治疗尿失禁。

（1）调神为先，内外同治：以"调神"作为治疗根基与核心，强调针刺时医患双方对"神"的把控。医生需意念集中，根据患者精神、意识及全身情况而施针；患者要心平气和，用心体会针感，既能安定患者的"神"，又可内修医者自身的"神"。日常可配合练习易筋经，通过神意与形气相结合，激发全身之气，培补元真。《素问·针解》曰："必正其神者，欲瞻病人目，制其神，令气易行也。"针刺过程以安神、调神为主，手法选择缓慢捻进针法，"缓慢进针、分层取气、得气为先"，调治患者的"神"，与此同时也重视对医者自身的守神，施针时全神贯注、精神内守，以神驭针，用针行气，经气已至，慎守勿失，最终起针到病除之效。

（2）手法精细，针感精准：针刺手法可分为持针、进针、行针、留针和出针五个环节。进针选用缓慢捻进针法，操作要点为缓慢、间歇捻转进针，进针过程要不急不躁。为避免刺痛感的出现，最为关键的一点是在皮肤层的捻转操作要尽可能轻巧，捻转幅度小于15°，下压指力均衡，使患者产生轻微麻胀感，即所谓的"皮肤感"。留针过程中，定时给予间歇行针，反复激发经气以提高疗效。当辨证须施以补法时，出针后按压针孔片刻，避免经气外泄；施以泻法时，出针后不按压针孔，使邪气随针而出。

（3）针灸并用，以温为通：基于中医针灸经络腧穴理论，整合针刺与艾灸的优势。针刺方面，膀胱五针法以"膀胱三穴"为主，结合齐刺法，疏通病变部位气血，恢复膀胱气化固摄作用；而温肾八针法以背俞穴诊疗为主，加用电针，持续刺激腰骶部穴位，恢复骶尾部神经功能。艾灸则针对不同的阴阳失衡状态，采用温阳益肾、培元固本的药饼灸、药箱灸、任督二脉铺灸等特色灸疗，发挥经络腧穴、药物及灸法的多重作用，使疗效持久巩固。

2. 理论基础

（1）中医经典溯源

1）治神理念：《素问·宝命全形论》中"凡刺之真，必先治神，五脏已定，九候已备，后乃存针"，明确指出在针刺治疗时，首要任务是调治患者的精神状态。《灵枢·本神》亦云"凡刺之法，先必本于神"，强调了"神"在针灸治疗中的核心地位。人体的生理功能，如气血运行、脏腑的正常运转，均受神的调控；在病理状态下，无论是外感邪气入侵还是内生脏腑病变，都会引发神的异常改变。例如，长期情志不畅，导致肝气郁结，进而影响心神，出现失眠、焦虑等症状，这体现了人体生理病理变化与神的紧密联系。因此，在针灸治疗中，不仅要关注患者紊乱的气血，更要重视对其神志的调治，使患者达到精神内守、心神安定的状态，以促进疾病的康复。

2）气至疗效观：《灵枢·九针十二原》所云"刺之要，气至而有效，效之信，若风之吹云，明乎若见苍天"，深刻阐述了"气至"在针灸治疗中的关键作用。"气至"包含得气与气至病所两个层面。得气是指在针刺穴位时，患者产生酸、麻、胀、重等感觉，同时医者也能感受到针下有沉紧感，这表明针刺激发了穴位处的经气。气至病所，则是使经气循经络传导至病变部位，发挥治疗作用。例如，在治疗下肢痹痛时，通过恰当的针刺手法，使针感从针刺穴位沿着下肢经络传导至疼痛部位，疼痛往往能得到明显缓解。只有实现"气至"，才能更好地施行补泻手法，达到疏通经络、调和气血、扶正祛邪的治疗目的，从而取得良好的临床疗效。

3）尿失禁病机阐述：《素问·宣明五气》记载"膀胱不利为癃，不约为遗溺"，精准概括了尿失禁的发病机制与膀胱功能失调密切相关。肾与膀胱相表里，肾主水，司开合，膀胱贮藏和排泄尿液依赖于肾的气化作用。若下元亏虚、肾阳不足，无法温煦和推动膀胱气化，膀胱开合失司，就会出现小便失禁。《难经·六十七难》中"阳病行阴，故令募在阴"，揭示了选取膀胱募穴中极治疗膀胱病的内在原理。募穴是脏腑之气汇聚于胸腹部的特定穴位，中极为膀胱募穴，是膀胱经气在腹部的结聚之处，能直接调节膀胱的功能。现代解剖学研究也发现，中极穴与膀胱充盈状态下的体表投影相近，针刺中极可更有效地作用于膀胱。《灵枢·官针》中"齐刺者，直入一，傍入二，以治寒气小深者。或曰三刺，三刺者，治痹气小深者也"，为膀胱五针法中齐刺的应用提供了理论依据。齐刺法通过增加针刺的刺激量和作用范围，可更有效地治疗病位局限且病邪深入的疾病，在治疗尿失禁时，能加强对膀胱局部气血的疏通作用。《灵枢·背腧》"欲得而验之，按其处，应在中而痛解，乃其腧也"，阐述了背俞穴与脏腑功能的紧密联系。背俞穴是脏腑之气输注于背腰部的特定穴位，通过按压背俞穴，若出现疼痛且按压后疼痛缓解，可判断相应脏腑存在病变。温肾八针法选用肾俞、膀胱俞等背俞穴，正是基于此理论，通过调理背俞穴，可疏通足太阳膀胱经气血，调节肾与膀胱的功能。《灵枢》中"遗溺则补之"的观点，明确了从肾论治尿失禁的基本方向，提示在治疗尿失禁时应以补肾温阳、固摄下元为主要原则。

（2）名老中医思想传承

1）李家康"补肾祛瘀"：李家康教授经过多年临床实践总结出"补肾祛瘀"的治疗法则。肾为先天之本，肾中精气是人体生命活动的根本动力。

当人体肾虚时，气血运行无力，容易导致瘀血内生；而瘀血阻滞又会进一步影响气血的生成和运行，加重肾虚的症状。在尿失禁的治疗中，尤其对于病程较长的患者，肾虚与瘀滞相互交织的情况更为常见。这类患者除有小便失禁的症状外，还常伴有腰膝酸软、神疲乏力、面色晦暗等肾虚与瘀血内阻的表现。因此，在治疗时，以补肾培元为基础，根据患者的具体症状，灵活配伍活血、通络、化痰、解郁等祛瘀方法，以达到标本兼治的目的。

2）黄鼎坚"通督调神"：黄鼎坚教授提出的"通督调神"理念对温阳益肾针灸法的调神七针法产生了重要影响。督脉起于胞中，下出会阴，沿脊柱内上行，至项后风府穴处进入颅内，络脑，并由项沿头部正中线，经头顶、额部、鼻部、上唇，到上唇系带处。督脉总督一身之阳经，被称为"阳脉之海"，与脑、髓密切相关。调神七针法选取百会、玉枕、风池、太阳、内关、神门、三阴交七个穴位。百会为诸阳之会，位于颠顶，是人体阳气汇聚之处，针刺百会可通调督脉与各阳经气血，起到补气安神的作用。玉枕穴属足太阳膀胱经，与阴阳跷脉相通，可调节眼睑开合及睡眠。风池穴能祛风解表、清头明目、通窍活络，与百会、玉枕配合，可通调阳经气血、醒脑调神。太阳穴为经外奇穴，刺激该穴可缓解头部疲劳、振奋精神。内关为手厥阴心包经之络穴，别走手少阳三焦经，又为八脉交会穴，通阴维脉，善治神志疾病，有理气通络、安神定志的功效。神门为手少阴心经之原穴，心经气血在此留止，可通调心经气血，宁心安神。三阴交为足三阴经（肝、脾、肾）的交会穴，对脾、肝、肾三经经气具有通调作用，可健脾益气、补肾调肝、宁心安神。七穴配伍，共同发挥通督脉、补肾气、调心神的作用，使患者精神内守、心神安定，从而达到治病除疾的目的。

3）张建斌"通督扶阳"：张建斌教授认为督脉在人体阳气输布和阴阳平衡调节中起着至关重要的作用。督脉不通畅会导致人体阳气无法正常输布，阴阳失衡，从而引发各种疾病。在温阳益肾针灸法中，重视对督脉的调理与"通督扶阳"理念相契合。通过针刺督脉穴位或采用艾灸等温热疗法作用于督脉，可激发督脉的阳气，调节全身阳经气血，使人体阳气充足，阴阳协调，达到治病健体的效果。例如，在治疗一些阳虚体质并伴有肢体关节疼痛的患者时，运用温阳益肾针灸法刺激督脉穴位，可改善患者的阳虚症状，缓解关节疼痛。

4）严蔚冰"古本易筋经十二势导引法"：国家级非物质文化遗产"中医诊疗法——古本易筋经十二势导引法"代表性传承人严蔚冰教授的学术思想与温阳益肾针灸法存在相通之处。古本易筋经十二势导引法通过伸筋拔骨、吐故纳新、守中和合等独特的功法练习，可使人体经络通畅，气血运行加快，从而达到强筋壮骨、固摄精气、濡养脏腑、涵养心性的效果。这与温阳益肾针灸法中注重调神、培补元气、疏通经络的理念相辅相成。例如，练习易筋经可增强人体体质，提高机体免疫力，与温阳益肾针灸法结合，可更好地促进患者康复。尤其对于一些慢性疾病患者，在接受针灸治疗的同时，配合易筋经练习，能取得更显著的疗效。

（3）经络穴位的作用

1）调神穴位：百会穴，其名称最早见于《针灸甲乙经》。《针灸资生经》中也记载"百会，治小儿脱肛久不差……心烦闷，惊悸"，充分说明了百会穴在调节人体阳气、治疗神志疾病方面的重要作用。针刺百会可激发人体阳气，使阳气通达全身，起到补气安神、醒脑开窍的作用。太阳穴，虽然是经外奇穴，但在临床应用中十分广泛。《达摩秘方》中提及太阳穴可用于治疗头痛、偏头痛等头部疾病。现代研究也表明，刺激太阳穴能调节大脑的血液循环，缓解疲劳，振奋精神，起到醒脑调神的作用。玉枕穴，在《针灸甲乙经》中有"头项痛，恶风，汗不出，凄厥恶寒，呕吐，目系急，痛引颊，头重项痛，玉枕主之"的记载，表明其与头部、眼部及神经系统疾病相关。因其与阴阳跷脉相通，能调节人体的睡眠节律，改善睡眠质量。内关穴，作为手厥阴心包经的重要穴位，《灵枢·经脉》中记载"手心主之别，名曰内关，去腕二寸，出于两筋之间，循经以上系于心包，络心系"，明确了内关与心脏及神志的密切联系。临床上，内关常用于治疗心痛、心悸、胸闷、失眠、郁证等神志疾病，具有理气通络、安神定志的作用。神门穴，是手少阴心经的原穴，《灵枢·九针十二原》中云"五脏有疾也，应出十二原，而原各有所出，明知其原，睹其应，而知五脏之害矣"，说明原穴与脏腑疾病的诊断和治疗密切相关。神门穴可通调心经气血，宁心安神，常用于治疗心烦、失眠、健忘、惊悸等病症。三阴交穴，作为足三阴经的交会穴，《针灸甲乙经》记载其"足下热，胫痛不能久立，湿痹不能行，三阴交主之"，《备急千金要方》中也提到"三阴交主脾胃虚弱，心腹胀满，不思饮食"等。该穴对脾、肝、肾三经经气具有通调作用，可健脾益气，促进脾胃运化，为气血生化之源；补肾调肝，滋养肝肾之阴，又能宁心安神，对人体的整体机能起到调节作用。

2）膀胱五针法穴位：在腹部局部取穴，中极、中极旁开1寸（左右各1穴）、归来（双），共5个腧穴。中极穴，作为膀胱募穴，在《针灸大成》中记载"中极，募也，足三阴、任脉之会"，其与膀胱的生理病理联系紧密。中极穴不仅是膀胱经气在腹部的汇聚点，现代研究还发现，其位置与膀胱充盈状态下的体表投影相近，针刺中极穴可直接作用于膀胱，调节膀胱的气化功能。中极旁开1寸穴位应用齐刺法，是基于《灵枢·官针》中齐刺法的理论。齐刺法通过一针直刺，两针傍刺，增加了针刺的刺激量和作用范围，可更有效地疏通中极穴周围的气血，加强对膀胱局部的治疗作用，促进膀胱气化功能的恢复，使小便能够正常控制和贮存。

3）温肾八针法穴位：肾俞穴，是肾之背俞穴，《素问·长刺节论》中说"病在肾，俞在腰股"，明确指出肾俞与肾脏疾病的关联。肾俞穴位于足太阳膀胱经上，肾脏之气输注于此，针刺肾俞可补肾益精、温肾壮阳，调节肾脏功能。膀胱俞穴，为膀胱之背俞穴，可疏通足太阳膀胱经气血，调节膀胱的气化功能。中髎穴，属足太阳膀胱经，位于腰骶部，正对第3骶后孔，第3骶神经后支由此通过。《铜人腧穴针灸图经》中记载"中髎治丈夫五劳七伤六极，腰痛，大便难，腹胀下利，小便淋涩，飧泄，妇人绝子带下，月经不调"，现代研究表明，中髎穴在治疗压力性尿失禁、前列腺增生等泌尿系统疾病方面具有良好的疗效。会阳穴，为足太阳膀胱经与督脉交会穴，其作为下焦阴阳之气交会之处，具有清热利湿、益肾固带的功效。针刺会阳穴时，采用3寸毫针深刺，强调针感向会阴、膀胱、尿道部位放射，使针感直达病所，增强对泌尿系统的治疗作用。肾俞、膀胱俞、中髎、会阳四穴共用，共同发挥温阳益肾、逐瘀的功效，调节肾与膀胱的功能，治疗尿失禁等相关疾病。

4）温阳益肾灸法穴位：背俞穴，是五脏六腑之气输注于背腰部的特定穴位，《素问·气府论》中记载"五脏之俞各五，六腑之俞各六"，说明了背俞穴与脏腑的对应关系。通过艾灸背俞穴，可调理五脏六腑的气血，增强脏腑功能。督脉，被称为"阳脉之海"，总督一身之阳经，《难经·二十八难》中说"督脉者，起于下极之俞，并于脊里，上至风府，入属于脑"，艾灸督脉可激发全身阳经经气，振奋人体阳气。任脉，为"阴脉之海"，诸阴经均与其交会，《十四经发挥》中记载"任脉起于中极之下，以上毛际，循腹里，上关元，至咽喉，上颐，循面，入目"，艾灸任脉可调节人体阴经气血，滋阴养血。在温阳益肾灸法中，选取肾俞、神阙、关元等穴位。肾俞穴在前面已阐述其温肾散寒的作用。神阙穴，位于脐中，为人体生命之根蒂，《会元针灸学》中记载"神阙者，神之所舍其中也"，艾灸神阙可培元固本、回阳救逆、和胃理肠。关元穴，为任脉穴位，《扁鹊心书》中记载"每夏秋之交，即灼关元千炷，久久不畏寒暑，人至三十，可三年一灸脐下三百壮；五十，可二年一灸脐下三百壮；六十，可一年一灸脐下三百壮，令人长生不老"，说明关元穴具有补虚培元、温肾固精、调理气血的功效。艾叶，性温，具有温经散寒、扶正祛邪的作用，《本草纲目》中记载"艾叶能灸百病"。生姜，可温中行气，两者相配，在艾灸过程中，借助艾灸的热力将艾叶及药粉的药力传导至所选穴位，达到温补行气、疏通经络、平衡阴阳的目的。且艾叶和生姜原材料易得、安全、简便、经济，便于临床应用和推广。

二、适用范围

温阳益肾针灸法可以广泛用于泌尿生殖系统疾病，尤其对尿失禁、尿频、前列腺炎等。

三、技术操作

1.施术前准备

（1）患者：向患者交代病情及相应的诊疗方案，消除患者紧张或焦虑等不良情绪，并嘱患者在治疗开始前排空小便，放松心情。

（2）医者：医者在治疗中要专心致志、全神贯注、精神内守，认真观察患者在针刺治疗过程中的反应，必要时调整治疗方案或采取相应措施。

（3）治疗器械

①针具：依据患者体质、年龄、腧穴、病情的不同选用不同规格的毫针，包括（0.30～0.35mm）×75mm（3寸）及（0.30～0.35mm）×40mm（1.5寸）毫针、电针仪。

②灸具：特制灸疗药汁、药粉；姜汁、姜末；特级艾绒、艾条、艾灸盒。

③辅助用具：点火工具、治疗盘、弯盘、镊子、消毒棉签、消毒棉球、消毒镊子、治疗巾、纱布等（具体根据临床操作需求准备）。

（4）穴位定位：符合《经穴名称与定位》（GB/T 12346—2021）的规定。（注：具体疾病选穴可根据临床具体情况选取）

（5）体位选择：以便于取穴为原则，根据选穴部位采用不同的适宜体位。老年人、小孩，以及身体虚弱和晕针者以卧位为宜。

（6）环境：卫生要求符合《医院消毒卫生标准》（GB15982—2012）的规定，保持环境安静，清洁卫生，避免污染，温度适宜。

（7）消毒

①部位消毒：施术前应该对受术者施治部位进行消毒，施治部位消毒可用0.5%～1%碘伏棉球由中心向外做环行擦拭消毒。

②术者消毒：施术者双手应使用肥皂或洗手液清洗干净，再用速干手消毒剂消毒。

2.施术方式

温阳益肾针灸法以调神七针法为核心，以膀胱五针法和温肾八针法为关键（临床上可单独使用或交替运用），以耳针法、电针法等现代针刺法为补充，并联合温阳益肾灸法、温阳益肾穴位贴敷等中医特色疗法，可根据患者的辨证及实际情况，灵活组合治疗方案。

（1）调神七针法

取穴： 百会、玉枕（双）、风池（双）、太阳（双）、内关（双）、神门（双）、三阴交（双）。

操作： 患者取坐位、仰卧位或俯卧位，穴位处及医者双手常规消毒后，百会、玉枕平刺 0.5 ～ 0.8 寸，风池向鼻尖方向斜刺 0.8 ～ 1.2 寸，太阳、内关、神门直刺或斜刺 0.3 ～ 0.5 寸，三阴交直刺 0.8 ～ 1.2 寸，诸穴均施平补平泻手法，以得气为度，留针期间行针 2 ～ 3 次，每次留针 30 分钟，1 周 3 次，6 次为 1 疗程。

（2）膀胱五针法

取穴： 中极、中极旁开 1 寸（左右各 1 穴）、归来（双）。

操作： 治疗前嘱患者排空小便，取仰卧位。选用 40mm 的针灸针，针刺中极穴时平刺 0.5 ～ 0.8 寸，针刺朝曲骨方向（脚尖方向），左右各平刺一针，针尖朝向中极穴方向，针刺归来穴时，平刺 0.5 ～ 0.8 寸，五针朝向一个方向，针刺时施行小幅提插加捻转手法，使穴位有放电感，针刺放射向前阴部。留针期间以捻转手法行针 2 ～ 3 次，避免使用提插手法，每次治疗时间 30 分钟，1 周 3 次，6 次为 1 个疗程。

（3）温肾八针法

取穴： 肾俞（双）、膀胱俞（双）、中髎（双）、会阳（双）。

操作： 选用 75mm 长的针灸针，针刺中髎时，按照之前揣穴时定位的骶后孔的位置直刺进针，以针尖探穴，务使针入骶后孔，针感放射到膀胱或前阴部，一般进针 2 ～ 2.5 寸。会阳穴在骶部，尾骨端旁开 0.5 寸，针刺会阳穴时，垂直皮肤，针尖朝向外侧，刺入时针尖与水平面大致成 60°，留针的双侧会阳穴针柄呈交叉状，患者有明显酸麻重胀感。进针完毕后，分别在同侧次髎和会阳穴上接两组电针，频率 4 ～ 20Hz，以患者耐受为度，波形选用连续波；并在肾俞穴处以艾灸盒进行艾灸，每次治疗时间 30 分钟，

1周3次，6次为1个疗程。

（4）温阳益肾灸法

①药箱灸：将益智仁、盐制乌药、生黄芪、补骨脂、桑螵蛸、金樱子、菟丝子、肉桂等药煎煮成药汁备用，取长4～7cm艾条点燃置于两孔艾灸盒中，将已浸润药汁的纱布放置在艾灸盒下方，患者仰卧位时将艾灸盒与前正中线平行，置于神阙或关元处；患者俯卧位时将艾灸盒与脊柱垂直，放置于穴位处。根据患者的耐受程度，将温度控制在有温热且不致烫伤为宜，每次治疗时间30分钟，1周3次，6次为1疗程。如条件不允许，也可单纯使用艾灸盒灸关元或肾俞。

②温肾暖宫灸：先平铺阴阳调理灸治疗巾，将阴阳调理灸模具放置其上，在模具底部铺放厚2～3cm、温度37～39℃的新鲜姜末，待姜末压制均匀无空隙后取下模具。再将铺设姜末的治疗巾置于以关元穴为中心，半径为8～10cm处，在姜末上均匀铺设25～30g艾绒，在治疗巾底部放置温度计。点燃艾绒，观察温度计，待温度达到40℃时，开始计时。艾绒燃烧后，逐渐添加艾绒，维持施灸体表温度在40～44℃（以患者有温热舒适感为度），施灸时间为40分钟。灸毕，将治疗巾连同姜末及艾绒一同移除，擦净灸后皮肤。施术完成后，观察患者及施灸部位有无异常，协助患者穿衣。结束后，饮蜂蜜水一杯。10天1次，3次为1个疗程。

③温阳益肾灸：先平铺阴阳调理灸治疗巾，将阴阳调理灸模具放置其上，在模具底部铺放厚2～3cm、温度37～39℃的新鲜姜末，待姜末压制均匀无空隙后取下模具。再将铺设姜末的治疗巾置于以命门穴为中心，半径为8～10cm处，在姜末上均匀铺设25～30g艾绒，在治疗巾底部放置温度计。然后点燃艾绒，观察温度计，待温度达到40℃时，开始计时。艾绒燃烧后，逐量添加艾绒，维持施灸体表温度40～44℃（以患者有温热舒适感为度），施灸时间为40分钟。灸毕，将治疗巾连同姜末及艾绒一同移除，擦净灸后皮肤。施术完成后，观察患者及施灸部位有无异常，辅助患者穿衣。结束后，饮蜂蜜水一杯。10天1次，3次为1个疗程。

（5）温阳益肾穴位贴敷

处方：生黄芪、补骨脂、金樱子、菟丝子、五味子、覆盆子、肉桂、丁香。

用法：上药适量共研细末备用。每用 3 ～ 6g，用醋或凡士林调成膏状贴敷于关元穴或肾俞穴处，或调为丸状，制成脐疗贴，贴于肚脐处，每次 4 ～ 6 小时。

（6）严蔚冰古本易筋经十二势导引法：具体参看本节附录。

①预备势（疏导任督二脉）屈膝下蹲，两手抱膝，低头呈团状，重心向前、向右、向后、向左移动，重心还原，两手扶膝，膝盖挺直，两手十指交叉，翻掌心向下，起身上托，重心上移，慢慢放松，抱后脑，两臂打开，抬头、挺胸、挺腹、挺小腹、挺腹股沟，伸展达到最大体位时"咯"的一声，从腹间自然发出，上举，左右打开，水平位卷指握拳，放下时，依次打开肩、肘、腕、手指，恢复松劲站立，重复三次。

②韦驮献杵第一势（疏导手太阴肺经）：两脚开立，与肩同宽，两手转掌心向前，在体前捧起，在胸前合掌，向前推出，左右打开，转掌握拳，放松肩、肘、腕、手指，恢复松静站立。

③韦驮献杵第二势（疏导手少阳三焦经）：右脚向右一大步，屈膝下蹲，呈大马步，两手在体前捧起，在胸前翻掌，上托，左右打开，水平位握拳，起身时依次放松肩、肘、腕、手指，并恢复松静站立。

④九鬼拔马刀势（疏导足太阳膀胱经）：两脚并拢，自上而下放松，两手侧平举，掌心向上，左手大拇指抵后心，右手夹抱颈项带住嘴角，左转、还原，两手交替。左势与右势合为 1 次，做 3 次后，两手侧平举，掌心向下，握拳。放松。依次放松肩、肘、腕、手指，并恢复松静站立。

⑤收势（疏导足太阴脾经）：两脚开立，与肩同宽，两手在体前捧起，在胸前分掌。右手上托，左手下压，两手交替，7 次后，两手在体前合掌，气息调匀后搓掌，掌心发热后，击掌 7 次。依次拍打左右手的内关、外关、环跳、足三里、三阴交各 7 次。两手从体侧上举，至头顶握拳，向下导引，依次放松肩、肘、腕、手指，恢复松静站立。

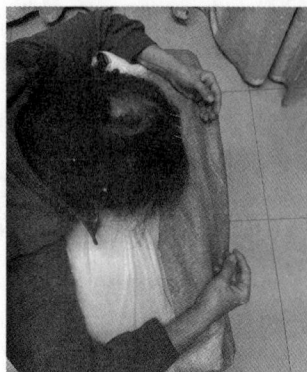

图 13-1 调神七针法

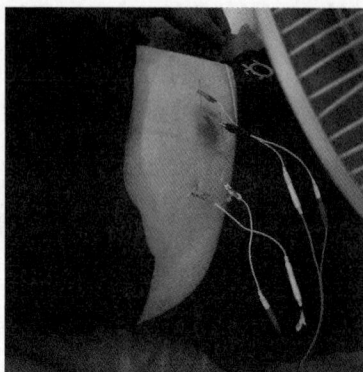

图 13-2 膀胱五针法

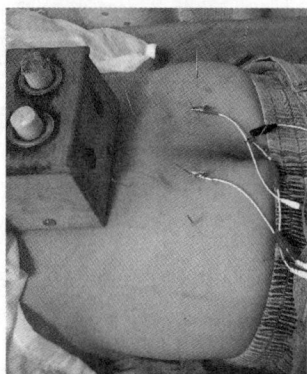

图 13-3 温肾八针法

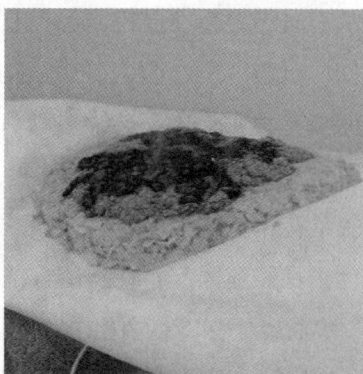

图 13-4 温阳益肾灸（温肾暖宫）

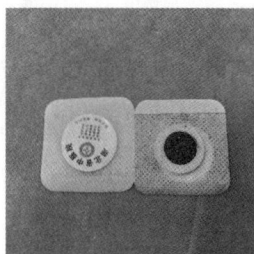

图 13-5 温阳益肾穴位
贴敷

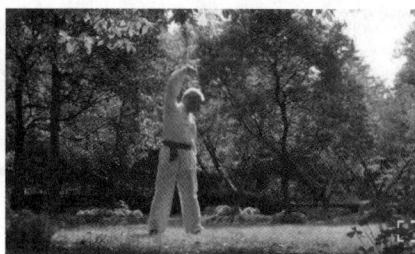

图 13-6 严蔚冰古本易筋经十二势
导引法

3.施术后处理

（1）施术后的正常反应：针刺后，部分针感强烈的患者可能会出现针灸处的酸麻胀重等遗留针感，一般无须处理，经过休息即可自行缓解。

施灸后，施灸局部皮肤多有红晕灼热感，无须特殊处理，保持施灸部位洁净，避免表皮溃疡引发感染，灸感多在灸后3小时内自行消失。

（2）施术的善后与处理：毫针刺法及艾灸操作的异常情况及其处理均适用于本法，如晕针、滞针、弯针、出血、皮下血肿、水肿、水疱等，具体可参照《针灸技术操作规范》。

四、注意事项

1.施术者应严肃认真，专心致志，精心操作。施灸前应向患者说明施术要求，消除恐惧心理，取得患者的合作。

2.施术前应注意做好医疗器具、患者施治部位及医者与患者接触部位的消毒工作，以保证治疗过程中双方的安全与健康，防止感染。

3.临床施治应选择正确的体位，要求患者的体位平正舒适，既有利于准确选定穴位，又有利于施灸的顺利完成。

4.操作手法要轻柔，针刺入皮肤后，进针宜缓，同时捻转力度和幅度不宜过大，以免给患者带来痛苦和引起滞针。在施灸时，要注意防止艾火脱落，以免造成皮肤烧伤及衣物烧损。

5.治疗过程中，要随时了解患者的反应，叮嘱患者不要随意改变身体位置和姿势，以免造成弯针、滞针，甚至折针。若患者感觉过烫，可将艾灸盒轻轻托起，使其与皮肤之间保持一定距离，或在穴位局部缓慢移动以缓解灼烫感。

6.灸后若局部出现水疱，只要不擦破，可任其自然吸收。若水疱过大，可用消毒针从水疱底部刺破，放出水液后，再涂以龙胆紫药水。

7.施术的诊室，应注意通风，保持空气清新，避免烟尘过浓，污染空气，伤害人体。

8.治疗过程中需避开女性的生理期。

9.治疗后应给予患者一定的生活指导或锻炼建议，如古本易筋经十二势导引法等，以帮助患者尽快康复。

五、临床验案

验案1：尿频尿不尽案

何某，男，77岁，2021年8月18日初诊。主诉：尿频尿不尽4个月，加重2个月。病史：4个月前无明显诱因出现尿频、尿不尽感，无尿急、尿痛，未予重视及治疗。2个月前上述症状加重，伴尿急，夜尿频多而量少，4～5次/日，无尿痛，伴腰酸无力，平素怕冷，纳可，寐差，大便可。检查：腹部彩超提示前列腺增生，舌质淡、苔白腻，脉细。

中医诊断：尿频（肾阳亏虚证）。

西医诊断：前列腺增生。

处方：拟采用温阳益肾针法联合耳穴压豆治疗。

操作：①针刺治疗，取风池（双，点刺，得气后不留针）、百会、神聪（左右两穴）、玉枕（双）、太阳（双）、神门（双）、内关（双）、三阴交（双）、太冲（双）、合谷（双）、关元、中极（双）、中极旁开1寸（左右各1穴）、归来穴（双）；同时分别取同侧中极旁开1寸、归来穴为一组，应用疏密波，电针治疗30分钟，针感放射至会阴部为佳，患者耐受为度。

②耳穴压豆治疗，取神门、膀胱、尿道、肾、肺、脾、内分泌、三焦；嘱患者每日按压3次左右，每次持续2～3分钟以增强刺激，每次贴压一侧耳郭，可保持2～3天，两耳交替治疗。

8月23日二诊：经过2次针灸治疗后，患者即感睡眠改善，尿频、尿不尽症状缓解。

9月3日三诊：治疗6次后患者睡眠基本正常，夜尿次数明显减少；

9月12日四诊：治疗10次后患者诉症状基本缓解。

　　按语：本病属于尿频病，证属肾阳亏虚。宋·严用和在《严氏济生方·小便门》中提到"肾脏有寒，寒积膀胱注于脬脏，小便数或遗尿而不禁"，提出小便频数与肾脏有寒相关；《圣济总录·小便利多》云"肾者主水，膀胱为府，今肾气不足，膀胱有寒，不能制约水液，令津滑气虚，故小便利多……"，均认为尿频与肾气不足、膀胱寒积相关。肾与膀胱相表里，膀胱的主要生理功能为储尿和排尿，维持全身津液代谢平衡，肾气化功能失常则影响膀胱气化，导致排尿不畅。该患者怕冷、腰酸无力、夜尿频而量少，属于肾阳亏虚之象。患者自觉尿不尽感，中医称为小便后余沥，《圣济总录》云"虚劳小便余沥者，肾气虚弱，而膀胱不利故也，膀胱不利，则气不能化，气不化，则水道不宣，故小便后有余沥"，其发生是因肾气虚弱、膀胱气化不利。

　　本病患者患病时间较长，因症状缠绵加之自觉羞于言表，患者就诊时情绪低落，睡眠及精神状态不佳，《黄帝内经》云"凡刺之真，必先治神"，对于情绪不佳、心神不宁的患者在治疗过程中须重视调神。本病病位在膀胱，故以调神七针配合膀胱五针治疗，意在调神与治病并重，同时配合耳穴压豆，通过刺激相应耳穴达到治疗疾病的目的。患者治疗 2 次后自觉精神渐佳，夜寐尚可，尿频、尿不尽症状也得到了改善，治疗 10 次后不适症状基本缓解。

验案 2：小便不禁案

　　陈某，女，44 岁，2021 年 9 月 24 日初诊。主诉：尿液不自主流出 3 年余。病史：患者诉 3 年来反复出现尿液不自主流出，咳嗽、打喷嚏时明显，听到流水声时无明显漏尿，平素怕冷，情绪抑郁，睡眠不佳，纳可，大便溏。查体：舌质暗，苔白，脉沉。

　　中医诊断：小便不禁（脾肾阳虚证）。

　　西医诊断：尿失禁。

　　处方：拟采用温阳益肾针灸法治疗。

　　操作：①针刺治疗，取双侧风池、颈夹脊点刺不留针。百会、四神聪（左右两穴）、玉枕（双）、神门（双）、合谷（双）、内关（双）、三阴交（双）、太溪（双）、中髎（双）、次髎（双）、下髎（双）、会阳（双）；同时分别取同侧次髎、会阳为一组，应用疏密波，电针治疗30分钟，针感放射至前阴部为佳，以患者耐受为度。②温阳益肾灸法。

10月1日二诊：患者针刺治疗6次，温阳益肾灸治疗3次后，自诉尿液不自主流出情况明显好转，偶咳嗽、打喷嚏时漏出，无明显怕冷，睡眠佳。继续予针刺配合温阳益肾灸法治疗，配合凯格尔运动疗法。

10月18日三诊：针刺治疗12次后，患者未诉特殊不适，纳眠可，二便调。

按语：尿失禁，中医称之为"遗溺"或"小便不禁"，指清醒状态下小便不能控制而自行流出，其发生常与禀赋不足、老年肾亏、暴受惊恐、跌打损伤、痰蒙心窍、病后体虚等因素相关。本病病位在膀胱，与肾、脾、肺关系密切，其病机为下元不固、膀胱失约。该患者反复出现小便不自主流出、平素怕冷、舌暗苔白、脉沉、大便溏，为脾阳、肾阳不足，肾气不固之象。考虑患者病程长，以肾虚为主要表现，肾虚日久易致瘀滞，瘀滞反过来加重肾虚，故予温阳益肾灸法温肾散寒、活血化瘀。其病位在肾与膀胱，而以肾为关键，故以温肾八针配合调神七针治疗。患者情绪抑郁，睡眠不佳，调神七针调理患者心神、睡眠，调节患者精神状态达到最佳，有利于鼓舞正气抗邪，与温肾八针相配，起到事半功倍之效。

验案3：遗尿案

周某，女，23岁，2021年4月16日初诊。主诉：间断性遗尿20年。病史：患者自述幼时出现遗尿，长大后虽稍缓解，但仍间断遗尿，平均1个月1次，易在劳累后出现。平素畏寒，偶腰酸，易烦躁，睡眠一般，小便清长，大便可。查体：舌质淡红，苔薄白，脉弦细。

中医诊断：遗尿（肾气不固证）。

西医诊断：遗尿。

处方：拟采用温阳益肾针灸法治疗。

操作：①针刺治疗，取百会、四神聪（左右两穴）、玉枕（双）、内关（双）、神门（双）、合谷（双）、次髎（双）、中髎（双）、下髎（双）、秩边（双）、会阳（双）、足三里（双）、三阴交（双）、昆仑（双）、太溪（双），留针30分钟。分别取同侧次髎、会阳为一组，电针治疗30分钟，要求针感放射至前阴部，以患者耐受为度，同时艾灸肾俞穴30分钟。②温阳益肾灸。

嘱患者加强营养，忌生冷，避免劳累。

5月18日五诊：诉畏寒、腰酸较前明显好转，睡眠较前佳，纳食可，二便调。继予针刺及温阳益肾灸治疗。

7月16日七诊：患者诉治疗期间未出现遗尿症状，纳眠可，二便可。继前法治疗。

按语：《黄帝内经》云"肾咳不已，则膀胱受之；膀胱咳状，咳而遗溺"，指出遗尿的病位在肾与膀胱。本病患者自幼时出现遗尿，乃先天不足，肾气不足，膀胱虚寒所致，随着年龄的增长，肾气逐渐旺盛，加之后天之本充补先天，故遗尿逐渐好转，然劳则气耗，故劳累后加重。本病病位虽在膀胱，但膀胱是代肾受邪，故以温肾八针配合调神七针治疗。因考虑患者先天不足，膀胱虚寒，故行温阳益肾灸以温壮肾阳、温阳化气。针刺配合艾灸治疗后，患者诉畏寒、腰酸症状明显好转，睡眠改善，未再出现遗尿症状，并嘱患者加强营养，生活规律，避免熬夜、劳累，忌食生冷。

验案4：癃闭案

魏某，男，73岁，2019年12月25日初诊。主诉：排尿困难3年余。病史：患者自诉3年前无明显诱因出现排尿困难，曾于某西医院外科就诊，医生建议手术治疗，患者拒绝。既往有甲亢病史，前列腺增生病史十余年。现患者排尿困难，伴尿频尿急，腰膝酸软，平素畏风、易出汗，活动后大汗出，睡眠差，纳可。查体：舌暗红，苔腻，脉沉弦。

中医诊断：癃闭（肾虚血瘀证）。

西医诊断：①前列腺增生；②甲状腺功能亢进。

处方：拟采用温阳益肾针灸法治疗。

操作及取穴：针刺治疗，取百会、神聪（左右两穴）、内关（双）、合谷（双）、神门（双）、中髎（双）、次髎（双）、下髎（双）、秩边（双）、会阳（双）、三阴交（双）、太溪（双）。其中会阳、次髎穴加用电针30分钟，使用连续波，要求针感放射至前阴部，以患者耐受为度，另艾灸肾俞穴30分钟。

嘱患者注意保暖，忌生冷及劳累，适当进行功能锻炼，保持心情舒畅。

2020年1月5日三诊：患者诉睡眠明显好转，小便排出较前容易，偶有尿频、尿急，腰酸较前好转。

1月28日六诊：患者诉小便可正常排出，偶有尿急、尿频，继按前治疗方案不变。治疗12次后，患者诉可正常排出小便，畏风、出汗较前明显好转，纳眠可。

按语：本病属于癃闭的范畴，小便不畅，点滴而出为癃；小便不通，点滴不出为闭，本病属于癃闭之闭。《黄帝内经》指出，男子八八，脏腑功能衰退，肾中精气衰退，天癸耗竭。本病患者为老年人，年逾古稀，正值肾气耗竭之年，故自觉腰膝酸软，肾气衰少则气化不足，而尿液的生成与肾之气化密切相关，故排尿困难。且患病日久，肾亏日久，肾阳温煦不足、推动无力，王清任云"元气既虚，必不能达血管，血管无气，必停留而瘀"，最终导致血瘀病理产物的生成。肾虚导致血瘀的产生，而血瘀又加重肾虚，两者相互影响，最终导致疾病缠绵反复。针刺选穴以调神七针配合温肾八针，调神七针调摄心神，改善患者睡眠状况及精神状态；温肾八针调经活血，肾与膀胱相表里，借疏导膀胱经气血调理肾经，艾灸肾俞穴温补肾阳、活血化瘀，同时针刺太溪滋肾阴、补肾气；两种针法同用共奏调神、补肾、活血之效。

验案5：术后虚劳案

吕某琴，女，66岁，2021年4月19日初诊。主诉：结肠癌术后尿频1年余。病史：患者诉1年前结肠癌手术后出现尿频，尿液颜色清亮，夜尿多，2～3次/日，无尿急、尿痛等其他不适。平素怕冷、少气，易感疲劳乏力，不喜活动，纳眠尚可，大便微溏，既往有结肠癌手术史、糖尿病、高血压病史。查体：舌质淡，苔薄白，脉细。

中医诊断：术后虚劳（脾肾两虚证）。

西医诊断：①结肠癌术后；②高血压；③糖尿病。

处方：拟采用温阳益肾针灸法治疗。

操作及取穴：①针刺治疗，取双侧风池、颈夹脊点刺不留针。百会、神聪（左右两穴）、内关（双）、神门（双）、合谷（双）、次髎（双）、中髎（双）、下髎（双）、秩边（双）、会阳（双）、足三里（双）、三阴交（双）、昆仑（双）、太溪（双）。分别取同侧次髎、会阳为一组，电针治疗 30 分钟，要求针感放射至前阴部，以患者耐受为度，同时艾灸肾俞穴 30 分钟。

②中药 7 剂口服，日 1 剂，分两次温服。组方如下：

黄芪 30g	党参 30g	桂枝 10g	生地黄 20g
炒白芍 20g	炒白术 10g	川芎 10g	当归 10g
红花 10g	干姜 10g	茯苓 20g	炙甘草 10g

4 月 23 日二诊：患者诉睡眠较前改善，乏力较前稍好转。继予针刺治疗，嘱患者坚持口服中药，忌生冷及劳累。

5 月 15 日五诊：患者诉尿频情况明显缓解，夜尿次数较前减少，自觉精神转佳，大便干。继续针刺，配合中药治疗。

7 月 4 日八诊：患者诉无明显怕冷、乏力，精神佳，纳眠可，二便正常。

按语：该患者属于术后虚劳，属脾肾两虚证。脾主四肢，患者平素易感乏力疲倦、少气、喜静，为脾气虚弱之象，脾病则体倦肢乏。《素问·逆调论》云："肾者水脏，主津液。"肾主水液，具有主持和调节水液代谢的生理功能。尿液的生成、排泄与肾脏功能密切相关，若肾封藏不固，则尿频、小便清长。该患者尿频、夜尿多，属于肾气不固之象。故以温阳益肾为法，针刺选穴以调神七针配合温肾八针为主，艾灸肾俞穴温肾固本，另口服健脾温阳中药方，先天与后天共补，以达精、气、神共调之效。

附录：古本易筋经十二势导引法

1. 预备势：屈膝下蹲，低头，呈团状，重心依次向前、向右、向后、向左、还原。两手扶膝，膝盖伸直，十指交叉，掌心向下，起身，上托，双手抱后脑，抬头、挺胸、挺腹、挺小腹、挺腹股沟，咳，身体还原，上托，水平位握拳并放松。依次放松肩、肘、腕、手指，并恢复松静站立。可疏导任脉和督脉，放松全身筋骨。

2. 韦驮献杵第一势：两脚开立，与肩同宽，两手转掌心向前，在体前捧起、在胸前合掌、向前推出，左右打开，转掌握拳，放松肩、肘、腕、手指，并恢复松静站立。可疏导手太阴经筋，导引肺经。

3. 韦驮献杵第二势：右脚向右迈一大步，屈膝下蹲，呈大马步，两手在体前捧起，在胸前翻掌，上托，左右打开至水平位握拳，起身时依次放松肩、肘、腕、手指，并恢复松静站立。可疏导手少阳经筋，导引三焦经，消除疲劳。

4. 摘星换斗势：呈上势大马步不变，两手在体前捧起，翻掌心向下，右手在上，左手在下，两手同时旋腕摘星，两手交替，左手在上，右手在下，两手同时旋腕摘星，左势与右势合为1次，做3次后，两手握拳收于肋下，起身时依次放松肩、肘、腕、手指，并恢复松静站立。可以疏导手少阴经筋，导引心经，消除心、腹疾病。

5. 出爪亮翅势：两脚并拢，自上而下放松，两手握拳提起，收于肋下，出爪，重心上移，左右打开，亮翅，收于肋下。放松肩、肘、腕、手指的同时，重心下移，并恢复松静站立。可以疏导手阳明经筋，导引大肠经，对头面、颈项、肩背有很好的调理作用。

6. 倒拽九牛尾势：右脚向右一大步，屈膝下蹲，呈大马步，两手在体前抱球，右转拉开呈右倒拽牛尾，还原放松，左转拉开呈左倒拽牛尾势，左势与右势合为1次，做3次后还原呈马步，两手握拳收于肋下，放松同时起身，依次放松肩、肘、腕、手指，并恢复松静站立。可以疏导足阳明经筋，导引胃经，提高胃功能，预防胃肠疾病。

7.九鬼拔马刀势：两脚并拢，自上而下放松，两手横平举，掌心向上，左手大拇指抵后心，右手夹抱颈项带住嘴角，左转、还原，两手交替。左势与右势合为1次，做3次后，两手横平举，掌心向下，握拳。放松。依次放松肩、肘、腕、手指，并恢复松静站立。可以疏导足太阳经筋，导引膀胱经，缓解下肢不畅、胸椎颈椎痛等。

8.三盘落地势：右脚向右一大步，屈膝下蹲，呈大马步，两手握拳提起收于肋下，变掌下插，前推、内收，转掌下压，握拳提起，起身时慢慢放松肩、肘、腕、手指，并恢复松静站立。可以疏导手厥阴经筋，导引心包经，缓解胸闷、胀痛，保护胸腹部。

9.青龙探爪势：两脚并拢，自上而下放松，两手握拳提起收于肋下，右手成爪状，向左上方探出，垂直下落，翻腕转体180°，握拳提起，左势与右势合为1次，做3次后，两手握拳收于肋下，依次放松肩、肘、腕、手指，并恢复松静站立。可以疏导足少阳经筋，导引胆经，有利全身气血运行，缓解腰腿、肩背、颈项拘紧。

10.卧虎扑食势：右脚向后一大步，两手成爪状，十指拄地，抬头、张口、怒目，呈右卧虎扑食势。重心前后移动7次，右脚收回，两手放松向上导引，自头顶握拳，慢慢向下导引，过肩后依次放松肩、肘、腕、手指，恢复松静站立。左卧虎扑食势7次。可以疏导足厥阴经筋，导引肝经，吐故纳新，有疏肝解郁的功效。

11.打躬势：两脚并拢，自上而下放松，两手在体前十指交叉，翻掌心向下，上举、抱后脑，两臂打开，向下打躬时，以内关夹抱听宫，起身时以头带动颈项、肩背起身。重复3次后，十指交叉上托，左右打开，水平位握拳。依次放松肩、肘、腕、手指，恢复松静站立。可以疏导足少阴经筋，导引肾经，有固肾壮腰的功效。

12.工尾势：两脚开立，略宽于肩，两手十指交叉，翻掌心向下，上托、下腰，十指拄地，脚跟提起、顿地7次后，以手推地起身、上托，左右打开，水平位握拳。依次放松肩、肘、腕、手指，恢复松静站立。可以疏导手太阳经筋，导引小肠经，对耳鸣、耳痛、颈椎病、肩关节痛等都有调理功效。

13.收势：两脚开立与肩同宽，两手在体前捧起，在胸前分掌。右手上托，左手下压，两手交替，7次后，两手在体前合掌，气息调匀后搓掌，掌心发热后，击掌7次。依次拍打左右手的内关、外关、环跳、足三里、三阴交各7次。两手从体侧上举，至头顶握拳，向下导引，依次放松肩、肘、腕、手指，恢复松静站立。可以疏导足太阴经筋，导引脾经，有醒脾养胃的功效，预防脾胃相关疾病。

第十四章　阴阳调理灸法

一、技术简介

阴阳调理灸技术由湖北省中医院周仲瑜教授创立，是以"阴阳学说"为指导，针对患者体质偏颇状态和病证，选取相应部位施以隔姜铺灸，从而达到温阳通络、培元固本、调和阴阳功效的新型艾灸技术。该技术包括温中祛湿灸、培元固本灸、温肾暖宫灸/温肾固精灸、补肺益气灸、健脾理气灸和温阳益肾灸。

1. 技术特点

（1）理论根源深厚：阴阳调理灸以古老的阴阳学说为坚实的理论基石。阴阳学说作为中国古代哲学理论的重要组成部分，深刻阐释了阴阳的交感、对立、互根、消长、转化及自和规律，以此来全面认识和解读生命、健康与疾病现象。正如《黄帝内经》所云："阴阳者，天地之道也，万物之纲纪，变化之父母，生杀之本始，神明之府也。"阴阳调理灸精准地遵循这一理念，将调和阴阳、促使机体达到阴阳平衡作为核心目标，为整个技术的实施奠定了哲学与理论基础。

（2）巧用灸法特性：该技术充分发挥了灸法温通、温补的双重特性。从温补角度看，如赵献可在《医贯·阴虚发热论》中所述"形不足者温之以气""阳旺则阴生"，明确指出温补是治疗虚证的根本方法，而灸法在其中效果显著。艾叶具有"生温熟热""纯阳之性"，配合灸火的温热刺激，能够有效地温养脏腑、补益气血、固阳益阴，通过"借火助阳"实现补虚的目的。从温通角度而言，艾灸的温热刺激可"开门祛邪"以泻实，促进人体气血经络通畅，对各种凝滞不通之症疗效颇佳。《神灸经纶》中"灸者，温暖经络、宣通气血，使逆者得顺，滞者得行"的表述，精准地概括了这一特性。阴阳调理灸巧妙地将温通与温补相结合，在中医阴阳理论的指导下，做到通中有补、以补促通，极大地拓展了艾灸治疗疾病的范围与效果。

（3）遵循特定法则：始终秉持"从阴引阳，从阳引阴"的独特法则。阴阳失调被视为疾病发生的根本原因，因此治疗疾病的关键在于准确辨明"阴病""阳病"，进而调和阴阳以治其本。《素问注证发微·阴阳应象大论》强调"知阳病必行于阴也，当从阴以引之，而出于阳。知阴病必行于阳也，当从阳以引之，而离于阴"，阴阳调理灸以此为指导，在临床实践中，针对阴阳失衡的疾病，通过巧妙运用该法则，精准地调整人体阴阳状态，达到治疗疾病的目的。

（4）辨证施灸灵活：严格遵循"辨证论灸"的首要原则，施灸过程绝非随意而为。施灸时，需要依据患者不同的证型以及各异的偏颇体质，对施灸的时间、程度和具体方式进行精细调整。这里所提及的"证"，不仅涵盖了患者在疾病发生过程中某一阶段所呈现的病理特点，还包含了体质学说中机体在健康或疾病状态下所具有的固有特质。由于机体的固有特质往往决定了其对同种证型的易感性和倾向性，所以阴阳调理灸在治疗疾病时，不仅仅局限于已出现的病理状态，更注重对机体潜在的疾病易感性和倾向性进行早期诊治，充分体现了其前瞻性和全面性。

（5）注重体质调理：调理偏颇体质是阴阳调理灸的一大特色。体质学说深入研究正常人体的生理特殊性，着重强调脏腑经络的偏颇以及精气阴阳的盛衰对体质形成的决定性影响，精准揭示了个体的差异规律、特征及内在机理。体质的差异性在很大程度上影响着疾病的发生、发展、转归、预后以及个体对治疗的反应。阴阳调理灸以中医体质学说为切入点，深刻认识到人体气血阴阳失和是导致体质偏颇的关键因素。在治疗疾病时，不仅着眼于疾病本身的症状控制，更高度重视偏颇体质对疾病发生发展的根本性影响。通过运用阴阳调理灸疗法，促使机体从整体上实现气血阴阳的调和，逐步使不同类型的偏颇体质趋向平和，有效降低机体对某些疾病的易感性，改善全身症状，从根源上实现疾病的防治。

2. 理论基础

阴阳调理灸法的理论基础是中医的阴阳学说。

（1）学说的根源与核心内涵：阴阳学说作为中医基础理论的基石，源于古人对自然的深刻洞察与理解。其核心观点为世界万物皆由阴阳二气相互对立又统一构成，阴阳二气的动态交互推动着世间万物的发展演变。这一学说融入中医领域后，全面渗透到对人体生命活动的解读、疾病发生发展机制的剖析以及临床诊疗实践的指导中，成为中医理论体系构建与发展的重要哲学支撑。

（2）阴阳失调引发疾病：阴阳失调被视为疾病发生与发展的根本病机所在。具体表现为多种复杂形式：阴阳偏胜，即阴阳双方中某一方过度亢盛，呈现出"阳胜则热，阴胜则寒""阴胜则阳病，阳胜则阴病"的实性病机特征；阴阳偏衰，指阴阳二气中一方出现虚衰不足，进而引发虚寒或虚热的虚性病机，其中肾阳在阳虚病机中占据关键地位，肾阴在阴虚病机里起着主导作用；阴阳互损，是在一方虚损的基础上，病变进一步累及相对的另一方，最终形成阴阳两虚的病机变化，且此过程与肾之阴阳失调密切相关；阴阳格拒，发生于阴阳偏盛的情况下，由于阴阳双方相互排斥，出现寒热真假的复杂表象；阴阳转化，是在特定的"极"或"重"条件下，疾病的证候性质发生向相反方向的转变；阴阳亡失，则是指机体的阴气或阳气突然大量脱失，致使生命陷入垂危的状态。

二、适用范围

1. 温中祛湿灸：适用于脾虚湿盛、中焦寒湿，如脾虚湿阻型肥胖症、虚寒型胃痛等。

2. 培元固本灸：适用于元气不足、脾肾气虚，如脾气虚弱型慢性疲劳综合征、心脾两虚型失眠等。

3. 温肾暖宫灸、温肾固精灸：适用于肾阳不足、气虚血瘀，如寒凝血瘀型月经病、肾虚胞寒型不孕、肾气不固或下焦瘀滞型尿失禁、肾精亏损型不育等。

4. 补肺益气灸：适用于肺气不足、脾肺气虚，如风寒束肺型慢性咳嗽、脾肺气虚型易感体质等。

5.健脾理气灸：适用于肝郁脾虚、脾阳不足，如肝气乘脾型胃肠功能紊乱，脾胃虚弱型腹泻、便秘等。

6.温阳益肾灸：适用于肾阳亏虚、寒湿痹阻，如肝肾亏虚、寒湿瘀阻型颈腰椎病、强直性脊柱炎，肾精不足型衰老等。

三、技术操作

1.灸材选择

（1）艾绒及姜末的制备：选用精细柔软纯净的艾绒 125 ～ 150g（艾绒精度 1：3），制备新鲜姜末 600 ～ 700g。

（2）其他辅助用品：阴阳调理灸专用模具、阴阳调理灸专用治疗巾、定量勺、棉签、清洁纱布、干棉球、酒精灯、点火器、弯盘、灭火器、电子秤、温度计。

2.部位选择

根据患者的体质偏颇状态和病证，选取相应的部位。

3.体位选择

温中祛湿灸、培元固本灸、温肾暖宫灸／温肾固精灸选取仰卧位，补肺益气灸、健脾理气灸、温阳益肾灸选取俯卧位。

4.环境要求

清洁卫生，温度适宜。

5.操作方法

（1）铺设姜末：平铺阴阳调理灸治疗巾，将阴阳调理灸模具放置其上。在模具底部铺放厚 2 ～ 3cm、温度 37 ～ 39℃的新鲜姜末，待姜末压制均匀无空隙后取下模具。

（2）铺设艾绒：将铺有姜末的治疗巾置于施灸部位，在姜末上均匀铺设 25 ～ 30g 艾绒，在治疗巾底部放置温度计。

（3）施灸

①点燃艾绒：点燃艾绒，观察温度计，待温度达到40℃时，开始计时。

②添置艾绒：艾绒燃烧后，添加艾绒4～5次，每次25～30g，维持施灸体表温度40～44℃（以患者有温热舒适感为度），施灸时间为40分钟。

③清洁灸处：灸毕，将治疗巾连同姜末及艾绒一同移除，擦净灸后皮肤。

④灸毕护理：施术完成后，观察患者及施灸部位有无异常，辅助患者穿衣。

6. 施灸后处理

（1）施灸后，皮肤多有红晕灼热感，无须处理，可自行消失。

（2）施灸后，如对表皮基底层以上的皮肤组织造成灼伤，可能发生水肿或水疱。如水疱直径在1cm左右，一般不需处理，待其自行吸收即可；如水疱较大，可用消毒针剪刺破或剪开疱皮放出水疱内容物，涂搽消炎膏药以防感染，创面的无菌脓液不必清理，直至结痂自愈（灸疱皮肤可以在5～8天结痂并自行脱落，预后一般不留瘢痕）。

（3）施灸后，如破坏皮肤基底层或真皮组织，可能发生水肿、溃烂、体液渗出，甚至形成无菌性化脓。如仅破坏皮肤基底层，受损伤的皮肤在7～20天结痂并自动脱落，留有永久性瘢痕，即古代医著所记载的灸疮。在灸疮化脓期间，不宜从事体力劳动，应注意休息，严防感染。如发生感染，出现轻度发红或红肿，可在局部进行消炎处理；如出现红肿热痛且范围较大，在局部消炎处理的同时口服或外用消炎药物；化脓部位较深，应请外科医生协助处理。

四、注意事项

1. 治疗前应告知受术者施灸过程，消除对施灸的恐惧感或紧张感。

2. 治疗期间要密切观察受术者，防止因温度过高或受术者活动导致灸具脱落而发生烧烫伤。

3.治疗结束后嘱受术者休息后缓慢坐起，继续休息 5 ～ 10 分钟后方可离开治疗室，避免体位性眩晕。

4.注意晕灸的发生，如发生晕灸现象应及时处理。

5.受术者在精神紧张、大汗后、劳累后或饥饿时不宜应用本疗法。

6.嘱受术者灸后注意保暖，避免受寒，适当休息，避免熬夜。

7.以下人群禁灸：

①施术局部皮肤破损或温度感觉障碍者。

②严重内科疾病患者及妊娠期女性。

③中暑、高血压危象、肺结核大量咯血等患者。

④阴虚火旺证、实热证患者。

⑤对姜汁、艾烟过敏者，以及儿童、妊娠期和哺乳期女性。

五、临床验案

验案1：强直性脊柱炎案

阎某，男，53 岁，2017 年 11 月 18 日初诊。主诉：颈腰背部疼痛 10 年。

病史：颈腰背部疼痛，骶髂关节疼痛，脊柱逐渐弯曲变形、僵硬，疼痛加重，并逐渐往上发展，近来感觉肩关节疼痛，在外院行激素及相关口服药治疗，疗效不佳，故前来就诊。颈、胸、腰部疼痛，晨僵，骶髂关节疼痛，脊柱歪曲、畸形，肩关节疼痛，饮食可，但易嗳气，腹胀，胃部隐痛。查体：精神一般，颈椎、胸椎及腰椎棘突旁压痛（＋），骶髂关节及肩关节局部压痛（＋）。舌质淡，苔薄，脉细。

中医诊断：痹病（阳虚寒凝证）。

西医诊断：强直性脊柱炎（晚期）。

处方：予温阳益肾灸治疗。

取穴：命门穴。

操作：选取以命门穴为中心，在半径 8 ～ 10cm 的圆形范围内施隔姜铺灸。选取适量的艾绒、姜末和其他辅助用品，嘱患者采取俯卧位行阴阳调理灸治疗，具体步骤见"技术操作"。

11 月 20 日二诊：患者诉颈、胸、腰部疼痛症状较前有所好转。食欲可，但仍易嗳气，腹胀，睡眠尚可，大小便可。舌淡，苔薄白，脉细。阴阳调理灸法同上。

11 月 22 日三诊：患者颈、胸、腰部疼痛症状较前好转，嗳气、腹胀症状仍偶作，食欲可，二便调，夜寐可。舌红，苔薄白，脉细。阴阳调理灸法同上。

11 月 29 日四诊：患者颈、胸、腰部疼痛症状较前明显好转，未诉嗳气、腹胀症状，食欲可，二便调，夜寐可。舌红，苔薄白，脉细。随诊。

按语：强直性脊柱炎，中医又称之为"龟背风"，归属于中医"痹病"范畴。患者多有关节病变，且绝大多数首先侵犯骶髂关节，以后上行发展至颈椎。早期病变处关节有炎性疼痛，伴有关节周围肌肉痉挛，有僵硬感，晨起明显。也可表现为夜间疼，经活动或服止痛剂缓解。随着病情发展，关节疼痛减轻，而各脊柱段及关节活动受限和畸形，晚期整个脊柱和下肢变成僵硬的弓形，向前屈曲。

验案 2：睡眠障碍案

刘某，女，52岁，2015年6月3日初诊。主诉：入睡困难1个多月。病史：入睡困难，上床后 2 ~ 3 小时才能入睡，严重时夜不能寐，易醒，伴心悸、健忘、心神不宁、多梦，气短懒言，记忆力减退，头目眩晕，纳差，大便较干，日 1 次，小便尚可。查体：患者精神差，面容憔悴，面色少华，舌质淡红，苔薄白，脉细。

中医诊断：不寐（心脾两虚证）。

西医诊断：睡眠障碍。

处方：予培元固本灸治疗。

取穴：神阙穴。

操作：选取以神阙穴为中心，在半径 8 ~ 10cm 的圆形范围内施隔姜铺灸。选取适量的艾绒、姜末和其他辅助用品，嘱患者仰卧位行阴阳调理灸治疗，具体步骤见技术操作。

6月10日二诊：患者诉治疗后气短乏力减轻，但失眠无改善，食欲可。舌质淡红，苔薄白，脉细。阴阳调理灸法同上。

6月17日三诊：患者诉睡眠明显好转，每晚可睡五六个小时，多梦易醒明显改善。患者一般情况可，未诉明显不适。舌质淡红，苔薄白，脉细。继续二诊治疗方案。后患者痊愈。

按语：患者中年女性，任脉虚，太冲脉衰少，天癸竭，太冲脉血少，气血生化无源，不能上奉于心，而致心神失养而失眠，故出现失眠多梦，睡中易醒，气短乏力。

验案3：围绝经期综合征案

李某，女，52岁，2019年10月3日初诊。主诉：失眠、阵发性潮热1个多月。病史：1个多月前出现失眠，自腰背部至头面部阵发性潮热，时而畏寒恶风，腰酸乏力，头晕耳鸣，五心烦热，月经紊乱，纳差，大便干结，小便可，夜寐差。查体：面部皮肤潮红，舌淡红，苔薄白，脉细。

中医诊断：绝经前后诸症（阴阳两虚证）。

西医诊断：围绝经期综合征。

处方：予阴阳调理灸及耳针治疗。

取穴：阴阳调理灸取神阙、命门穴。耳针取神门、肾、肝、心、皮质下、枕等。

操作：分别选取以神阙穴和命门穴为中心，在半径8～10cm的圆形范围内施隔姜铺灸。选取适量的艾绒、姜末和其他辅助用品，嘱患者先俯卧位、后仰卧位行阴阳调理灸治疗，具体步骤见技术操作。并嘱患者避免情绪激动，放松心情，避风寒，尤其汗后；低盐低脂的清淡饮食。耳针操作为王不留行籽压籽法，两耳交替，隔日一换。

10月9日二诊：患者诉腰背部至头面部阵发性潮热好转，但仍烦躁，纳差，大便干结，小便可，夜寐差。察其舌脉仍为舌淡红，苔薄白，脉细；

仍为阴阳两虚之象，综合四诊。继续予以阴阳调理灸3次。

10月19日三诊：患者自腰背部至头面部阵发性潮热明显好转，烦躁，纳差明显减轻，无恶风及乍寒乍热等，大便可，小便可，夜寐欠安。诊其脉细，察其舌淡红而润，舌苔薄白，此乃患者肾阳渐充，阴阳调和之象，故自腰背部至头面部阵发性潮热较前好转，继续予以阴阳调理灸3次后患者症状消失。

按语：患者年过五旬，经断前后，肾阴阳失衡，阴损及阳或阳损及阴，导致阴阳俱虚，冲任失调，则月经周期紊乱，量多少不定；阴阳失衡，营卫不和，则乍寒乍热，时而汗出，时而恶风；肾虚精亏，脑髓失养，则头晕耳鸣，肾阳不足，失于温煦，则腰痛腹冷；肾阴不足，心肾不交，则五心烦热。舌红、苔薄、脉沉细均为肾阴阳俱虚之征。

验案4：慢性肠炎案

唐某，女，37岁，2018年5月30日初诊。主诉：大便溏泻，偶伴腹痛半年，加重1个月。病史：大便溏泄，偶伴有腹痛，畏寒喜暖，有时大便1日数行，食欲不振，夜寐差。查体：脐周轻度压痛，腹胀，肝脾未触及，肠鸣音正常，身体消瘦，面色白，倦怠乏力。舌淡，苔白腻，脉沉细，右关脉偏弱。

中医诊断：泄泻（阳虚寒凝证）。

西医诊断：慢性肠炎。

处方：予健脾理气灸治疗。

操作：以中脘穴为中心，在半径8～10cm的圆形范围内施隔姜铺灸。选取适量的艾绒、姜末和其他辅助用品，嘱患者仰卧位行阴阳调理灸治疗，具体步骤见"技术操作"。嘱其禁食生冷之品，忌辛辣。

6月15日二诊：大便次数明显减少，无腹痛，纳食较前好转，但仍诉腹部发凉，喜温。察其舌脉，舌淡苔白，诊其脉象仍细，但较前有力。因而继续采用上述方法治疗。治疗2个疗程后症状明显改善。

按语：患者性格内向，常忧思多虑，久思易伤脾，脾虚失运，湿困脾土，肠道功能失司，则易泄泻。《三因极一病证方论·泄泻》中载："……忧则聚……脏气隔绝，精神夺散，以治溏泻。"阳气虚弱，易阴寒内生，又逢外寒侵袭，则症状加重；《素问·举痛论》曰："寒气客于小肠，小肠不得成聚，故后泄腹痛矣。"舌苔、脉象皆为阳虚寒凝之征象。

验案 5：慢性疲劳综合征案

梁某，男，71 岁，2017 年 3 月 23 日初诊。主诉：腰及双下肢发冷麻木近 4 个月。病史：腰以下肢体发冷麻木感，食纳较差，大便起初稀溏，现大便稍干，有便意但自觉无力解出，小便夜间不利，夜寐欠安。查体：面容憔悴晦暗，形体消瘦，舌淡暗，苔白厚腻，脉左沉细，右脉细弱。

中医诊断：虚劳（气血两亏证）。

西医诊断：慢性疲劳综合征。

处方：予培元固本灸治疗。

操作：以神阙穴为中心，在半径 8 ~ 10cm 的圆形范围内施隔姜铺灸。选取适量的艾绒、姜末和其他辅助用品，嘱患者仰卧位行阴阳调理灸治疗，具体步骤见技术操作。

4 月 13 日二诊：治疗后患者自觉腰以下发冷麻木有所好转，食欲改善，夜寐欠佳，大便通畅，小便夜间仍不利。面色较前改善，舌淡暗，苔白，脉沉细。考虑患者气血开始恢复，继续予阴阳调理灸 3 次，后患者症状明显改善。

按语：虚劳多由素体禀赋薄弱，脏腑劳伤，或久病失治误治，导致气血阴阳虚损，脏腑失养，引起一些慢性虚损性症状。常表现为面色无华或晦暗、神疲倦怠、消瘦、食少纳呆、畏寒肢冷等症状。本案患者发病由血虚致气血两亏，阳气受损所致的一些阳虚怕冷的症状；若气血得充，阳气得复，脏腑得以濡养，则虚劳诸症自除。

验案 6：自主神经功能紊乱案

龚某，女，46 岁，2018 年 8 月 29 日初诊。主诉：全身冷痛，汗多 1

个多月。病史：小产后全身冷痛，以腰背部及四肢明显，汗多，动则为甚，纳可，二便可，夜寐欠安。查体：腹平软，无压痛及反跳痛，肝脾肋下未触及，舌淡红，苔薄白，脉弦细。

中医诊断：汗证（营卫不和型）；痹病（营卫不和，风寒阻络证）。

西医诊断：自主神经功能紊乱。

治疗：调和营卫，补肺散寒。

处方：予补肺益气灸治疗。

操作：在大椎穴到双侧肩井穴、双侧肩井穴至膈关穴所共同形成的范围内，及气海穴、关元穴施隔姜铺灸。选取适量的艾绒、姜末和其他辅助用品，嘱患者先俯卧位、后仰卧位，行阴阳调理灸治疗。具体步骤见"技术操作"。嘱其注意保暖及休息，注意外生殖道局部卫生；保持心情舒畅，必要时进行妇科治疗。

9 月 6 日二诊：治疗 3 次后，患者自觉全身冷痛较前稍缓解，冷痛以腰背部及四肢明显，汗多，动则为甚，纳可、二便可、夜寐欠佳。舌质淡红，舌苔薄白。此为表气略通，故全身冷痛较前稍缓解，然患者仍正虚不能达邪，以致风寒阻络，寒性凝滞，脉络不通，不通则痛，卫气亏虚，失于固摄，故仍汗出不解，邪不透达，仍当调和营卫，补肺散寒。继续予阴阳调理灸治疗 3 次。

9 月 24 日三诊：治疗后患者全身冷痛及汗出较前明显缓解，纳可，二便可，夜寐可。舌质淡红，苔薄白，脉弦细。此为表气通，故全身冷痛及汗出较前明显缓解，然患者仍正虚，仍当调和营卫，补肺散寒。改为肺俞穴、脾俞穴施隔姜铺灸 3 次。后患者症状明显好转。

按语：此乃小产后体虚，营卫不固，风寒之邪乘虚侵入，寒性凝滞，阻滞经络，脉络不通，不通则痛，故全身冷痛，舌淡红，苔薄白，脉弦细为营卫不和，风寒阻络之象，综合四诊，诊为"痹证""汗证"范畴，证属"营卫不和，风寒阻络证"。

第十五章　隔药灸贴疗法

一、技术简介

隔药灸贴疗法是指在发热贴上放置具有温肾健脾、散寒祛湿功效的药泥，通过发热贴的热刺激效应及红外辐射作用，将药物功效渗透于腧穴处，集经、穴、药、灸于一体，具有疏经通络、扶正祛邪、培元固本之效的一种新型中医外治疗法。

1.技术特点

隔药灸贴是对传统隔药饼灸的改良创新，将药饼灸与穴位敷贴相结合，采用发热产品，通过铁粉的氧化反应，产生45℃热刺激效应及红外辐射作用，代替传统艾灸技术的温热之功，结合具有温肾健脾、散寒祛湿之功的药物，集经、穴、药、灸于一体，作用于经络腧穴，达到疏经通络、扶正祛邪、培元固本之功。

（1）守正创新，灸贴相用：隔药灸贴源于传统隔物灸与穴位贴敷技术，吸取传统隔物灸技术之隔药饼灸的灸疗特点，隔药饼灸通过间隔药物施灸，借助灸法的热力导引作用于腧穴经络，进一步加强疏通经络效果的同时，使药力和艾灸作用更加准确、迅速地送达病所，获得疗效。传统穴位贴敷技术是以中医经络学说为指导，将药物按一定比例调配成膏、丸或糊状等，贴敷于特定穴位，达到治疗疾病目的。其最早见于《五十二病方》，现广泛运用于临床各种慢性病的防治。隔药灸贴根植于古法，结合现代临床应用，首次将隔物灸技术与穴位贴敷技术结合，并进行改良创新。以现代发热产品代替传统点燃施灸的方式，将药物研磨成粉调制成药泥，搓成丸状，作用于腧穴处，再覆以发热贴。药丸借助发热贴的热刺激及红外辐射作用，将药效渗透于经络腧穴，充分发挥经络、腧穴、药物外敷、隔物灸的多重治疗作用，以达到疏经通络、扶正祛邪、培元固本之功。

（2）经方为用，辨证施治：隔药灸贴疗法中药泥处方思想源于国家中医药管理局全国第三批、第四批名老中医专家学术经验继承工作指导老师、湖北中医大师、湖北省中医名师李家康教授的学术思想。李家康教授为中医世家的第八代传人，其父李培生教授被誉为伤寒学界的泰斗，是我国当代著名的中医学家和伤寒学家。李家康教授强调辨证施治、针药并用，在继承其父伤寒泰斗李培生教授的中医思想的基础上，结合 50 余年的针灸临床经验，提出了"补肾祛瘀，调和阴阳"的针灸治疗法则。其弟子周仲瑜教授根据《黄帝内经》"阴阳学说"理论，传承李家康教授"补肾祛瘀"学术思想，结合自身多年临床经验，认为调理患者偏颇体质的关键在于治疗阳虚质及寒湿质，法当温肾健脾、散寒祛湿，方可调理患者阴阳失衡的偏颇状态，遂提出湖北省中医院针灸科传统外用经方——温阳扶正膏的处方组成，即黑顺片、制吴茱萸、干姜、丁香、肉桂五味药材，并按照一定比例调配而成。隔药灸贴技术在临床应用中虽以温通温补药物为主，但临床应用讲究辨证选穴，根据不同病症选取不同经络腧穴贴敷治疗，以达辨证施治，治病求本的目的。

（3）简便安全，易于操作：隔药灸贴疗法摒弃传统燃烧取热的弊端，避免了明火烫伤的缺点，采用发热贴替代明火，亦减少艾绒燃烧产生艾烟对部分患者造成呼吸道刺激及艾烟过敏的不良反应的发生。将制备好的药丸直接置于腧穴处，覆以发热贴，一撕一贴即可操作成功，便于临床医务工作者使用，患者亦可在医者指导下自行操作，操作简单方便。隔药灸贴技术将药物研磨成粉与面粉混合，以姜汁调制，药性温和，在长期临床应用中极少出现皮肤潮红、刺痛、瘙痒、水疱等不良反应，安全性高。

（4）适应证广，疗效显著：隔药灸贴疗法通过长期的临床应用，可广泛应用于呼吸系统、消化系统、泌尿生殖系统、内分泌系统、骨关节疼痛性疾病，以及亚健康状态及体虚症状的调理。其中肥胖症种涉及面最广，占总病例数的 35%，其次为腰椎病、膝骨关节炎、颈椎病、痛经、月经不调、胃肠功能紊乱等，其临床有效率高达 90%，临床患者满意度高，且便于携带，自行操作，患者依从性高，可减少患者前往医院的次数，降低患者医疗成本，减轻其经济负担，具有良好的社会效应。

（5）控制温度，恒温持久：隔药灸贴技术的发热刺激和红外线辐射，可将灸贴温度控制在 45℃左右，恒温可达 2 小时。较传统灸法，隔药灸贴技术既可防止皮肤烫伤，又可保持温热刺激持续不减。灸贴药物按比例调配，保证药物疗效充足；而较传统隔药灸温度难以控制，穴位贴敷药物作用于腧穴处，经皮刺激吸收，隔药灸贴技术更具临床优势，疗效更加显著。

2. 理论基础

隔药灸贴疗法传承于鄂楚名医思想，根植于长期实践探索，成长于临床应用创新，从传统隔物灸及穴位贴敷技术出发，以鄂楚针灸流派理论为基础，讲究治病求本、调和阴阳的学术思想，强调脏腑经络、经方理法、灸贴互用。该技术将药丸置于腧穴处覆以发热贴，利用其温热刺激及红外辐射疗效，将药物的作用经腧穴皮肤吸收，通过经络气血运行，作用于脏腑，达到疏经通络、扶正祛邪、培元固本之功。

（1）脏腑经络学说：中医认为人是一个有机的整体，人体以五脏为核心，以脏腑分阴阳，脏与腑表里互相配合，脏属阴为里，腑属阳为表。脏的经脉络于腑，腑的经脉络于脏，彼此经气相通，互相作用。脏与腑在病变上能够互相影响，互相传变。脏腑经络影响着疾病的发生、发展及预后转归。脏腑学说以五脏六腑为中心，经络学说主要包括十二经脉和十五络脉及奇经八脉，经络是运行气血，构成机体统一的联络系统。脏腑与形体诸窍联结成一个整体，依靠经络的连属。而人体的脏腑功能就是依据经络的作用发挥到全身。《灵枢·海论》云："十二经脉者，内属于腑脏，外络于肢节。"《灵枢·本脏》云："经脉者，所以行血气而营阴阳，濡筋骨，利关节者也。"说明人体脏腑、躯干的气血循环不息，主要是通过经络来实现的。而经络中运行的气血主要由脏腑所化生，血的主要来源是饮食入胃，经过消化而成。靠经气运行的力量，由中焦上注于肺之太阴经，输注于手阳明大肠经，循次在脏腑经脉之间流注转输至足厥阴肝经，复还于肺而形成十二经的循环系统。若脏腑功能失调，经络运行不畅，导致气血阴阳不相顺接，则出现人体阴阳失衡，则发病。基于脏腑经络理论，《灵枢·九针十二原》载有阴经原穴诊五脏法："五脏有疾，应出十二原，而原各有所出，明知其原，睹其应，而知五脏之害矣。"强调基于脏腑理论，以脏腑辨证进行针灸治疗的选穴方法，以及十二经脉中的"是主所生病""是动则病"的论述均表明脏腑经络与疾病发生发展的一体观。

（2）外治经络、内调脏腑：基于"脏腑经络一体观"理论，鄂楚针灸流派认为贴敷技术立足于脏腑经络学说，强调疾病的防治应立足于疾病发生之本，革新传统单一以痛为腧进行敷贴的理论，讲求治病求本，标本兼治，通过辨证选穴施治，外治经络，从而达到内调脏腑，治病求本，实现阴平阳秘之态。尤其针对内生脏腑疾病，根据脏腑虚实辨证，讲究母子补泻、俞募配穴以调整脏腑功能状态，如针对脾虚湿盛之泄泻，则选取脾胃之背俞穴脾俞、胃俞穴，配伍脾之募穴章门、胃之募穴中脘，以补益脾胃、健脾祛湿。

（3）经方为用，辨病辨证取穴：隔药灸贴疗法选用药物为湖北省中医院院内制剂——温阳扶正膏处方，以黑顺片、制吴茱萸、干姜、丁香、肉桂等温阳散寒、温经通络的药物组成。其中黑顺片性辛、热，归心、肾、脾经，可回阳救逆，补火助阳，散寒止痛，为君药。干姜味辛，性热，归脾、胃、肾、心、肺经，可温中散寒，回阳通脉，温肺化饮；制吴茱萸味辛、苦，性热，归肝、脾、胃、肾经，可散寒止痛，降逆止呕，助阳止泻，两者配合使用，共为臣药，以辅助君药温补脾肾之阳。肉桂味甘，性辛大热，归脾、肾、心、肝经，可补火助阳、引火归原、温通经脉，为佐药。丁香性辛温，归脾、肾、胃经，可温中降逆，补肾助阳、散寒止痛，为使药。诸药合用升降相宜，脾肾同治，调畅三焦，温养脏腑，以达温肾健脾、散寒祛湿之功效。温阳扶正膏药物处方是湖北省中医院针灸科周仲瑜教授于2006年在传承湖北省中医大师李家康教授"补肾祛瘀，调和阴阳"学术思想的基础上，结合自己多年的临床经验及运用情况，不断完善，确立的一种外用中药制剂，是湖北省中医院针灸科临床常用经方，经过长期临床验证，疗效显著。

隔药灸贴疗法强调辨病辨证选穴，体现中医辨证论治、治病求本的特色理念。根据腧穴主治的特异作用，选取特效穴，进行对证治疗。治风多取风门、风府、风市；治寒多取肾俞、关元、命门；湿邪所犯，取阴陵泉、足三里、脾俞、胃俞；复溜、太溪等穴。根据病因和病机转归，在脏在腑选穴：在脏多取俞、募、原；在腑多取郄、募、合。

（4）红外热刺激联合药物的温通温补之效：隔药灸贴疗法采用的发热产品通过铁粉的氧化反应，可产生45℃左右的温热效应，铁粉发热产生的温热刺激及红外辐射作用可替代艾灸的温通之效，促进人体气血运行通畅。采用温阳扶正膏处方，选取的药物均为温热之性的药物，在热刺激及红外辐射作用下，药物经皮肤腧穴直接被机体吸收，并经过经脉气血的输布抵达患者脏腑经气失调的病所，进而发挥其药理作用；中药通过皮肤刺激穴位来改善和加强人体的免疫系统，通过调节经络系统发挥其疏通经络、调和阴阳、扶正祛邪的作用，从而达到预防、治病的目的，可产生传统艾灸的温补之功。二者联合共奏温通温补之效。

二、适用范围

隔药灸贴疗法可广泛应用于呼吸系统疾病、消化系统疾病、内分泌系统疾病、骨关节疼痛性疾病、泌尿生殖系统疾病、亚健康状态及体虚症状的调理。

1. 呼吸系统疾病，如慢性支气管炎、哮喘、慢性咽炎、慢性鼻炎等。

2. 消化系统疾病，如腹痛、腹泻、慢性胃炎、过敏性结肠炎、胃肠功能紊乱等。

3. 内分泌系统疾病，如肥胖症、甲状腺功能减退等。

4. 骨关节疼痛性疾病，如颈腰椎病、膝骨关节炎、肩周炎、类风湿关节炎、强直性脊柱炎等。

5. 泌尿生殖系统疾病，如女性痛经、月经不调、盆腔炎，男性遗精、阳痿、早泄及尿失禁等。

6. 亚健康状态及体虚症状的调理，如体虚易感冒、畏寒、四肢不温、腰膝酸软、精神萎靡、疲倦乏力等。

三、技术操作

1. 施术前准备

（1）药材的选择：根据病症，按配方选取中药材，检查药材有无变质、霉变、潮湿等。

（2）药泥的制备：将熟附子、干姜、肉桂、丁香、吴茱萸按照比例配制，研磨为细粉末后均匀混合而成，再将粉末过200目筛后装入密封瓶内保存。随后将制备好的药粉与面粉按照一定配比充分混合，加入生姜汁，均匀调和后揉捏，形成软泥状。

（3）药泥规格：将调制好的药泥搓成半径1.5～2cm的丸状，重3～5g。

注：药泥要求现制现用；每粒药丸使用一次。

（4）发热贴：提前准备好发热贴（陕械注准20192090063）。

（5）穴位定位：应符合GB/T12346及GB/T13734的规定。注：具体疾病选穴可根据临床具体情况选取。

咳喘：大椎、肺俞、风门、肾俞。

腰痹病：大肠俞、腰阳关、脾俞、肾俞、阿是穴。

功能性消化不良：脾俞、胃俞、中脘、足三里。

肥胖症：天枢、大横、中脘、足三里、丰隆。

痛经：膈俞、肾俞、十七椎、关元、三阴交。

亚健康状态：足三里、关元、大椎、肾俞、脾俞。

膝骨关节炎：内外膝眼、阳陵泉、血海、绝骨。

尿失禁：肾俞、次髎、关元、中极、足三里。

（6）体位选择：根据隔药灸贴的部位，选择患者舒适、医者便于操作的治疗体位。

常用体位：仰卧位、俯卧位、坐位。

（7）环境：清洁卫生，温度适宜。

2. 施术方法

根据病证，嘱患者选取合适体位，充分暴露隔药灸贴治疗部位，医者将制备好的药泥置入隔药灸发热贴内，粘贴前注意检查患者皮肤表面是否干燥，有无红肿破溃，随后依次将隔药灸贴贴于患者相应穴位处，可用医用胶布固定，并嘱咐患者于 60 分钟后撕下灸贴。若 60 分钟内出现任何不适，如皮肤瘙痒、红肿或灼热疼痛等反应，则应迅速撕下。

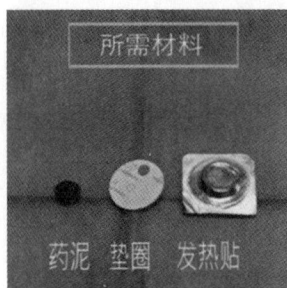

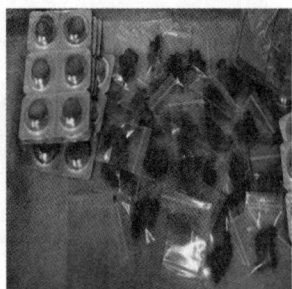

图 15-1　药泥、垫圈、　　　图 15-2　隔药灸贴　　　图 15-3　隔药灸贴贴敷
　　　　　发热贴

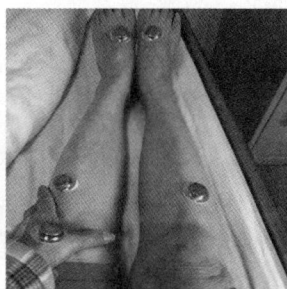

3. 施术后处理

（1）施术后的正常反应：灸贴后，敷贴局部皮肤多有红晕灼热感，无须特殊处理，保持施灸部位洁净，避免表皮溃疡引发感染。

（2）施术的善后与处理：若灸贴过程中对表皮基底层以上的皮肤组织造成灼伤，可发生水肿或水疱。如水疱直径在 1cm 左右，无须任何处理，待其自行吸收；如水疱较大，大于 1cm，可用消毒针、剪刺破或剪开疱皮，放出水疱内容物，并剪去疱皮，暴露被破坏的基底层，涂搽消炎膏药以防感染；若情况严重，请专科医生协助处理。

四、注意事项

1. 治疗前向患者充分解释操作流程，初次治疗者向其说明隔药灸贴的感觉，疏导患者紧张及疑虑情绪。勿在过饥、过饱、大汗等情况下予以治疗。

2. 在进行上述操作时，应检查局部皮肤有无破损。若有破损，则改换其他穴位进行施治，以避免局部破损皮肤发炎、溃烂等不良反应影响治疗效果。

3. 若治疗过程中出现晕厥、烫伤、水疱等异常情况，应及时正确进行相应的对症处理。

五、临床验案

验案 1：肥胖症案

患者，女，36 岁，2021 年 4 月 6 日初诊。主诉：近 2 年体重增加 15kg。病史：体重 72.5kg，自觉神疲乏力，喜熬夜，纳可，大便不成形、小便调。查体：舌体胖大，舌淡边有齿痕，苔白，脉濡。辅检：2021 年 4 月 6 日 Inbody 人体成分分析：体重 67.5kg，体脂肪 54.6%，BMI 40.6kg/m^2，体脂百分比 44.9%，基础代谢率 1815kcal，腹围 129.8cm，腰臀比 1.03。脂肪肝全套：总胆固醇 5.87mmol/L；甘油三酯 1.16mmol/L；高密度脂蛋白胆固醇 1.37mmol/L；低密度脂蛋白胆固醇 3.80mmol/L；尿酸 464μmol/L。

中医诊断：肥胖症（脾虚湿阻型）。

西医诊断：单纯性肥胖。

处方：拟采用隔药灸贴治疗。

取穴：天枢（双）、大横（双）、足三里（双）、丰隆（双）、中脘穴。

操作：①对上述穴位进行隔药灸贴治疗，一天一次，一次 6 分钟，10 天 1 个疗程，共 2 个疗程；②嘱患者控制饮食，低盐、低脂、低嘌呤饮食，晚上 7:00 以后不进食；③增强运动，坚持快走或慢跑，每次 45 分钟以上，一周不少于 5 次锻炼。

4 月 26 日二诊：经过 2 个疗程配合饮食运动后，患者体重减轻 2.5kg，自觉平素精神状态较前好转，3 月 16 日月经来潮，经期 5 天，月经量少，色淡红，无痛经，大便仍不成形，小便可。舌淡，舌边尖有齿痕，脉濡。

处理：嘱继前隔药灸贴治疗，取穴同前，坚持饮食、运动方案，嘱下次空腹就诊。

5月20日三诊：患者诉体重较前降低7.5kg，平素精神尚可，出汗减少，大便成形，粘马桶，4月15日月经来潮，色正常，月经量较前增加，无痛经，小便可，纳寐可。舌淡，苔白，脉弦滑。辅助检查：5月20日 Inbody 人体成分分析：体重57.5kg，体脂肪44.6%，BMI 28.90kg/m²，体脂百分比34.76%，基础代谢率1909kcal，腹围115cm，腰臀比0.86。脂肪肝全套：总胆固醇4.97mmol/L；甘油三酯1.14mmol/L；高密度脂蛋白胆固醇1.46mmol/L；低密度脂蛋白胆固醇3.21mmol/L；尿酸389μmol/L。

患者经过3个疗程的治疗后，体重降低10kg，据其辅助检查结果，提示患者血脂状况、尿酸水平逐渐改善，平素易疲劳乏力、易出虚汗的症状亦明显改善。

按语： 患者诉平素易感疲劳乏力，易出虚汗，大便不成形，查看其舌脉，舌体胖大、舌淡、边有齿痕、苔白、脉濡为脾虚湿阻之证。脾气虚，脾之运化功能减退，损伤脾阳，加重脾之负荷，则生痰湿。张志聪云："溢于外则皮肉膏肥，余于内则膏肓丰满。"脾虚易生湿，痰湿日久困脾，脾不升清则水谷精微之气不能上达头脑，出现精神困倦、体虚乏力等症。隔药灸贴选取具有温肾健脾、散寒祛湿之功的药泥，通过发热贴的热刺激效应及红外辐射作用，将药物功效渗透于腧穴处。肥胖症选取天枢、大横、中脘、足三里、丰隆等临床上高频次减肥腧穴，天枢、大横为脾经、胃经位于腹部的腧穴，通于中焦，职司升降之功，天枢为大肠之募穴，可调和胃肠，疏通腑气，使中焦气机上通下达，胃肠功能调和，分理水谷糟粕，疏导浊滞；大横，内应横行结肠，传输水湿风气，转运脾经水湿，可调整脾脏功能，健脾祛湿；中脘，胃之募穴，具有健脾补气、燥湿化痰之功；足三里，胃之合穴、下合穴，调理脾胃功能之要穴、效穴，《灵枢·海论》"胃者水谷之海，其腧上在气街，下至三里"，足三里善调脾胃功能；丰隆，为胃经络穴，别走足太阴脾经，《玉龙歌》云"痰多宜向丰隆寻"，肥胖患者本虚标实，标实则为痰饮水湿瘀阻，丰隆为祛痰要穴，因此丰隆为治疗肥胖要穴。药穴相配，共奏健脾理气、祛湿化痰之功。

验案2：腰痹案

患者，男，64岁，2021年6月3日初诊。主诉：反复腰部酸痛5年，加重3天。病史：腰部酸胀疼痛不适，弯腰转侧活动受限，劳累后加重，休息后减轻，不能久站久坐，遇寒加重，得温则减。寐差，纳可，大便溏，小便清长。查体：舌淡，苔白，脉细弱。量表评分：视觉模拟评分法（VAS）评分8分，罗兰–莫里斯（Roland–Morris）功能障碍调查表评分16分，中医临床证候积分10分。

中医诊断： 腰痹（脾肾阳虚证）。

西医诊断： 腰椎间盘突出症。

处方： 拟采用隔药灸贴治疗。

取穴： 脾俞（双）、肾俞（双）、腰阳关、阿是穴。

操作： 上述穴位进行隔药灸贴治疗，一天一次，一次60分钟，10天1个疗程，共2个疗程；嘱患者注意患部保暖，加强患部肌肉锻炼。

6月23日二诊： 经过2个疗程治疗，配合功能锻炼后，腰部酸胀疼痛症状改善，小便好转，尿量减少。舌淡，舌边尖有齿痕，苔薄白，脉沉细。量表评分：VAS评分6分，Roland-Morris功能障碍调查表评分9分，中医临床证候积分6分。处理：嘱继前隔药灸贴治疗，取穴同前，坚持功能锻炼。

8月8日三诊： 患者诉腰部疼痛症状明显减轻，弯腰转侧活动可，腰部畏寒症状改善，偶有大便溏，小便可，纳寐可。舌淡，苔白，脉细。量表评分：VAS评分3分，Roland-Morris功能障碍调查表评分5分，中医临床证候积分3分。

患者经过3个疗程的隔药灸贴后，腰部疼痛、畏寒症状明显改善，据其量表评分结果，提示患者腰部功能活动尚可，中医临床证候、体质明显好转。

按语： 患者诉反复腰部酸胀疼痛不适，腰部受寒后再发加重，平素腰部畏寒喜暖，大便溏、小便清长，舌淡、苔白、脉细弱，一派阳虚之象，结合患者年龄，体质评分为脾肾阳虚之证。腰痛在中医归于"腰痹病"范畴，腰痹病多为"本虚标实"之病。腰为肾之府，肾主骨生髓，肾的功能正常，腰才能保持强劲有力、屈伸活动正常。若肾阳亏虚，肾精不足，腰部筋肉失于温煦滋养，则表现为腰部畏寒或腰部酸痛、软弱无力等。脾为后天之本，为气血化生之源，主升清，向外输送水谷精微以润四肢百骸、皮筋肉骨，向内可养五脏六腑。如若脾不升清，脾失健运，则精微化生不足，又不能输精于腰部，则见腰部失养，不荣则痛。脾肾阳气亏虚，一则肾阳不能温煦荣养腰府，二则脾失健运，腰府失去水谷精微的濡养，皆为不荣则痛；先后天阳气的亏虚则导致气血运行不畅，易感受寒湿之邪，腰部经脉痹阻，不通则痛。

隔药灸贴技术采用的发热产品通过铁粉的氧化反应，可产生45℃左右的温热效应，作用于穴位经络调节反应达到治疗目的，与传统灸疗的作用原理一致。隔药灸贴药物为湖北省中医院针对脾肾阳虚型腰痹病使用的院内制剂温阳扶正膏处方，由黑顺片、制吴茱萸、干姜、丁香、肉桂等温阳散寒、温经通络的药物组成。选取脾俞、肾俞、腰阳关等腧穴，可疏利腰部经气，温补脾肾之阳，达到温阳散寒、通络止痛之功。

第十六章 蕲春艾灸疗法

一、技术简介

蕲春艾灸疗法是用道地的蕲艾作为灸材，以流传于蕲春地区四百余年的民间灸法为独特技艺的一种外治方法。2021 年 6 月 10 日，在国务院公布的《第五批国家级非物质文化遗产代表性项目名录》中，"蕲春艾灸疗法"榜上有名。黄冈市蕲春县成立了蕲春县非物质文化遗产保护中心。

1. 技术特点

蕲春艾灸疗法的代表性灸法为雷火神针灸、蕲春大灸和蕲春火灸。

雷火神针灸，又名雷火神针法，为李时珍首创。它是以蕲艾作为主要灸材，掺入辛香走窜、祛风通络之乳香、没药、川乌、草乌等药物，制成粗如指大，长三四寸的蕲艾药条，施灸时，于酒精灯上点燃，充分燃烧后，吹灭，隔纸十层，趁热针于患处的一种灸法，是实按灸法的一种。

蕲春大灸，是指在施灸部位覆盖葱白、香豉、大蒜、生姜等制成的药饼作为衬隔物，再在药饼上铺蕲艾绒施灸的一种大面积隔物灸法。该法源自《本草纲目》，主要包括蕲艾督脉大灸法、蕲艾任脉大灸法、蕲艾腰椎大灸保健法及蕲艾大灸暖宫法等。

蕲春火灸，是以蕲艾为主，加入多味中药制成药酒，把浸泡药酒的棉条敷贴于病变部位或经脉上，其上覆湿青布，于青布上再喷老酒点火施灸，起到温经活络、祛风除湿、活血疗伤等作用，从而达到治疗某些疾病目的的一种民间灸法。主要包括蕲艾督脉火灸法、蕲艾任脉火灸法、蕲艾腰椎火灸保健法及蕲艾火灸暖宫法等。

蕲春艾灸疗法作为蕲春及周边地区百姓世代相传的防病治病、养生保健的方法，具有灸材道地、热穿透力强、技法独特、选穴精准、操作简单、使用方便、价廉效验等特征。

（1）灸材道地，热穿透力强：产于蕲春的艾草，植株高大，可达1.8～2.4m，香气浓郁，密被厚而长的白色绒毛，易成绒且出绒率高，蕲艾的挥发油含量约为普通艾叶的两倍，其药用价值更高，古代医家施灸时多强调使用蕲艾。蕲艾较他处艾燃烧时热穿透力更强。

（2）选穴精准，技法独特：蕲春艾灸疗法选穴精准，一般选用1～3穴施灸，每穴施灸时长因人、因证而异，通常45分钟。施灸时注重灸感传导，强调气至而有效，气速至而速效。李时珍所创雷火神针开药条实按灸法之先河，该灸法源自《本草纲目》的大灸法和流传于蕲春民间的火灸法，技法独特，为蕲春艾灸疗法的代表性灸法，在全国各地广为流传。

（3）简单方便，价廉效验：蕲春艾灸疗法取材于物美价廉的蕲艾，易学效佳，使用方便。千百年来，蕲春及周边地区百姓一直都有端午节前后采艾、储艾及应用艾灸"治未病"和养生保健的习俗。

2. 理论基础

（1）中医理论指导：蕲春艾灸疗法以中医学理论为根本指引，蕴含"辨证论治""天人合一""治未病"等经典中医思想。这一疗法是蕲春人民在长期实践中积累的防病治病经验的结晶，体现了中医对人体健康与疾病的独特认知和应对策略。

（2）历史传承支撑：李时珍之父李言闻在《蕲艾传》中肯定了其"治病灸疾，功非小补"，李时珍在《本草纲目》中也盛赞其"灸之则透诸经而治百种病邪，起沉疴之人为康泰，其功亦大矣"，《本草纲目》成为该疗法的重要传世载体。疗法中的雷火神针灸法为李时珍首创，蕲春大灸法源自《本草纲目》，还有诸多古籍如《针灸大成》《外科正宗》等对相关灸法有所记载，深厚的历史传承为其理论奠定了坚实基础。

（3）道地药材优势：蕲春独特的地域环境，如北倚大别山、南临长江，属亚热带大陆性季风气候，境内低山丘陵交错，土壤为微酸性黏性黄土，适宜中药材生长，孕育出闻名于世的蕲艾。蕲艾植株高大，叶片肥厚，面青背白，绒毛浓密，易成绒且出绒率高，香气浓烈，是上乘灸材原料。研究显示，蕲艾挥发油含量、黄酮含量、燃烧热值等均远超普通艾，独特的药材特性为蕲春艾灸疗法提供了有力的物质基础与理论支撑。

　　蕲春艾灸疗法以中医学理论为指导，极具中国古代哲学智慧，是蕲春人民千百年来防病治病经验的总结，体现了"辨证论治""天人合一""治未病"等中医学思想。李时珍之父李言闻在《蕲艾传》中称该法"治病灸疾，功非小补"。李时珍更是提出"灸之则透诸经而治百种病邪，起沉疴之人为康泰，其功亦大矣"，他所著的《本草纲目》是蕲春艾灸疗法的传世载体。蕲春艾灸疗法也是李时珍中医药文化的当代传承和活态记忆，具有极为重要的历史文化价值。

　　蕲春艾灸疗法有三大核心灸法：一是雷火神针灸法，为李时珍首创，以蕲艾绒为主加入麝香等十余味中草药，《本草纲目·卷六》有"紧卷如指大……用时，于灯上点着，吹灭，隔纸十层，乘热针于患处，热气直入病处，其效更速"等记载，还有诸如《针灸大成》《外科正宗》等书都有记载；二是蕲春大灸法，源自李时珍《本草纲目》，是一种沿整条经脉或在较大面积上施行的隔物灸法，主治虚寒痼疾和病变部位较大的顽疾；三是蕲春火灸法，源自蕲春民间，主要用于治疗风湿性关节炎、类风湿性关节炎等难治性疾病。另外，还有蕲春艾灸防疫四法，即蕲艾烟熏灸防疫法、蕲艾蒸汽灸防疫法、蕲艾温灸防疫法、蕲艾内灸防疫法。它们共同构成了蕲春艾灸疗法独特的防病治病技法体系。"路人皆懂医、指草皆为药"，是李时珍故里、中国艾都蕲春独特的中医药文化的写照。

　　蕲春艾灸疗法离不开道地药材：蕲春艾草。蕲春是"医圣"李时珍的故乡，北倚大别山，南临长江，境内低山丘陵交错，属亚热带大陆性季风气候，四季分明，雨量充沛，其独特的地域环境和微酸性黏性黄土尤其适宜中药材生长。《本草纲目》所记载的1892种药物中，蕲春就有700多种，而其中最闻名于世的，就是蕲艾。李时珍在《本草纲目》中载明："艾叶自成化以来，艾叶则以蕲州者为胜，用充方物，天下重之，谓之蕲艾。"蕲艾也是中国国家地理标志产品。因其植株高大，叶片大而肥厚，面青背白，密被厚而长的白色绒毛，易成绒且出绒率高，香气浓烈，是制作灸材的上乘原料，故有"灸家珍品"之美誉。

研究表明，与普通艾草相比，蕲艾药用功效高，其挥发油含量、燃烧热值等均远高于普通艾草；研究表明，蕲艾的挥发油含量比普通艾草高出 1 倍多，黄酮含量比普通艾草高出 30%，燃烧热值比普通艾草高出 10% 以上，即在距离皮肤同等距离的地方以及艾草量相同的情况下进行艾灸，蕲艾的热力穿透性会更加明显，因而蕲艾具有独特的医药保健功效。

二、适用范围

蕲春艾灸疗法适应证广泛，对 400 余种疾病有较好的治疗作用。

1. 雷火神针灸法，适用于调理类风湿性关节炎、强直性脊柱炎、顽痹、顽固性哮喘等严重的虚寒性疾病。

2. 蕲春大灸法，适用于久病体弱，上、中、下三焦之虚寒证，如胸痹、胃脘痛、腹痛、腹泻、便秘、男子阳痿早泄、女子月经不调、不孕等。

3. 蕲春火灸法，蕲艾督脉火灸可用于气虚、阳虚及寒湿偏重的脏腑疾病，亦可用于脊柱退行性疾病、风湿性疾病及腰背部伤筋等。蕲艾任脉火灸可用于治疗胸闷、咳嗽、胃痛、腹痛、便秘、泄泻、痛经、月经不调等症。

三、技术操作

穴位定位，应符合 GB/T12346 的规定。具体疾病选穴可根据临床具体情况选取。

胁痛：中脘、期门、日月、肝俞、胆俞。

便秘：中脘、神阙、气海、关元、脾俞、肾俞、大肠俞。

水肿：中脘、神阙、水分、关元、脾俞、肾俞。

泪道阻塞：印堂、中脘、神阙、肾俞、命门、涌泉。

慢性萎缩性胃炎：中脘、上脘、巨阙、神阙、脾俞、肾俞。

1. 雷火神针灸法

（1）灸前准备：艾绒、沉香、木香、乳香、茵陈、羌活、干姜、穿山甲、麝香、桑皮纸、生鸡蛋、火柴或打火机、灰盒、龙胆紫等。

（2）施灸法

①灸具制作：将上述药材除艾绒以外均研为细末，加入少许麝香，研末和匀。以桑皮纸一张，宽约一尺，摊平。先将艾绒均匀铺在纸上，再将药末均匀掺入艾绒中，卷紧如爆竹状，再用木板搓捻卷紧，外用鸡蛋清涂抹，再糊上桑皮纸1层，两头留空1寸许，捻紧即成。阴干保存，勿使泄气。一般需制备2支以上，以便交替使用。

②灸法操作：在施灸部位铺上棉纸10余层或棉布。取雷火神针2支均点燃一端，将其中一支作为备用，另一支以握笔状执住，正对穴位，紧按在棉纸或棉布上，稍留1～2秒，使药气温热透入深部，至患者觉烫不可忍，略提起药艾条，待热减后再行按压。施灸过程中，艾火熄灭，可取备用药艾条接替施灸。

2. 蕲春大灸法

（1）蕲春督脉大灸法

①灸前准备：蕲艾绒、新鲜老姜若干、纱布数卷、干毛巾若干、蕲艾精油、软枕、火柴、线香、灰盒、灭火筒等。

②衬隔物制作：将新鲜老姜切成细末，晾干备用。

③施灸方法：被灸者取俯卧位，腹部垫一软枕，取大椎至腰俞段，宽10～15cm的区域作为施灸区，非施灸区用干毛巾覆盖保护。先于施灸区涂搽蕲艾精油并循经点按2～3遍，以疏通督脉及膀胱经之经气，后铺宽约20cm的纱布条，于纱布条上满铺厚1～1.5cm、宽10～15cm的老姜末，再在老姜末上满铺厚1～1.5cm、宽10～15cm的蕲艾绒，用线香多点同时点燃施灸，蕲艾绒燃尽为1壮。一般施灸3～5壮。术毕，于施灸部位从上至下循经按摩3～5遍以封穴。3～5天施灸1次，5～7次/疗程。

（2）蕲春任脉大灸法

①灸前准备：蕲艾绒、新鲜老姜若干、纱布数卷、干毛巾若干、蕲艾精

油、软枕、火柴、线香、灰盒、灭火筒等。

②衬隔物制作：将新鲜老姜切成细末，晾干备用。

③施灸方法：被灸者取仰卧位，项部垫一软枕，取膻中至中极段，宽10～15cm区域作为施灸区，非施灸区用干毛巾覆盖保护。先于施灸区涂搽蕲艾精油并循经点按2～3遍，以疏通任脉、肾经及胃经之经气，后铺宽约20cm的纱布条，于纱布条上满铺厚1～1.5cm、宽10～15cm的老姜末。再在老姜末上铺满厚1～1.5cm、宽10～15cm的蕲艾绒，用线香多点同时点燃施灸，蕲艾绒燃尽为1壮。一般施灸3～5壮。术毕，于施灸部位从上至下循经按摩3～5遍以封穴。3～5天施灸1次，5～7次/疗程。

3.蕲春火灸法

（1）蕲春督脉火灸法

①灸前准备：制作督脉火灸液，取蕲艾、杜仲、葛根、狗脊、川乌、草乌、肉桂等30余味道地药材，高度白酒浸泡药物,3个月后滤取药酒密封备用。

②辅助材料：蕲艾精油、有盖方盘（内盛火灸液及纱布块）、喷壶（内盛高度白酒）、湿毛巾（蕲艾叶煎浓汁浸湿）、干毛巾若干、软枕、火柴、75%乙醇棉球等。

③施灸方法：被灸者取俯卧位，腹部垫一软枕，选取大椎至腰俞段，宽15～20cm区域作为施灸区，用75%乙醇棉球对施灸区进行擦拭消毒，非施灸区用干毛巾覆盖保护。先于施灸区涂搽蕲艾精油并循经点按2～3遍，以疏通督脉及膀胱经之经气，后取出用火灸液浸泡好的纱布块，从上至下铺满施灸区，于其上覆盖1～2层湿毛巾。再在湿毛巾上喷洒高度白酒，点燃施灸。若被灸者觉灼热难忍时，应立即用准备好的湿毛巾按从上至下扑灭火焰，待热感减退后，如上法再点火施灸。每施灸1次为1壮，一般施灸7～9壮。术毕，取下毛巾及纱布块，可见施灸部位深色潮红，并有细密水珠渗出，用干毛巾将水珠拭去，并从上至下循经按摩3～5遍以封穴。3～5天施灸1次，5～7次/疗程。

（2）蕲春任脉火灸法

①灸前准备：取蕲艾、苍术、白术、附片、干姜、丁香、藿香等30余

味道地药材，制作任脉火灸液。取高度白酒浸泡药物，3 个月后滤取药酒，密封备用。

②辅助材料：蕲艾精油、有盖方盘（内盛火灸液及纱布块）、喷壶（内盛高度白酒）、湿毛巾（蕲艾叶煎浓汁浸湿）、干毛巾若干、软枕、火柴、75% 乙醇棉球等。

③施灸方法：被灸者取仰卧位，项部垫一软枕，选取膻中至中极段，宽 15 ～ 20cm 区域作为施灸区，用 75% 乙醇棉球对施灸区进行擦拭消毒，非施灸区用干毛巾覆盖保护。先于施灸区涂搽蕲艾精油并循经点按 2 ～ 3 遍，以疏通任脉、肾经及胃经之经气，后取出用火灸液浸泡好的纱布块，从上至下铺满施灸区，并覆盖 1 ～ 2 层湿毛巾。再在湿毛巾上喷洒高度白酒，点燃施灸。若被灸者感施灸部位灼热难忍时，应立即用备好的湿毛巾从上至下扑灭火焰，待热感减退后，如上法点火施灸。每施灸 1 次为 1 壮，一般施灸 7 ～ 9 壮。术毕，取下毛巾及纱布块，可见施灸部位呈深色潮红，并有细密水珠渗出，用干毛巾将水珠拭去，并从上至下循经点按 3 ～ 5 遍以封穴。3 ～ 5 天施灸 1 次，5 ～ 7 次 / 疗程。

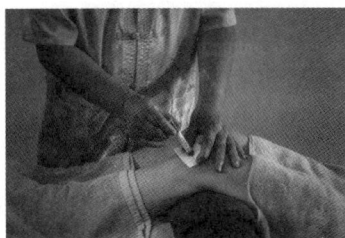

图 16-1　雷火神针灸

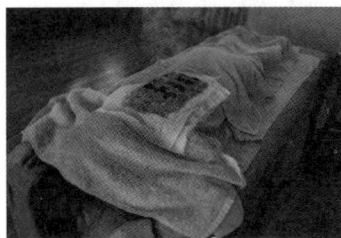

图 16-2　蕲春大灸

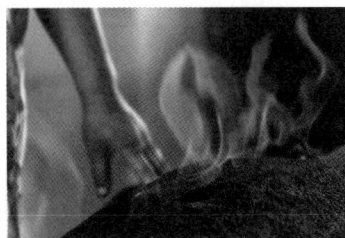

图 16-3　蕲春火灸

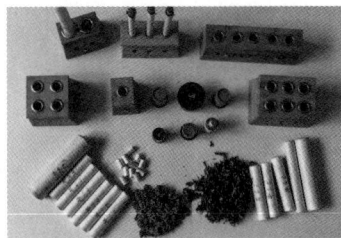

图 16-4　灸材灸具

四、注意事项

1. 雷火神针灸注意事项

（1）雷火神针灸属蕲艾条实按灸法，要注意避免灼伤，初学者更应重视。

（2）若灸后局部出现水疱，水疱较小，无须特殊处置，可任其自然吸收，水疱过大，可用消毒针从疱底刺破，放出水液后，再涂以碘伏。

（3）雷火神针灸适应证较广，在配穴组方时，应强调辨证施灸这一基本原则。

（4）将雷火神针灸点燃时，一定要燃透，否则用棉纸或棉布包裹或按压容易熄灭。

（5）施灸时，按压穴位的力度、灸疗的温度及时间长短，以被灸者感觉能耐受为度。

（6）灸疗后，应让被灸者休息 30 分钟左右，饮用 200 ～ 250mL 温开水或益气养阴茶，以助药气周流畅达全身经络，直达病所，祛除病邪。

2. 蕲春大灸法注意事项

（1）灸疗过程中，应防止艾火散落造成灼伤及衣物损毁。

（2）施灸过程中，应控制好灸疗温度，预防灼伤，并做好灸后灭火工作。

（3）灸疗后，需休息 30 ～ 60 分钟，饮温开水或益气养阴茶 1 杯，注意保暖，避免冷风吹拂。

（4）大灸后，1 个月内忌食生冷辛辣及肥甘厚味，禁冷水淋浴，慎房事。

（5）大灸不宜过于频繁，一般 3 ～ 5 天施灸 1 次。

（6）老人、小儿及孕妇慎用此法。

3. 蕲春火灸法注意事项

（1）蕲艾火灸施术过程中，应密切观察被灸者的反应及灸感，并随时准备熄灭艾火。

（2）施行蕲艾督脉火灸时，应用湿毛巾覆盖被灸者的头部及其他部位，避免灸火灼烧头发及衣物等。

（3）灸疗后，一般需休息 30 ～ 60 分钟，饮一杯温开水或益气养阴茶，注意保暖，避免冷风吹拂。

（4）蕲艾火灸液应根据治疗病证按辨证用药的原则配制。

（5）蕲艾火灸不宜过于频繁，一般 3 ～ 5 天施灸 1 次。

（6）蕲艾火灸后，1 个月内忌食生冷辛辣及肥甘厚味，禁冷水淋浴，慎房事。

（7）火灸法，古时是用老酒作为燃料施灸，现今改用乙醇作为燃料，火力更足。

（8）老人、小儿及孕妇慎用此法。

五、临床医案

验案 1：痛经案

王某，女，24 岁，2020 年 1 月 14 日初诊。主诉：月经前及经期小腹及腰骶部剧烈疼痛 4 年余。病史：面白少华，神倦懒言，声低气怯，形体偏瘦，性情落寞，自诉头昏，乏力，口干，时有口渴，食欲一般，寐差多梦，月经量少，质淡清稀，周期正常，经期为 5 ～ 7 天，白带偏多，内夹血丝，大便尚调，小便清长。查体：舌淡，苔薄白，脉沉细无力，尺部尤甚。辅检：B 超示子宫及附件无异常，双侧乳腺结节性增生。

中医诊断：痛经（气血亏虚证）。

西医诊断：原发性痛经。

处方：拟采用蕲艾灸及针刺治疗。

取穴：①蕲艾灸治疗，中脘、关元、神阙、气海、脾俞（双）、肾俞（双）。②针刺治疗，足三里、血海、三阴交或太溪、太冲或行间、合谷、地机等。

操作：艾灸盒灸，每穴 45 ～ 60 分钟，两组腧穴交替施灸，日 2 次，每个疗程 14 天。针刺治疗采用平补平泻，每 5 ～ 10 分钟运针催气 1 次，留针

25～30分钟，日1次，每个疗程14天。

1月28日二诊： 患者诉疲倦乏力等症较前明显好转，食欲渐增，睡眠转佳，舌淡苔薄，脉沉细，以尺部为甚，应指较前有力。

2月14日三诊： 患者诉末次月经2月7日来潮，经前及经期小腹及腰骶部略感酸胀不适，乳腺胀痛感消失，经量较前增多，色红无瘀块，经期为5天。食可寐安，二便调顺，余未诉不适，拟补肝益肾、益气养血为法以巩固疗效。

3月20日四诊： 患者诉末次月经3月8日来潮，11日干净，经前及经期小腹、腰骶部、双乳房无明显胀痛感，近月余白带未见血丝，食可寐安，二便调。症见：面色红润，双目有神，舌淡红，苔薄白，脉来和缓，应指有力略弦。因复工返岗，嘱回家后常自灸中脘、神阙、足三里等穴，服六味地黄丸、归脾丸以善后，加强锻炼，作息规律，忌食辛辣生冷等物。

按语： 痛经是指妇女正值经期或经期前后出现周期性小腹疼痛，或痛引腰骶，甚则剧痛晕厥者，亦称为"经行腹痛"。本病始见于《诸病源候论》，该书云："妇人月水来腹痛者，由劳伤血气，以致体虚，受风冷之气，客于胞络，损冲任之脉……其经血虚，受风冷，故月水将来之际，血气动于风冷，风冷与血气相搏，故令痛也。"痛经的发生与冲、任及胞宫的周期性生理变化密切相关，临证关键在于辨明虚实，若精血素亏，经期冲、任、胞宫失于濡养，则出现"不荣则痛"；若邪气内伏，经期冲、任、胞宫气血运行不畅，则出现"不通则痛"。故痛经常由肾气亏损、气血虚弱、气滞血瘀、寒凝血瘀、湿热蕴结所致。

患者素体肾气不足，复因节食减肥，作息失度致阴血耗伤，又因痛经反复发作、数年难愈，严重影响工作及家庭生活，致情绪低落，郁久伤肝，肝旺乘脾，致脾虚气血化生乏源，"不荣则痛"，循环往复，诸症渐重。案中用蕲艾重灸以振奋脾肾之阳气，温养冲任胞宫经脉，促进精血化生，此法正如古人所云："善补阴者，必于阳中求阴，则阴得阳升而泉源不竭。"针刺足三里、三阴交等穴，可调理肝脾肾三经及冲任二脉，可收理气疏肝、健脾补肾、通调气血。

验案 2：着痹案

周某，男，47 岁，2019 年 11 月 7 日初诊。主诉：周身酸重，困倦乏力 5 年余，右手酸软无力 2 年。病史：患者诉近 5 年来常觉周身酸重、困倦乏力，自 2017 年 4 月起觉右手酸软无力，遂至贵州省内外多家医院求治，诊断为高脂血症及高尿酸血症，经服药等治疗，疗效不显，且右手酸软无力等症状渐重，伴右手掌发红增厚，皮肤粗糙，奇痒难忍，今来我处寻求中医治疗。现右上肢酸困重着，活动失利，肌肉无明显萎缩，右掌呈"鹅掌风"征，颜面及眼睑轻度肿胀，色偏暗，脘腹痞满不适，食纳不香，腰膝酸软，周身困乏无力，大便稀软，小便清长。查体：舌质淡，苔白厚腻，舌体边缘齿痕明显，脉弦弱无力。

中医诊断：着痹（痰湿痹阻证）。

西医诊断：高脂血症；高尿酸血症。

处方：拟采用蕲艾灸及针刺治疗。

取穴：①蕲艾灸法治疗：中脘、神阙、气海、大椎、身柱、脾俞。②针刺治疗：外关、曲池、肩髃、足三里、阴陵泉、三阴交、丰隆等穴。

操作：蕲艾条艾灸盒灸，两组腧穴交替施灸，每穴灸 45 ～ 60 分钟，每日 2 次，7 日为 1 个疗程。毫针刺法，平补平泻，留针 25 ～ 30 分钟，7 ～ 9 分钟运针 1 次以催气，每日 1 次，每个疗程 7 日。

11 月 14 日二诊：经治 1 周后，右上肢重着酸困无力等诸症明显减轻，因急于返回工作岗位，遂嘱自灸中脘、神阙、足三里等穴，口服金匮肾气丸，忌食生冷等以巩固疗效。

按语：痹病是指因感受风寒湿邪，闭阻经络，致气血运行不畅，引起以肢体关节疼痛、肿胀、酸楚、麻木、重着以及活动不利为主症的病证。《素问·痹论》云："风寒湿之气杂至，合而为痹也。其风气胜者为行痹，寒气胜者为痛痹，湿气胜者为著痹也。""所谓痹者，各以其时重感于风寒湿之气也。"案中周某，因经营私营企业，长年奔波，劳倦过度，起居无常致耗伤正气，复因疲于应酬，恣食肥甘厚味和酒热发物，致脾失健运，湿浊内生，久之则痹阻经脉而发著痹之证。案中运用蕲艾灸法温阳祛湿，健脾益气；佐以针刺通利三焦，舒筋活络；辅以中药健脾祛湿。诸法合用，共奏健脾益气、祛湿通络之功。西医学中的"高脂血症"和"高尿酸血症"等属中医学痰湿范畴。服用降血脂、降血尿酸等药物，仅为治标之法，无法根治。中医学认为，湿邪为病应责之于三焦气化失职、肺脾肾三脏功能失调，其中脾运失司最为关键。蕲艾灸法既有较好的健脾益气作用治其本，又能温阳祛湿，温经通络治其标，辅以针刺、中药，诸法合用，相得益彰，可化湿邪于无形。

验案 3：腰背痛案

王某，男，69 岁，农民，2019 年 10 月 23 日初诊。主诉：腰背酸痛 10 年余，加重 1 年。病史：患者诉 10 年前出现腰背酸痛，近 1 年来逐渐加重。经当地多家医院诊治，疗效不显，反复发作，遂来我处寻求中医治疗。刻下：腰背酸痛，以胸 10～腰 3 段竖脊肌部为甚，局部压痛明显，肌肉萎缩，右侧为甚，形体消瘦，面色憔悴偏暗，头发稀少，时有形寒肢冷，寐差多梦，大便可，小便余沥不尽，舌红，少苔，脉细弦。

中医诊断：腰背痛（肝肾亏虚证）。

西医诊断：竖脊肌劳损；胸腰椎退行性病变。

处方：拟采用蕲艾灸及针刺治疗。

取穴：①蕲艾灸法治疗：仰卧：中脘、神阙、关元、气海；俯卧：大椎至身柱，命门至腰阳关。②针刺治疗：胸 10 至腰 3 段膀胱经第一侧线腧穴斜刺，太溪、三阴交、委中、昆仑。

操作：灸法双孔或三孔艾灸盒施灸，每穴 45～60 分钟，两组腧穴交替施灸，每日 2 次。毫针针刺补法，留针 25～30 分钟，每日 1 次。

10 月 30 日二诊：经治 1 周后，腰背痛诸症大减，食可寐安，舌淡苔薄，脉细弱。拟守前法，续治 1 周。

11 月 7 日三诊：经治两周后，腰背酸痛诸症消失，仍有肢冷、尿不尽感，嘱回家后自灸中脘、神阙、肾俞诸穴，服用六味地黄丸以巩固疗效。

12月6日电话随访：患者回家坚持自灸及服药3个月后，腰背痛顽疾再未复发，食可寐安，劳作如常。

按语：腰背痛是指因外感、内伤或跌仆闪挫导致腰背部气血不畅，或失于濡养，引起腰背及腰背两旁疼痛为主要症状的一种病证。腰背痛一证，《内经》叙述较详，该书指出，本证病位在肾，病理以虚为主，并与督脉相关联。如《素问·脉要精微论》云："腰者，肾之府，转摇不能，肾将惫矣。"《素问·骨空论》云："督脉为病，脊强反折。"该病相当于西医学的腰肌劳损、腰椎骨质增生、腰椎间盘病变、腰肌纤维炎等。案中王某，年逾花甲，肾气虚衰，精血亏虚，复因长期弯腰劳作，筋脉受损，脉络不畅，渐至筋脉失于濡养而发腰背痛。治以小针刀松解、针刺治疗，通络止痛；蕲艾条重灸大椎至身柱、命门至腰阳关及中脘、神阙诸穴，补肾壮督，温经通络；辅以六味地黄丸内服，补肾益精，养肝柔筋。诸法合用，标本兼治，十年顽疾，渐获痊愈。

第十七章　冬病夏治三伏灸贴疗法

一、技术简介

冬病夏治三伏灸贴疗法由湖北省中医院针灸科周仲瑜教授于2010年提出，根据《黄帝内经》中"春夏养阳"的原则，汲取中医外治法精髓，充分发挥中医外治法特色，采用"灸＋贴"相结合的方式，辨证施治，集经脉、腧穴、中药、艾灸于一体，以达到防病保健、治病强身的目的。

1.技术特点

冬病夏治三伏灸贴疗法包含"三伏贴"和"三伏灸"两种治疗方式，是我国传统医学中最具特色的伏天保健与"冬病夏治"的重要方法。"灸"指穴位艾灸，在一年里最热的三伏天借助艾的纯阳之性，在相关的穴位上施灸，驱散体内寒邪，达到扶正祛邪、扶阳散寒的治疗作用。"贴"指穴位敷贴，在一年中阳气最旺盛的时候，遵循"天人相应"的理论，将特殊药物贴敷在人体特定穴位上，起到鼓舞正气、疏通经络的作用。冬病夏治三伏灸贴技术既符合"因时制宜"的治疗原则，也是中医"治未病"理论在临床中的重要体现。

（1）四诊合参，严格辨证：冬病夏治三伏灸贴疗法是在整体观念指导下，以中医基本理论为依据，坚持四诊合参，辨证灸贴，以虚、寒、瘀证等为适宜病证，坚决杜绝"逢人就贴"的怪象。患者就诊时，医者将通过"望"诊，观察患者全身与局部外在形态、色泽变化，对脏腑气血盛衰以及疾病转归等做出初步判断；通过"闻"诊，听病患声音之清浊、嗅其气味之浓淡，进一步对疾病的寒热虚实变化做出判断；通过"问"诊，询问患者一般情况与主观感受等，全面掌握患者病情发展变化等关键信息；通过"切"诊，感知患者双手脉象的浮沉滑涩等，推测患者脏腑功能及疾病顺逆、预后等情况，同时与其他诊法进行印证与补充。针对四诊所收集的患者疾病相关各种资料，进行综合分析，辨明其内在联系，明确患者病情的认识，进而对证候做出准确判断，选择适宜的灸贴方式治疗。

（2）专病专方，名医配穴：在全国名老中医李家康教授的指导下，湖北省中医院针灸科周仲瑜教授带领的专家团队遵循"治病求本"的治疗原则，根据患者的病情和体质，针对冬病夏治三伏灸贴疗法的优势病种，以温阳祛寒为法，每种疾病精选施灸和敷贴的穴位 8 ～ 10 个，组建了 4 个不同的"三伏贴"处方（1 号方、2 号方、3 号方、4 号方），并推出以"阴阳调理灸"特色技术为支撑的"三伏灸"处方，具体包括培元固本灸、温中祛湿灸、温肾暖宫灸 / 温肾固精灸、补肺益气灸、健脾理气灸、温阳益肾灸等。

（3）冬病夏治，灸贴双效：冬病夏治三伏灸贴疗法顺应自然界夏季阳旺阳升，人体阳气随之欲升的趋势，创新性地采用"灸＋贴"相结合的方法内病外治、双管齐下，将经脉、腧穴、中药、艾灸集于一体，治疗某些虚寒性疾病，最大限度地以火克寒，实现标本兼治，既增强疗效，又促进疗效的稳定持久。三伏天气最热，气温最高，阳气最盛，在此期间，人体腠理疏松，经络气血流通，选用具有温经散寒、补虚助阳的中药制成药饼，经过辨证分析后，选择相应穴位进行贴敷治疗，再联合艾灸，将艾叶制成艾绒，点燃后对准特定的穴位进行熏灸或施以其他灸法，加强温阳散寒之力。冬病夏治三伏灸贴疗法利用三伏天先灸再贴，使艾灸和中药的温热性功效沿腧穴—经络—脏腑途径渗透，充分发挥灸贴的治疗作用，对阳虚者补虚助阳，对寒邪内凝者温里散寒。"三伏灸"与"三伏贴"相互配合，能显著提高机体免疫力，提高人体对气候变化的适应能力，更好地发挥药效，增强体质、祛病强身。

2. 理论基础

冬病夏治三伏灸贴疗法是以冬病夏治理论为基础，是中医学"天人合一"的整体观和"治未病"的预防观的具体表现，配合经络、腧穴的调节作用，汲取中医外治法精髓，将中药药理作用与艾灸的温通作用融为一体，采用"灸＋贴"相结合的方法，辨证施治，灸贴双效，冬病齐消，达到未病先防、祛病强身的目的。

（1）冬病夏治论：此理论最早可追溯至《内经》。《素问·四气调神大论》中提到"夫四时阴阳者，万物之根本也。所以圣人春夏养阳，秋冬养阴，以从其根，故与万物沉浮于生长之门"，清晰地阐述了顺应自然界阴阳变化规律，对维持人体阴阳动态平衡的重要意义。冬季疾病多发，根源在于人体阳气不足，阴气过盛。正如《素问·阴阳应象大论》所说"阴盛则阳病"，此时人体抵御外邪能力下降，易被寒邪侵袭。而夏季三伏天，是一年中阳气最为旺盛的时期。"夏至一阴生"，此时自然界阳气盛极而衰，阴气开始萌生，人体阳气也随之达到顶峰，气血运行通畅。《素问·六节藏象论》指出"天食人以五气，地食人以五味。五气入鼻，藏于心肺，上使五色修明，音声能彰。五味入口，藏于肠胃，味有所藏，以养五气，气和而生，津液相成，神乃自生"，表明人与自然环境紧密相连，人体可借助自然界的阳气来补充自身阳气。故而三伏天成为治疗冬病的黄金时机，通过针对性治疗，能够增强机体抗病能力，减轻甚至消除冬季易发作的病症，这充分体现了中医"天人合一"的整体观与"治未病"的预防观。

（2）经络、腧穴调节作用：经络遍布全身，内属脏腑，外络肢节，沟通内外，贯穿上下，将人体各部组织器官联系成为一个有机的整体；经络运行气血，濡养机体，使人体各部分的功能活动保持协调和相对平衡。经络是人体通内达外的联络系统，在生理功能失调时，又是病邪传注的途径，具有反映病候的特点。通过辨析患者的症状、体征以及相关部位发生的病理变化，确定所选择的经络。通过贴法和灸法共同刺激体表经络腧穴，灸贴双效，从而疏通经气，调节全身脏腑气血功能，从而达到治疗或预防疾病的目的。

（3）穴位敷贴外治：三伏贴属于穴位敷贴疗法，是中医常用的一种外治法，其历史源远流长，早在《素问》中就有相关记载。它是天灸的一种，遵循独特的时间疗法。三伏指庚日，庚在五行理论中属金，对应肺脏。自然界在夏季阳气最旺，为驱散寒邪的最佳时间，同时夏季腠理疏松，采用穴位敷贴等治法，通过药物与穴位共同作用，可以使药力通过腠理直达病所，调和人体阴阳，协调五脏平衡。根据《素问·四气调神大论》"春夏养阳"的原则，在初伏、中伏、末伏这三个庚日的第一天（三伏天指从农历夏至的第三个庚日起到立秋后的第二个庚日止），进行穴位治疗，从而鼓舞人体正气，驱散人体阴寒之气，储蓄阳气，增强抗病能力，从而达到防治疾病的目的。临床上根据"三因制宜"的原则，根据患者年龄、性别、居住环境、患病情况等不同，贴敷时间一般为：儿童每次贴 2 ～ 3 小时，成人每次 4 ～ 6 小时。

（4）中药的药理作用：三伏贴所用药物具有辛温通阳作用，如《珍珠囊》所言"辛主散……辛能散结润燥、致津液、通气……"，即辛味能行能散，具有发散解表、行气行血的功效。辛味药多用于外感表证及气滞血瘀诸证，配伍温里药、行气药、祛湿药等，起到散寒温阳、祛风通络的效果。常用药有白芥子、延胡索、甘遂、细辛等。如白芥子提取物有祛痰、抗炎及镇痛的作用，遇水经芥子酶的作用，生成挥发油来刺激皮肤，起到治疗作用。延胡索具有镇痛、镇静、催眠和安定作用。

（5）灸法的温通效应：三伏灸对人体局部的温热刺激，能增强局部血液循环和淋巴循环，皮肤组织的代谢能力也会得到加强，炎症、粘连、渗出物、血肿等病理产物同时能得到很好的消散。同时其温热作用集中在特定穴位上，并通过刺激穴位激发经气，从而调动经络调节作用，增强免疫功能，调整人体紊乱的生理生化功能，从而达到防病治病的目的。

二、适用范围

冬病夏治三伏灸贴可以广泛用于内科、外科、妇科、儿科、五官科疾病，如颈椎病、腰椎病、膝关节炎、肩周炎、类风湿关节炎等各种骨关节疼痛性疾病；慢性支气管炎、哮喘、小儿哮喘、慢性咽炎、慢性鼻炎等呼吸系统疾患；腹痛、腹泻，慢性胃炎、慢性胃肠炎、慢性结肠炎等消化系统疾病；女性痛经、月经不调、带下清稀及男性遗精、阳痿、早泄、夜尿频多等泌尿生殖系统疾病，以及亚健康状态如畏寒、四肢不温、腰膝酸软、精神萎靡、疲软乏力等。

三、技术操作

1. 施术前准备

（1）药饼制作

①药材选择：根据病症，按配方选取中药材，检查药材有无霉变、潮湿等。

②药粉制作：根据疾病或体质证型，选取配方，将配方药材打粉，药粉瓶装或袋装密封备用（注意药粉的贮藏，以防变质）。

③制作方法：临床使用前检查药粉有无变质、霉变等，取适量药粉，按比例加入调和剂调和，手工或采用特制模具制成药饼。一般使用生姜汁、陈醋调和，做成直径 2cm、厚 0.5cm 的药饼。

（2）艾炷制备

①灸材选择：选择合适的艾绒（蕲艾），检查艾绒有无霉变、潮湿。

②制作方法：制作时，取艾绒适量置于左手掌心，抵住掌心，用右手拇、食、中及无名指捏实艾绒，即形成圆锥体艾炷，或将艾绒放入规定规格的圆锥状模具制成。

③艾炷规格

艾炷底径：小号 2.0 ～ 2.5cm，中号 2.6 ～ 3.0cm，大号 3.1 ～ 3.5cm（与药饼直径相对应，约比药饼直径小 0.5cm）。

艾炷高度：小号 2.0 ～ 2.2cm，中号 2.3 ～ 2.5cm，大号 2.6 ～ 3cm。

艾炷重量：小号 0.7 ～ 1.1g，中号 1.2 ～ 1.8g，大号 1.9 ～ 2.5g。

（3）辅助工具：点火工具、治疗盘、弯盘、镊子、消毒棉签、消毒棉球、消毒镊子等（具体根据临床操作需求准备）。

（4）穴位定位：穴位的定位应符合 GB/T12346 的规定。

注：具体疾病选穴可根据临床具体情况选取。

（5）体位选择：根据艾灸的部位，选择患者舒适、医者便于操作的治疗体位。常用体位：仰卧位、侧卧位、俯卧位、俯伏坐位、侧伏坐位。

（6）环境：环境卫生要求应符合 GB15982—2012《医院消毒卫生标准》

的规定，保持环境安静，清洁卫生，避免污染，温度适宜。

（7）消毒

①部位消毒：施灸前应该对受术者施灸部位进行消毒，灸区消毒可用 0.5% ～ 1% 碘伏棉球在灸区部位由中心向外做环行擦拭。

②术者消毒：施术者双手应使用肥皂或洗手液清洗干净，再用速干手消毒剂消毒。

2. 施术方式

先进行三伏灸，将艾绒做成艾炷，底部直径 2cm、高 2cm，生姜切片，厚度 3 ～ 5mm，在特定穴位进行隔姜灸，每穴灸 3 壮。隔姜灸结束后，即进行药饼敷贴。药饼药物组成：制附子、巴戟天、白芥子、防风，上药按照一定比例加工成粉末，临用时，用生姜汁、陈醋调和，分别做成直径 2cm、厚 0.5cm 的药饼，用特制三伏敷贴胶布将药饼贴于特定穴位，每次持续 4 ～ 6 小时，患者感觉灼热难忍时可去除药饼，均于头伏、中伏、末伏的第 1 天进行治疗，共 3 次。3 次为 1 个疗程，连续治疗 3 个疗程。

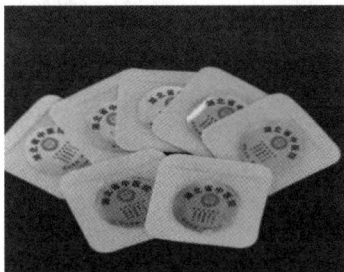

图 17-1　三伏贴

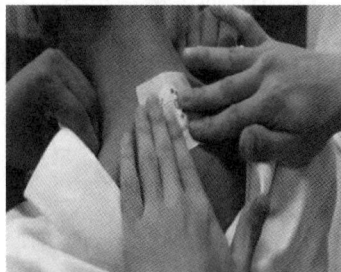

图 17-2　三伏贴

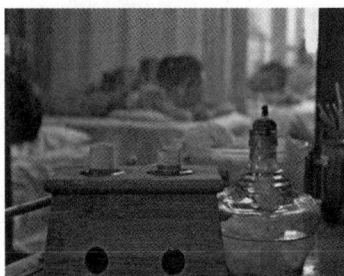

图 17-3　三伏灸

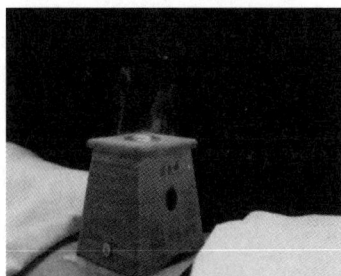

图 17-4　三伏灸

四、注意事项

1. 施术者在治疗过程中应静心凝神、认真专注、耐心细致，施术前与患者充分沟通，以消除患者的紧张或恐惧心理，取得患者的配合。

2. 施术前应做好医疗器械、膏药等相关物品的准备工作，包括对医疗用具的严格消毒，以及提前调制适量膏药备用。

3. 施术中须选择正确的体位，要求患者保持舒适放松，既有利于穴位的准确选择，也保证治疗顺利进行。

4. 在施灸过程中须密切观察患者的状态，若有感觉异常应及时予以处理，避免温度过高烫伤皮肤，或灸具脱落导致衣物烧损。

5. 诊室应注意及时通风，避免烟尘过浓。

6. 若有晕灸等不良反应，应立刻停止治疗，及时予以处理。

7. 施术后嘱咐患者缓慢起身，适当休息后再离开，避免引发体位性眩晕。

8. 三伏贴治疗时需嘱咐患者，若施术部位出现皮肤红痒或皮疹等过敏反应，应及时取下膏药停止治疗。

9. 施术后嘱咐患者注意保暖，避风寒，慎起居，适当休息。

五、临床验案

验案1：咳嗽案

刘某，男，58岁，2017年7月10日初诊。主诉：反复咳嗽5年。病史：5年前劳累后受凉开始出现发热、咳嗽，咳白痰，量多易咳出，无头晕、咽痛，自行口服感冒药治疗后上述症状缓解。其后每逢劳累时、进食生冷及油腻后咳嗽反复，晨起时咳嗽加重，平素畏风，曾于西医院就诊，诊断为慢性支气管炎。现患者咳嗽，咳声低微，偶咳吐白痰，纳眠一般，小便可，大便溏。既往有慢性支气管炎病史。查体：舌淡，苔白腻，脉滑。

中医诊断：咳嗽（肺脾气虚证）。

西医诊断：慢性支气管炎。

处方：予三伏灸之补肺益气灸配合三伏贴治疗。于头伏、中伏、末伏的第1天进行三伏灸，每次三伏灸治疗结束后即进行三伏贴治疗。1年治疗3次，3年为1个疗程。

操作：补肺益气灸，在以大椎穴到双侧肩井穴、双侧肩井穴至膈关穴所共同形成的范围内施隔姜铺灸。按规范施灸方法操作，点燃艾绒，待温度达到40℃时开始计时。艾绒燃烧后添加艾绒4～5次，每次25～30g，维持施灸体表温度为40～44℃，施灸时间为40分钟。灸毕，将治疗巾连同姜末及艾绒一同移除，擦净灸后皮肤并涂抹烫伤膏以防烫伤。嘱患者多饮温水，忌食生冷。

三伏贴操作，在肺俞、脾俞、肾俞、大椎、天突、膏肓贴敷，每次贴敷持续4～6小时，患者感觉灼热难忍时立即去除药饼。

2017年7月20日二诊：患者诉治疗2次后，咳嗽较前好转，畏风症状较前明显减轻，食欲较前转佳，二便调。继续三伏灸贴治疗。

治疗1个疗程（3年）后，患者诉咳嗽发作频率明显降低，畏风症状消失，纳眠佳，二便调。

按语：慢性支气管炎在中医领域属于"咳嗽"范畴。其病因涵盖外感与内伤两个方面，无论外感还是内伤，最终均会致使肺失宣肃，肺气上逆，从而引发咳嗽症状。外感咳嗽倘若病情迁延不愈，极有可能发展为内伤咳嗽；反之，内伤咳嗽因脏腑功能长期失调，致使机体抵抗力下降，又极易反复遭受外邪侵袭。从病位来看，咳嗽虽病位主要在肺，但与肝、脾密切相关，病情迁延日久还会累及肾。

以本病患者为例，其初始因受凉而出现咳嗽症状，随后病情缠绵反复，每逢劳累、进食生冷食物后便发作，且病史较长。据此判断，其病情已由外感咳嗽转化为内伤咳嗽，其本质为肺脾气虚引发的咳嗽。中医理论中有"脾为生痰之源"的说法，当脾气亏虚时，脾的运化功能就会失常，津液的输布也随之紊乱，进而积聚形成痰饮。痰饮一旦侵犯肺脏，就会导致肺失宣降，引发咳嗽。同时，肺气亏虚，气无法正常运化津液，津液凝聚为痰，严重时甚至会形成饮邪，这便是因虚致实引发的咳嗽。此外，该患者正值中老年，依据中医对男子生理变化的认识，"五八，肾气衰，发堕齿槁。六八，阳气衰竭于上，面焦，发鬓颁白。七八，肝气衰，筋不能动，天癸竭，精少，肾藏衰，形体皆极"，表明其身体功能逐渐衰退，肾气、肝气等均有所亏虚。因此，在对该患者的治疗过程中，不能仅仅着眼于治疗肺脏，还需同时兼顾脾、肾两脏。

在具体治疗手段上，补肺益气灸具有重要作用。施术部位选取在督脉，督脉素有"阳脉之海"的称谓，它总督人体一身之阳气，对督脉施灸能够起到温阳补虚的功效。肺俞作为足太阳膀胱经上的穴位，同时也是肺的背俞穴，肺脏的湿热水汽由此向外输注到膀胱经，艾灸肺俞穴可以调补肺气。脾俞则是脾的背俞穴，脾的湿热之气通过此穴位向外输注至膀胱经，艾灸脾俞穴能够健脾和胃、利湿升清，对后天之本起到补益作用。在三伏灸治疗慢性支气管炎时，重点对肺俞、脾俞进行施灸，其核心目的在于补肺益气、健脾扶正。当人体正气恢复充足后，便能够有力地抵御和驱逐病邪。三伏贴同样是治疗慢性支气管炎的有效手段。选用制附片、吴茱萸、细辛、白芍、防风等具有温阳散寒、祛风胜湿功效的药物进行穴位贴敷。在穴位选择上，大椎、天突、膏肓等穴位具有止咳化痰的作用；肺俞、脾俞、肾俞则分别对应补肺、脾、肾。肺在人体津液代谢中被视为水之上源，脾是津液转输的关键枢纽，肾则为水之下源。通过在这些穴位进行贴敷，能够恢复津液的正常运行，使津液得以正常输布，进而达到饮化痰消的治疗效果，有效改善慢性支气管炎患者的症状。

验案2：腹痛泄泻案

张某，女，32岁，2015年7月1日初诊。主诉：反复腹痛、腹泻3个月，加重2天。病史：3个月前因情绪紧张进食后出现腹痛、腹泻不适，泻后痛减，患者未予重视及治疗，平素畏寒，进食生冷、油腻后易腹泻。2天前进食冷饮后腹泻加重，3～4次/日，伴腹痛、腹胀不适，泻后痛减，无反酸烧心、恶心呕吐、咽部梗阻感等不适，纳眠可，小便调，大便不成形。查体：舌淡边有齿痕，苔白，脉沉。

中医诊断： 腹痛泄泻（肝郁脾虚证）。

西医诊断： 肠易激综合症。

处方： 予三伏灸之健脾理气灸配合三伏贴治疗。

操作： 健脾理气灸，在双侧膈俞穴至气海俞穴、双侧魂门穴至胃仓穴所共同形成的范围内施隔姜铺灸。按规范施灸方法操作。点燃艾绒，待温度达到40℃时开始计时。艾绒燃烧后添加艾绒4～5次，每次25～30g，维持施灸体表温度为40～44℃，施灸时间为40分钟。灸毕，将治疗巾连同姜末及艾绒一同移除，擦净灸后皮肤并涂抹烫伤膏以防烫伤。嘱患者饮温水，忌食生冷。于初伏、中伏、末伏第1天进行三伏灸，每次三伏灸治疗结束后即进行三伏贴治疗。

在肝俞、脾俞、肾俞、中脘、关元、天枢、足三里、三阴交贴敷。每次贴敷持续4～6小时，患者感觉灼热难忍时立即去除药饼。

7月12日二诊： 患者诉灸贴治疗2次后腹泻较前好转，2～3次/日，大便溏，怕冷较前明显好转，继续灸贴治疗。

7月21日三诊： 患者诉治疗3次后腹痛、腹泻症状消失，大便成形，1次/日，纳眠可，二便可。嘱患者第二年继续三伏灸贴巩固治疗。

按语： 肠易激综合症属中医"腹痛""泄泻"范畴，中医认为其发生多与感受外邪、饮食内伤、情志失调、先天禀赋不足及久病体虚等相关，以脾胃虚弱、脾肾阳虚为本，以食滞、肝郁、湿盛为标。本案患者为脾阳亏虚体质，平素畏寒、进食生冷即腹泻，为脾阳不足、脾土虚弱之象，加之情绪紧张易致肝气不舒，脾土本不足，肝木乘机乘克脾土，则腹痛、腹胀，泻后气机得通，故痛减，患者就诊时正临近三伏之时，此时阳气最旺，恰好可借天时、药物之阳调理自身阳虚体质，故以三伏灸贴治疗。选择三伏灸之健脾理气灸，以中脘穴为主要施术部位，中脘穴为胃之募穴，治胃腑诸病以此为主，灸之温中散寒、健脾和胃。同时配合三伏贴治疗，选择制附片、吴茱萸、细辛、白芍、防风等温阳理气、胜湿止泻药物进行穴位贴数，同时依据患者病情辨证，选择肝俞、脾俞、肾俞、中脘、关元、天枢、足三里、三阴交，以肝、脾、肾、胃各脏腑同调，先后天共补，以达疏肝理气、温肾固本、健脾化湿、和胃理气之效。

第十八章　洪湖麝火疗法

一、技术简介

洪湖麝火疗法是洪湖市中医医院已故老中医周承明先生独创的一种灸贴同用、内外兼治的祖传疗法，通过火灸、敷贴药膏、内食发物及饮用药酒来治疗疾病，是一种综合性的中医疗法，具有重要的医学学术价值和传统文化价值。该疗法于 2011 年被列入湖北省第三批非物质文化遗产项目。

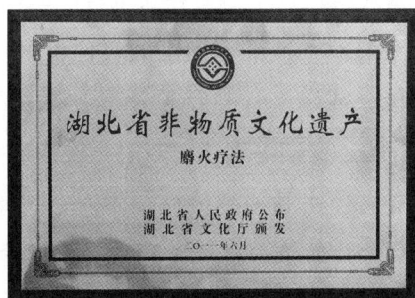

图 18-1　湖北省非物质文化遗产麝火疗法

1. 技术特点

洪湖麝火疗法是一种综合应用多种手段的外治疗法，采用了火灸、敷贴、食物、药物等内外兼治的治疗技术，并形成了一套完整的操作方法和程序。其中，烧、贴是将药物直接作用于人体，对患处或经穴有直接治疗作用；而发、饮则在于祛邪外出。烧、贴、发、饮四者合而用之，则有较强的散寒除湿、化瘀通络、蠲痹止痛之效。

（1）多法并用，协同增效：麝火疗法以辨证论治为前提，采用了烧麝火灸、敷贴药膏、内食发物及饮用药酒等多方面内外兼治的治疗技术，集温热刺激、药食、经络穴位于一体，以温促通、药食为补，温通补并用，从而达到疏通经络、调和阴阳、扶正祛邪的目的。在应用过程中，一般以烧、贴、发、饮的顺序进行治疗。首先燃麝火药块，力逐风寒湿三邪，直捣病巢，为攻关夺隘之先锋。于烧麝火第2日，再贴拔毒生肌膏疏通局部经络，拔毒引邪。此后更进发物，鼓舞正气，最后内服药酒，使顽症降伏，病邪得除。

（2）以痛为腧，局部取穴：洪湖麝火疗法可祛风寒湿三邪，具有散寒除湿、化瘀通络、蠲痹止痛之功，主要用于治疗风寒湿邪所致的顽固性寒痹。疼痛是这类疾病最为常见的症状，常表现为肢体关节疼痛，痛有定处。多数情况下，病痛处即为病灶。故本法取燃烧点多以阿是穴（压痛明显部位）为主，疼痛甚者更佳，使刺激直达病灶，起到祛除病灶邪气、运行局部气血的作用。此外，若痛点附近有经穴，可取经穴作为治疗点，充分发挥穴位的近治作用，即"腧穴所在，主治所在"，进而起到疏通经络的作用。如风湿关节炎取关节的压痛点，或关节周围的穴位；坐骨神经痛取神经根压痛点或痛点周围的穴位，或以坐骨神经的分布走向取穴；肩周炎则取压痛明显点，配合肩髃、肩髎、臂臑等穴位。一般每次取治疗点约10处。

（3）灸必发之：麝火疗法的关键治疗步骤——烧麝火，属化脓灸或瘢痕灸的范畴。为了达到治疗效果，古代医家常有意识地让皮肤起泡、化脓、结瘢痕。临床上将这种起泡、化脓现象称为灸疮，是一种无菌性化脓状态。古人认为，只有灸疮起发，才能发挥治愈疾病的功效。《小品方》曰："灸得脓坏，风寒乃出；不坏，则病不除也。"《太平圣惠方》亦云："灸炷虽然数足，得疮发脓坏，所患即差；如不得疮发脓坏，其疾不愈。"《针灸易学》甚至强调："灸疮必发，去病如把抓。"此外，临床上大量资料表明，灸疮发否，与疗效有密切的关系。故本法强调"灸疮必发"，即凡用此法，均应使其疮发。操作时，将麝火药块点燃后直接烧灼穴位或病变部位，烧得皮肤起疱，并使局部皮肤呈浅2度的烫伤，从而对整个局部病灶的疼痛点达到强刺激，以达到治疗疾病的目的。若灸后，局部皮肤未起疱，说明火力未达到治病的要求，或再灸，使灸疮发之。

2.理论基础

洪湖麝火疗法属中医热灸疗法之一，是以中医经络学说为理论基础，运用中医学整体观念，对疾病进行辨证论治，以充分发挥经络和穴位的整体调节作用；根据不同病证的治疗需要，将麝火药块点燃后直接烧灼穴位或病变部位，再配以外贴膏药、内服发物和药酒的中医综合疗法。该疗法利用灸火的热力效应促进麝火药渗透入腧穴或病灶，以激发经气，疏通经脉，再联合外敷膏药、内服药食的药理作用，共同发挥散寒除湿、化瘀通络、蠲痹止痛的治疗作用，从而治疗疾病。

（1）以经络学说为核心纽带：经络学说在针灸学中占据核心地位，是中医基础理论的重要组成部分。人体除脏腑外，还存在许多经络，包含经脉和络脉，如十二经脉、奇经八脉、十五别络及十二经别等。经络是气血运行、联系脏腑、体表及全身各部位的通道，是人体功能的调控系统。"经"原意是织布机上的"纵丝"，后来引申出路径的意思；"络"是指像网络一样。经络连起来就是指人体沟通内外、贯穿上下、纵横交错，遍布全身的通道系统。体外之邪可以循经络内传脏腑，脏腑病变亦可循经络反映到体表，不同经络的病变可引发不同的症状。腧穴在《黄帝内经》里被称为"节""会""气穴""气府"等，经过长久的发展，它的名字才逐渐确定，后世的《太平圣惠方》称为"穴道"，《铜人腧穴针灸图经》称为"腧穴"，而《神灸经纶》称为"穴位"，《灵枢·九针十二原》认为腧穴是"神气之所游行出入也，非皮肉筋骨也"，不同的古籍中有不同的称谓。腧穴是人体脏腑经络气血输注出入的部位，与深部组织器官有密切联系、互相输通的特殊部位。这个"输通"是双向的，既可从内通向外，反映病痛，也可从外通向内，接受刺激，防治疾病。洪湖麝火疗法借助烧麝火、贴膏药等外治手段作用于特定的经络腧穴，通过热性刺激产生效应，经经络传至全身脏腑，发挥全身治疗与良性调节的作用。经络是一个多层次、多功能、多形态的调控系统。在穴位上施麝火疗法时，经络腧穴在灸疗的作用下会产生循经感传等现象，使热能、药物、经络腧穴相互激发、相互协同、作用叠加，从而实现治疗目的。故而，经络腧穴是治疗的内因，药食则是治疗的外因，同作用才能发挥最大疗效。

（2）整体观念统摄全局：整体观念体现中医学对人体自身完整性，以及人与自然、社会环境统一性的认知。人体自身是一个有机整体，由各脏腑、组织、器官构成。而构成人体的各个脏腑、组织、器官之间，在结构上相互联系、不可分割；在功能上相互协调、相互为用；在病理上相互影响。同时，人与自然环境和社会环境相互联系，密不可分。自然界中日月星辰的运行、季节的变换、昼夜的更替对人体阴阳、气血以及邪正的消长、抗病力的盛衰都时刻产生着影响。人生活在自然环境和社会环境中，而自然环境、社会环境的变化又影响着人体。人类在能动地适应和改造自然环境与社会环境的过程中维持着正常的生命活动。这一观念贯穿于中医的生理、病理、诊法、辨证、养生和防治等各个方面。洪湖麝火疗法在治疗任何疾病时，必须从整体观念出发，顺应人是一个有机整体，人与自然环境和社会环境统一性。

（3）辨证论治，精准施治：辨证是运用中医理论分析四诊收集的病情资料，辨明疾病原因、性质、部位及发展趋向，判断证候的过程；论治是依据辨证结果确定治疗原则与方法。辨证是治疗的前提依据，论治是具体手段，二者相互关联、不可分割，是理论与实践结合的体现，是理法方药在临床的运用，是中医临床工作的基本原则，也是整体观念的深化与具体应用。中医诊治疾病注重辨病与辨证，尤重辨证，只有准确辨证才能正确论治。如感冒症状相似，但病因和机体反应不同，需辨证区分风寒、风热等证，才能精准选择辛温或辛凉解表治法，提高疗效。辨证论治是洪湖麝火疗法必须遵循的准则。

（4）灸法温通激发活力：《针灸大辞典》说："热灸，利用各种热源进行灸的方法……如艾灸、灯火灼灸等。"《素问·异法方宜论》载"脏寒生满病，其治宜灸焫"，可见麝火疗法是中医火热灸法的一种，具有温通作用。麝火疗法的温通效应，即指麝火药块点燃后的温热刺激作用于特定穴位或病灶，所产生的激发经气、疏通经脉、促进人体气血运行通畅的效应。此外，麝火烧之有助于麝火药渗透于病位，使局部血液循环改善，有利于炎症致痛物质的消除，从而达到治疗疾病的目的。麝火灸相对于传统灸法而言，其燃烧更充分、火力更集中、刺激强度更强，故疗效也更佳。

（5）灸材的药理独特功效：麝火疗法选取四种中药炮制而成的麝火药块为灸材，通过外用灸法，可使皮肤更有效地吸收药物从而发挥其药理效应。麝香微温，芳香走窜，开窍行血，破滞散结，通经止痛；明雄性温，补火助阳，驱逐阴寒，助麝香破滞散寒，通络镇痛；佐药朱砂性寒镇惊清热，其寒以缓麝香、明雄黄、硫黄之温，借其重镇以制麝香之窜动，使麝香局限于痛处发挥效力，温中有寒，动中有静；使药硫黄性温，补火助阳、散阴寒，更借其易燃之性，引导诸药；诸药配伍精当，性专力宏。

（6）内服药食协调增效：麝火疗法中，其内服发物及药酒在治疗过程中同样发挥了重要的药理效应。内服发物，可振奋阳气，鼓舞正气。如雄鸡性温，善补虚损，有祛风湿之功；鲤鱼性平，为诸鱼之长，有去冷气发乳之力。二者合用，不仅发力宏大，且均为血肉有情之品，对于久病所致气血阴阳虚损者有温补扶正之功。追风酒取20余味中药配伍而成，共奏养血行血、祛风散寒、理气通络止痛之功，于烧麝火后使用则效力明显。

二、适用范围

洪湖麝火疗法有较强的散寒除湿、化瘀通络、疗痹止痛之功效，适用于风寒湿邪侵袭人体所致的肢体关节疼痛、痛有定处、屈伸不利、遇寒则甚、得温痛减等症，或经多方治疗效果不佳的顽固寒痹，如类风湿性关节炎、风湿性关节炎、风湿性坐骨神经痛、强直性脊柱炎、肩关节周围组织炎、风湿性腰腿痛等疾患。

三、技术操作

1. 药物配制

（1）麝火药块：麝香12g，明雄黄、朱砂各8g，硫黄210g。先将硫黄置铜锅或陶瓷锅内以武火熔化，至锅内产生蓝色火焰时，将研细和匀的其余3味药倾入锅内，迅速搅匀，待锅内再产生蓝色火焰时马上起锅，立即倒在晾干的土砖上摊平（此时药料仍在燃烧），用备好的黄草纸迅速盖在药料上，火焰即灭。冷却后分成小块，装瓶密封备用。

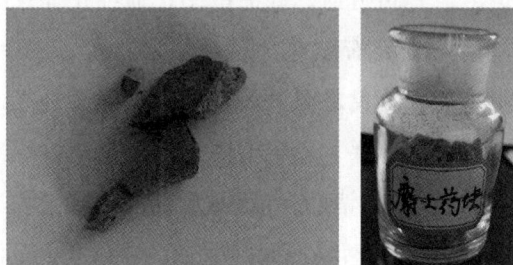

图 18-2　麝火药块

（2）拔毒膏：取芝麻油 500mL，黄丹 210g，一同置于铁锅内，文火煎熬 20 分钟左右，至滴水成珠不粘手为度。然后用干净竹片取少许熬成的膏药，薄摊于 25 平方厘米的油纸上。如此制成数百张备用。

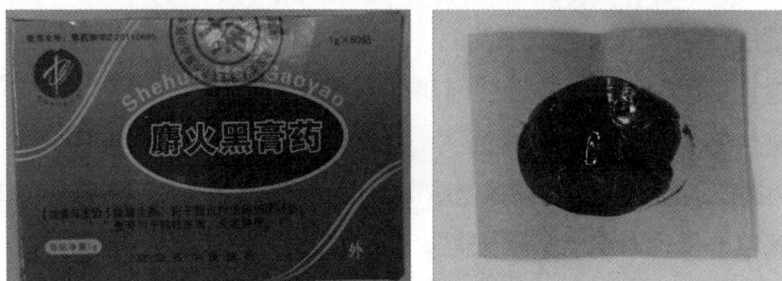

图 18-3　麝火拔毒膏

（3）追风酒：取当归、川芎、白芍、熟地、红枣、茯苓、杜仲、枸杞子、川牛膝、香附、羌活、独活、寻骨风、木瓜、桂枝、萆薢、地龙各15g，水蛭、䗪虫、三七参、红花、全蝎、蝉蜕、生川乌、生草乌各 9g，乌梢蛇 30g，蜈蚣 16g，马钱子 4.5g，白酒 4000mL，共浸泡 20 天即可服用。

2. 施治方法

具体分为四步，即一烧、二贴、三发、四饮。

（1）烧麝火：取制成的麝火药块，约黄豆大小，用镊子夹稳，点燃后迅速放在选好的皮肤部位上，让其继续燃烧，同时用手指轻轻揉按所烧的皮肤周围以减轻疼痛。根据病情，烧治点以阿是穴为主，如果痛点附近有经穴，则取经穴。一般每次烧 10 处左右。

（2）贴拔毒膏：于烧后的第二天，所烧部位呈 1 度烧伤，起疱后皮肤脱落暴露烧伤处，每处贴拔毒膏 1 张。以后根据脓液的多少，每天换药一二次，直到伤口痊愈为止，一般约需 10 天。

（3）进食发物：以进食雄鸡、鲤鱼为佳，鲫鱼、黄花菜、猪蹄也可。在烧麝火后 1 ～ 2 天开始，每 2 ～ 3 天 1 次，连续 10 ～ 15 天。雄鸡与鲤鱼交替食用，其他发物可作为补充。

（4）饮追风酒：一般在伤口分泌物增多后开始饮用。每次饮 15 ～ 20mL，每日 3 次，直至伤口愈合。为巩固疗效，也可连续饮用 3 个月。

四、注意事项

1.本疗法专用于风寒湿痹证，凡中医辨证为热痹（关节红肿灼痛、舌红、苔黄、脉数等）者禁用。此外，寒痹患者如为孕妇、哺乳期、月经期，以及有严重心、肝、肾、脑疾病者，均在禁忌之列。

2.应用本疗法，首先要明确诊断，特别要注意与骨结核、骨髓炎、跌打损伤的疼痛相鉴别，不可盲目误用。

3.应用本疗法，要对患者做好解释工作，消除其恐惧心理。如有轻度烧灼疼痛感或 1 周内有低热，属正常反应，不必紧张。注意不可在空腹时应用本疗法。烧麝火后，忌生冷、避风寒，伤口禁水浸和压迫。

4.在制备麝火药块时，应动作迅速，切勿使药料烧透。整个过程要求在 5 ～ 6 分钟内完成。此外，在配制麝火块及拔毒膏时，注意安全防火。

5.麝火烧伤处只能贴拔毒膏，禁用其他膏药和消炎药。每次换膏药时，以消毒干棉球拭去伤口脓液。

6.治疗期间一般疾病（如普通感冒、轻度腹泻）不影响治疗，但如患有其他急性传染病等应终止治疗。治疗中须禁房事，在应用本疗法时不得使用激素或抗生素类药物。如果已服用激素类药物，可酌情减量或停用，但以病情不恶化为前提。

7. 如经治疗后，虽有明显好转，但仍未痊愈者，可于 3 ~ 6 个月后重复应用本疗法。

五、临床验案

验案1：膝痹案

刘某，男，59 岁，2017 年 6 月 9 日初诊。主诉：双膝关节疼痛、发凉 5 年余。病史：5 年前受凉后出现双膝关节疼痛，遇寒加重，得温痛减，无双手指间关节及双腕关节疼痛。检查：心肺（-），双膝压痛，局部皮肤不红，皮温不高。舌淡红，苔白厚腻，脉沉滑。辅检：肝肾功能、血常规、红细胞沉降率、C 反应蛋白、类风湿因子、CCP 抗体阴性，其他检查均正常。

中医诊断： 膝痹（寒湿痹阻证）。

西医诊断： 膝关节骨关节炎。

处方： 拟用中药联合麝火疗法治疗。

取穴： 双侧外膝眼。

操作： 麝火疗法，按操作规范操作，保持患处干燥，观察分泌物颜色。如分泌物由白转黄，局部红肿，可外用消炎软膏涂擦。配合服用附子桂枝汤加减：附片 9g（先煎半小时），桂枝 12g，当归 12g，桑寄生 15g，续断 15g，独活 12g，威灵仙 12g，白芍 15g。14 剂，日 1 剂，分 2 次口服。

6 月 24 日二诊： 双膝疼痛减轻，双下肢有沉重感，乏力。舌淡红，苔白腻，脉沉滑。麝火疗法操作同上，调整上方中药，去威灵仙、白芍，加木瓜 12g，薏苡仁 30g，茯苓 15g，防己 12g，附片减至 6g，桑寄生加至 18g，续断加至 18g。14 剂，日 1 剂，分 2 次口服。

7 月 18 日三诊： 双膝疼痛基本消失，双下肢有沉重感，乏力明显减轻。

按语： 膝骨关节病属于中医学"膝痹"的范畴，表明肝肾不足、寒湿阻滞是本病的主要病机。中医外治法是治疗膝痹的主要手段之一，而洪湖传统麝火灸疗法是其中不可或缺的部分，是治疗膝痹的良好手段。洪湖传统麝火灸疗法根据岭南地区的地理、疾病特点选择道地药材进行天灸疗法，药物主要包括麝香、明雄黄、硫黄、朱砂等，通过药物对穴位的刺激，起到激发经气、调整气血、祛风散寒除湿、通络止痛的作用，因而对膝痹有良好疗效。《理瀹骈文》指出："外治之理，即内治之理，外治之药，亦即内治之药。""膏中用药味，必得通经走络，开窍透骨，拔病外出之品为引。""须知外治者，气血流通即是补，不药补亦可。"

验案 2：肩痹案

平某，男，47 岁，2018 年 4 月 9 日初诊。主诉：右肩关节疼痛伴活动不利 2 周。病史：2 周前汗出当风后出现突发右肩关节疼痛不适，抬举及活动受限，畏风怕凉，不易汗出。舌红，苔白腻，脉弦。辅检：肩关节 MRI 示右肩关节粘连性关节囊炎。

中医诊断：肩痹（寒湿痹阻证）。

西医诊断：粘连性关节囊炎。

处方：拟用中药联合麝火疗法治疗。

取穴：阿是穴。

操作：麝火疗法按操作规范操作。配合服用羌活胜湿汤加减。7 剂，日 1 剂，分 2 次口服。

4 月 16 日二诊：肩关节疼痛减轻，活动较前明显改善，自觉腰膝酸软乏力，纳可。麝火疗法操作同上，调整上方中药，加续断、杜仲、伸筋草。7 剂，日 1 剂，分 2 次口服。

4 月 26 日三诊：肩关节疼痛明显减轻，活动不受限。

按语：肩周炎属中医"痹证"范畴，由风寒湿邪及外伤所致，外邪入内，气滞血瘀，痹阻经络所致。麝火疗法实属于化脓灸和瘢痕灸范畴。综观麝火疗法用药，麝香性温，芳香走窜，开窍行血，破滞散结，通经止痛力强，是为主药。明雄黄性温，有补火助阳，逐阴寒之功，可助麝香破滞散寒、通络镇痛，是为辅药。朱砂性寒，有镇惊清热作用，用其寒以缓麝香、明雄、硫黄之温，是为佐药。硫黄性温，除补火助阳、散阴寒外，更借其易燃性，引导诸药，是为使药。

验案3：大偻案

刘某，男，36岁，2017年9月6日初诊。主诉：腰骶部疼痛3年，加重1周。病史：患者3年前无明显诱因出现腰骶部疼痛，夜间痛甚，翻身困难，晨起背部僵硬不适，在当地医院治疗，症状可减轻。1周前患者感腰背疼痛加重，僵硬明显，伴有怕冷，双膝关节沉重疼痛，腰背部活动受限，遇寒加重，纳食尚可，二便调。检查：心肺（-），指-地距20cm，肖伯试验（+）。舌质红，苔白，脉沉弦。辅检：骶髂关节CT示：双侧骶髂关节间隙变窄，可见"锯齿样"改变。

中医诊断：大偻（肾督亏虚，寒湿痹阻证）。

西医诊断：骶髂关节炎。

处方：拟用中药联合麝火疗法治疗。

取穴：阿是穴＋肾俞、腰阳关、腰眼等穴。

操作：麝火疗法按"操作规范"。配合服用补肾强督驱寒汤加减：川牛膝12g，鸡血藤30g，杜仲15g，蜈蚣2条，乌药12g，白芍30g，乌梢蛇12g，威灵仙15g，伸筋草15g，独活15g，萆薢12g，甘草6g。14剂，日1剂，分2次口服。

9月20日二诊：腰部疼痛减轻，夜间腰背痛减，翻身仍有困难，晨起僵硬感减轻，可下地行走。麝火疗法操作同上。调整上方中药，去甘草，加炙鳖甲15g，松节12g。14剂，日1剂，分2次口服。

10月3日三诊：腰背部疼痛明显减轻，偶有疼痛，夜间翻身可，晨起腰背僵硬约10分钟，活动后可缓解。麝火疗法操作同上，调整中药，去炙鳖甲、松节，加路路通12g，蜈蚣加至4条，威灵仙加至30g。配合院内制剂活血壮筋片、祛风通络酒，连服3个月，腰骶疼痛明显减轻，活动不受限。

按语：麝火药中，主药麝香微温，芳香走窜，开窍行血，破滞散结，通经止痛；辅药明雄黄性温，补火助阳，驱逐阴寒，助麝香破滞散寒，通络镇痛；佐药朱砂性寒，镇惊清热，用其寒以缓麝香、明雄黄、硫黄之温，借其重镇以制麝香之窜动，使麝香局限于痛处发挥效力，温中有寒，动中有静；使药硫黄性温，补火助阳、散阴寒，更借其易燃之性，引导诸药；诸药配伍精当，性专力宏，对于大偻日久致气血阴阳虚损者，具有温补扶正的作用。

第十九章　奇穴缪刺治疗痛证技术

一、技术简介

奇穴缪刺治疗痛证技术由湖北中医药大学吴松教授在传统缪刺基础上创新提出，被列为 2019 年中华中医药学会适宜技术国际合作推广项目。

1. 技术特点

本技术主要运用交叉刺法，依据经脉相互交贯的原理，选取健侧穴位治疗患侧，涵盖多种交叉方式。

（1）左右交叉：若左上肢患病，选取右上肢同名经同部位的痛点进行针刺；右上肢患病则反之。下肢病症亦遵循此规则。

（2）上下交叉：针对左上肢疾病，选取左下肢同名经同部位的痛点；右上肢的疾病对应右下肢同名经同部位的痛点。下肢病症则对应选取上肢相应部位（上臂对应大腿，前臂对应小腿）。

（3）左右上下交叉：左上肢病取右下肢同名经的同部位的痛点，右上肢病取左下肢同名经同部位痛点。同理，下肢病症选取对侧上肢相应部位（上臂对大腿，前臂对小腿）。

（4）前后交叉：当面部出现病症，选取后脑勺同部位痛点进行针刺；胸腹患病，则取背腰部对应部位的痛点。

（5）前后上下交叉：如胸锁关节疼痛，选取尾椎骨痛点；腹部疼痛，选取肩背部的痛点；腋窝疼痛，选取对侧腹股沟的痛点。

2. 理论基础

（1）缪刺病位在络：《素问·缪刺论》中黄帝与岐伯的问答明确了缪刺的概念。当邪气侵袭皮毛，留滞于孙络，无法进入经脉，进而流溢至大络，引发奇病。邪气客于大络时，呈现左注右、右注左的特点，上下左右与经脉相互干扰，并散布于四肢末端。因其气无固定停留之处，不入经腧，故而采用缪刺法。这表明缪刺针对的病位主要在络脉。

（2）交经缪刺：《素问·离合真邪论》提到"气之盛衰，左右倾移，以上调下，以左调右"，《素问·阴阳应象大论》也指出"善用针者，从阴引阳，从阳引阴，以右治左，以左治右"，岐伯亦云"邪客大络者，左注右，右注左，上下左右与经相干"。《标幽赋》中"交经缪刺，左有病而右畔取；泻络远针，头有病而脚上针"进一步强调了病变在左取右，病变在上取下的针刺方法。由于络脉在分布上具有"支而横"且相互贯通的特性，作为经脉别出的分支，纵横交错遍布全身，起着联络沟通表里经和补充经脉循行不足的作用。当邪气客于大络，不入经腧时，会在大络中上下左右流注窜走，致使邪气所在与症状表现不一致，缪刺法正是基于此病机而产生。

（3）浅刺及见络刺血：病邪侵入络脉后，虽流注无常处，但多"布于四末"，人体四肢末端是阴阳交会之所，针刺手足爪甲端可调整机体阴阳气血的偏盛偏衰。操作上多采用浅刺，以契合"治络"原理，临床常用半寸到1寸的毫针。《素问·缪刺论》记载"有痛而经不病者，缪刺之。因视其皮部有血络者尽取之，此缪刺之数也"，以及"邪客于五脏之间……视其病，缪刺之手足爪甲上，视其脉，出其血"，说明缪刺法常需刺皮部血络使其出血。

（4）以痛为腧：《灵枢·刺节真邪》指出"用针者，必先察其经络之实虚，切而循之，按而弹之，视其应动者，乃后取而下之"，《灵枢·背腧》提到"愿闻五脏之腧出于背者……则欲得而验之，按其处，应在中而痛解，乃其腧也"，《素问·缪刺论》记载"邪客于臂掌之间，不可得屈，刺其踝后，先以指按之痛，乃刺之"，即先通过指压身体部位找出痛点，再依据疼痛部位进行针刺。《备急千金要方·灸例》曰"凡孔穴在身……以肌肉、纹理、节解、缝会、宛陷之中，及以手按之，病者快然"，《备急千金要方·灸例》提出"有阿是之法，言人有病痛，即令捏其上，若里当其处，不问孔穴，即得便快成痛处，即云阿是，灸刺皆验，故曰阿是穴也"。该理论的重点是以局部疼痛反馈作为取穴参考，按压痛处或其周围时会出现快然或疼痛的特征。

二、适用范围

奇穴缪刺治疗痛证技术可以广泛用于各种痛证，如颈椎病、落枕、肩周炎、肱骨外上髁炎、膝骨关节炎、腰椎间盘突出症、腱鞘炎、多种软组织损伤、挫伤及关节扭伤等。

三、技术操作

（1）治疗工具：治疗盘、弯盘、无菌镊子、消毒棉签、消毒棉球、三棱针、一次性无菌手套等。

（2）环境：卫生要求应符合 GB15982—2012《医院消毒卫生标准》的规定，保持环境安静，清洁卫生，避免污染，温度适宜。

（3）消毒：施灸前应对受术者施灸部位进行消毒，灸区消毒可用0.5% ～ 1% 碘伏棉球在灸区部位由中心向外做环行擦拭消毒。施术者双手应用肥皂或洗手液清洗干净，再用速干手消毒剂消毒。

（4）体位选择：根据针刺及刺络的部位，选择患者舒适、医者便于操作的体位。常用体位：仰卧位、侧卧位、俯卧位、俯伏坐位、侧伏坐位。

（5）施术方式：通过以痛为腧寻找疼痛点浅刺，如果见到血络，则刺络放血。

①颈椎病变，以督脉、太阳经、少阳经病变为主，取穴以穴位或其附近的敏感点为主。病在督脉可以取承浆（阳病治阴，前后对应），也可取后溪（后溪通督脉）敏感点。病在膀胱经，可手取后溪或腕骨、重子重仙，足取束骨、昆仑附近敏感点，同时结合颈椎症状特点取穴，不能左右转动以后溪为主；不能前后俯仰取束骨；病在少阳经，手可取阳池附近敏感点，足可以取悬钟或足临泣敏感点。先考虑左右交叉针刺，兼顾上下、前后针刺。

②腰椎病变，以督脉、太阳经病变为主，取穴以穴位或其附近的敏感点为主。病在督脉可以前取气海、石门、关元或附近敏感点（阳病治阴，前

后对应），也可以取后溪（后溪通督脉）的敏感点。病在膀胱经可以上肢取小海，下肢取委中或附近敏感点，委中如见血络则点刺放血。

③膝关节疼痛，可以在对侧膝关节、同侧肘关节、对侧肘关节同名经脉和同部位附近寻找敏感点，如膝关节足三里穴附近疼痛，可以在对侧膝关节足三里、同侧和对侧肘关节曲池附近找敏感点；内侧阴陵泉附近疼痛，可以在对侧膝关节阴陵泉、同侧和对侧肘关节尺泽穴附近找敏感点。

④腕关节疼痛，可以在对侧腕关节、同侧踝关节、对侧踝关节同名经脉和同部位附近寻找敏感点，如腕关节内侧太渊穴疼痛，可以在对侧腕关节太渊、同侧和对侧足部太白穴附近寻找敏感点。

四、注意事项

1. 针灸治疗室需保持清洁、安静，光线充足，温度适宜，定期进行通风和空气消毒。

2. 针刺前做好解释工作，使患者消除紧张、恐惧心理。选择合理的体位，注意保暖。

3. 饥饿、饱食、醉酒、大怒、大惊、过度疲劳、精神紧张者，不宜立即进行针刺。

4. 进针时应多与患者交流，细心观察患者表情的变化，掌握不同患者的耐受程度、针灸过程中应加强巡视，以防意外情况的发生并及时处理。

5. 皮肤有感染、溃疡、瘢痕或肿瘤的部位，以及有出血倾向或高度水肿者，不宜针刺。

6. 凡患有精神病或神志不清者禁用此法。

五、临床验案

验案1：颈椎病案

王某，女,45岁,2020年8月20日初诊。主诉：反复颈部酸痛3个多月。

病史：长时间伏案工作出现颈部酸痛，1 周前自行贴外用膏药无缓解。现右侧颈肩部疼痛，偶有枕部胀痛，平素怕冷，颈背部怕风，胃纳可，睡眠欠佳，梦多，大小便正常。查体：颈部生理曲度变直，肌肉僵硬，C5、C6 棘突旁压痛，枕后部压痛，颈椎活动度轻度受限。叩击痛（－）、压顶试验（－）、臂丛牵拉试验（－）。影像学检查：颈椎生理曲度变直，C5 ～ C6 椎间盘变性，颈椎轻度骨质增生。舌暗，苔白腻，脉弦。

中医诊断：项痹（气滞血瘀证）。

西医诊断：颈椎间盘突出症。

处方：拟用奇穴缪刺治疗。

取穴：风池、中渚、足临泣、悬钟穴。

按语：进一步检查发现右侧颈肩部疼痛在风池穴，属少阳经，在对侧中渚、足临泣、悬钟穴附近找到敏感点，针刺后嘱患者活动颈部，患者诉颈部明显轻松感，无明显酸痛，再行 3 次针灸，颈痛已基本缓解。

验案 2：踝关节扭伤案

患者，男，25 岁，2019 年 8 月 25 日初诊。病史：3 天前打篮球不慎出现左踝关节疼痛，休息后给予冰敷后症状未见好转，未进行临床诊治，现疼痛加重，跛行。查体：左踝关节疼痛伴肿胀、瘀青，关节周围压痛，左踝尖以下见少量皮下瘀青。舌暗红，苔薄白，脉弦细。辅检：踝关节腔有少量积液。

中医诊断：伤筋（气滞血瘀证）。

西医诊断：踝关节扭伤。

处方：拟用奇穴缪刺治疗。

取穴：神门、太溪穴。

按语：进一步检查发现左踝疼痛在太溪穴附近，遂在对侧腕关节神门穴附近找痛点，找到痛点后针刺，嘱患者活动踝部，患者诉疼痛明显减轻，再行 5 次针灸，疼痛完全缓解。

第二十章　蕲春火针疗法

一、技术简介

蕲春火针疗法作为传统针刺疗法的重要补充，是流传于蕲春及周边地区的古老针刺疗法。它将特殊针具针尖烧红后，刺入人体特定腧穴或病变部位，以实现温通经络、散寒祛瘀，从而达到治疗疾病的目的。2020 年 1 月 21 日，蕲春火针疗法作为唯一的传统医药类项目（Ⅸ-18）入选湖北省第六批省级非物质文化遗产代表性项目名录，韩善明教授为该项目省级代表性传承人。

1. 技术特点

（1）鲜明的地域特征：主要在古蕲州地区及大别山以南的长江中下游地区流传，以民间传承为主要模式。时至今日，民间艺人仍运用此疗法治疗淋巴结核、乳腺增生、风湿性关节炎等疾病。该疗法具备操作简便、应用便捷、费用低廉、疗效显著的特点，在当地拥有广泛的群众基础。

（2）完备的理论与精湛的技艺：理论体系源于李时珍的《本草纲目》，同时继承并完善了《黄帝内经》和张仲景关于火针的基本理论。在治病机制、功效、适应证和禁忌证等方面，都有全面且详细的论述与记载。在操作技艺上，针法要求极为精湛，强调针刺手法的正确运用是治疗疾病的关键所在。这包括精准把握针刺的深浅程度，以及根据病情决定针的急出或慢出，针孔是急按还是不按等。此外，烧针环节也至关重要，必须将针烧至通体赤红，才能确保治疗效果，否则不仅难以治愈疾病，反而可能对人体造成损害。

2. 理论基础

蕲春火针疗法起源于中国古代民间的"大针"法，曾有燔针、焠针、煨针等名称。古代主要用于治疗瘰疬痰核，在蕲春民间俗称为"刺痰子"。其形成于唐宋时期，在明清时期达到鼎盛，清末及民国时期走向衰落。以蕲春籍太医韩㤗和李时珍等医家为代表，以《本草纲目》《奇经八脉考》等医籍为重要标志，遵循传统中医基本理论，构建了较为完整的理论体系，充分体现了"天人合一""辨证论治""寒者热之""实者泻之""塞者通之"等中医学核心思想。现代科学研究显示，该疗法具有促进损伤组织炎症的吸收和修复、杀菌、消炎、镇痛及免疫调节等多方面的作用。在临床应用中，依据治疗疾病的范围差异，可分为以下四种方法，且各有其理论侧重。

（1）刺痹痛瘫缓法：针刺技法源自《本草纲目·卷六·火针》中"风寒筋急挛引痹痛，或瘫缓不仁者，针下疾出，急按孔穴则疼止，不按则痛甚"。适用于因风寒之邪引发的筋急挛缩、痹痛、瘫痪及麻木不仁等病症。《内经》将痹证称为"痹"，并指出其病因主要为风、寒、湿邪。《素问·痹论》记载："风寒湿三气杂至，合而为痹也。其风气胜者为行痹，寒气胜者为痛痹，湿气胜者为著痹也。"还根据邪气伤人的季节和部位的不同，分为五体痹与五脏痹。临床常见行痹（疼痛游走不定）、痛痹（肢体关节紧痛不移）、著痹（肢体关节重着、酸胀、疼痛）、热痹（肢体关节疼痛、红肿）、尪痹（肢体关节疼痛、肿大、屈伸不利、僵硬、变形）、气血虚痹（四肢乏力、麻木不仁、瘫软、绵绵而痛）等类型。经络负责运行气血、沟通表里上下、调节脏腑功能，一旦经络气血失调，就会引发病变。普通针刺可疏通经络，而火针通过对针体加热，疏通之力更强，尤其适用于寒湿之邪痹阻导致的疼痛、筋急、挛缩及麻木不仁等，体现了"寒者温之""塞者通之"的治疗理念。蕲春火针能够温经通络、促进气血运行，对风、寒、湿诸邪痹阻经络所致的痹证疗效显著。

（2）刺瘰疬痰核法：针刺技法"癥块结积冷病者，针下慢出，仍转动，以发出污浊"（《本草纲目·卷六·火针》）。瘰疬痰核的形成，多因情志内伤，致使肝气郁结，横逆犯脾，脾失健运，痰湿内生，进而气滞痰凝，结于颈部；或者肝郁化火，灼伤肾精，阴虚火旺，热胜肉腐成脓，溃后脓水淋漓，耗伤气血，迁延难愈；也可能因肺痨阴虚，肺肾阴亏，阴虚火旺，灼津为痰，痰火凝结而成。痰核通常由湿痰流聚产生，结块数量不定，不红不肿，不硬不痛，触摸时如软滑果核，可移动，一般不会化脓溃破，多生于颈、项、下颌部，也可见于四肢、肩背，生于上部多兼风热，生于下部多兼湿热。蕲春火针具有温经通络、行气活血、散寒祛湿、消癥散结的功效，对气滞痰凝导致的瘰疬痰核治疗效果良好。鄂东民间流传四百余年的"刺痰子"法，就是用火针治疗瘰疬痰核等因痰湿蕴结于体表形成的肿块性疾病。

（3）刺痈疽发背法：针刺技法源自《本草纲目·卷六·火针》中"痈疽发背有脓无头者，针令脓溃，勿按孔穴"。痈的局部表现为光软无头，红肿疼痛，结块范围一般在 6 ～ 9cm，发病迅速，易肿、易脓、易溃、易敛，常伴有恶寒、发热、口渴等全身症状，一般不伤及筋骨，不易内陷，分为火毒凝结、热胜肉腐及气血两虚三型。发背初起时无头，红肿蔓延成片，中央明显，四周较淡，边界不清，灼热疼痛，3 ～ 5 天后中央色褐腐溃，周围湿烂，全身症状显著，根据发病部位不同有不同病名，如手发背、足发背等。其病因多为饮食不节、情志内伤、湿火内生，或局部外伤染毒，致使湿热结聚、气血壅滞、热胜肉腐。蕲春火针能够去腐排脓、收肌敛疮，操作简便，排脓彻底，疮口易于愈合。由于火针针具较粗，且借助火力，出针后针孔不会迅速闭合，热毒败血等有形之邪可从针孔直接排出体外，体现了"开门驱邪"的理念。火针治疗火邪毒邪效果显著，中医认为"热病得火而解者，犹如暑极反凉，乃火郁发之之义也"，即"以热引热"的治病理论。

（4）熨烙除翳法：针刺技法出自《本草纲目·卷六·火针》，其中所载："又凡肝虚目昏多泪，或风赤及生翳膜顽厚，或病后生白膜失明，或五脏虚劳风热，上冲于目生翳，并宜煨烙之法。其法：用平头针如翳大小，烧赤，轻轻当翳中烙之，烙后翳破，即用除翳药敷点。"眼翳属于变性结膜病，表现为眼眦部长赤膜如肉，状如昆虫之翼，横贯白睛，攀侵黑睛，甚至遮盖瞳神，又称胬肉侵睛、外障、蚂蟥积证、肺瘀证、目中胬肉等。临床辨证分为心肺蕴热、风热外袭所致的心肺风热证，忧思劳怒、五志过极、气郁化火的心火上炎证，以及劳欲过度、心阴暗耗、肾精亏虚、水不制火的阴虚火旺证等。对于实证眼翳，治疗原理是利用火针祛邪散热的作用，行气活血或引火热毒邪外出，达到热清毒解、消除眼翳的效果；对于虚证眼翳，治疗原理是火针能够温通气血、消肿散结，从而祛翳，正如李时珍所说"盖气血得温则宣流，得寒则凝涩故也"。

二、适用范围

蕲春火针疗法治疗病证涉及内科、外科、皮肤科、妇科、耳鼻喉科、口腔科及眼科等，但以外科疾病居多，常用于治疗淋巴结核、淋巴结炎、乳腺增生、风湿性关节炎等疾病。蕲春火针疗法的四种技法适用范围各不相同。

1. 刺痹痛瘫缓法，适用于风寒之邪所致的筋急挛缩、痹痛、瘫痪及麻木不仁者（泛指风湿性关节炎、退行性骨关节炎、肌肉痛、瘫痪、麻木不仁等疾病）。

2. 刺瘰疬痰核法，适用于痰湿之邪所致的瘰疬（如淋巴结炎、淋巴结核等）、痰核（如皮下肿块、乳腺增生等）。

3. 刺痈疽发背法，适用于痈疽发背脓成无头诸证。

4. 熨烙除翳法，适用于因风热、肝虚、五脏虚劳等所致的眼翳。

三、技术操作

蕲春火针疗法技术操作主要包括烧针法、针刺技法。其中烧针法又分为麻油烧针法和乙醇烧针法，针刺技法分为刺痹痛瘫缓法、刺瘰疬痰核法、刺痈疽发背法和熨烙除翳法。

1. 烧针法

（1）麻油烧针法：古人常用，据《本草纲目》记载："麻油满盏，以灯草二七茎点灯，将针频涂麻油，灯上烧令通赤用之。"

（2）乙醇烧针法：现代临床常用，将针具在点燃的酒精灯外焰上将针体及针尖部烧至通红。

2. 针刺技法

（1）刺痹痛瘫缓法

①根据病情选定针刺腧穴，并用记号笔标记。

②用碘伏对所标记的腧穴做皮肤消毒。

③依据病情选用合适的已消毒备用针具。

④烧针。

⑤押手固定好将刺入腧穴，刺手将烧红的火针迅速刺入，随即拔出，不作停留。拔出后立即用押手按压针眼，每穴可刺 3 ～ 5 次。

⑥术毕，用创可贴覆盖针眼，保持局部干燥、清洁。

（2）刺瘰疬痰核法

①根据病情选定针刺腧穴和肿块，并用记号笔标记。

②用碘伏对所标记的腧穴和肿块做皮肤消毒。

③依据病情选用合适的已消毒的备用针具。

④烧针。

⑤押手局部固定好所刺腧穴和病变肿块，刺手将烧红的针具快速刺入所选腧穴和病变肿块，捻转针具 5 ～ 7 次，并留针，拔出针具后不按压针眼，可视肿块大小刺 5 ～ 9 次。

⑥术毕，用创可贴敷贴针眼，保持局部干燥、清洁。

（3）刺痈疽发背法

①根据病情选定针刺腧穴或部位，并用记号笔标记。

②用碘伏对所标记的腧穴或部位做皮肤消毒。

③依据病情选用合适的已消毒的备用针具。

④烧针。

⑤押手固定好将刺入腧穴或病变部位，刺手将烧红的粗针快速刺入所选部位，一般痈疽发背中心部刺 1 ～ 2 针，周围部刺 2 ～ 3 针即可，勿按针孔，令脓毒败血外泄。

⑥脓毒败血出尽后，外涂收敛生肌、解毒的中药膏剂，保持局部干燥、

清洁。

（4）熨烙除翳法

①术前 3 ～ 5 天，用解毒散结消肿类中药煎汁清洗患部或用氯霉素眼药水滴眼。

②依据眼翳的大小选取，如翳大的特制平头针具。

③烧针。

④押手固定患眼上下眼睑，露出施术部位，刺手将烧好的针具轻点翳膜中心部位，烙破翳膜。操作时切记要"稳""准""轻""快"。

⑤术毕，外用除翳中药敷于患眼，或用抗生素眼膏。保持患眼清洁、干燥。

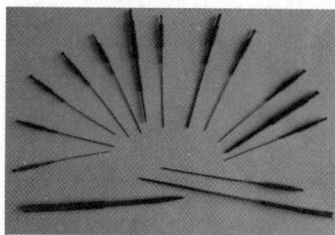

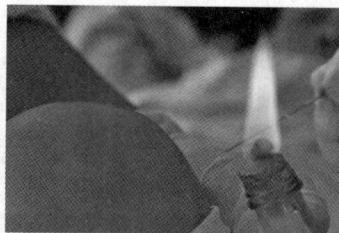

图 20-1　火针针具　　　　图 20-2　酒精灯烧针法

四、注意事项

蕲春火针治疗后，针眼处皮肤泛红、有灼热感、轻度肿胀、微微发痒属于正常现象。蕲春火针疗法出针后，为避免感染，需要用一次性无菌棉签对针孔进行按压防止出血，并嘱咐患者针眼处 6 小时内避免沾水。

五、临床验案

验案1：摄领疮案

患者女，58 岁，2017 年 4 月 12 日初诊。主诉：下肢局部麻木 2 年余。

病史：患者于 2 年前被诊断为"神经性皮炎"，口服及外用相关西药及药膏治疗，症状虽好转但遗留色素沉着，且偶有麻木，逐渐加重至今，麻木明显，伴有小腿发凉。2 年间曾经用过西药、药膏、中药、推拿及针刺等多种治疗方式，治疗效果不佳，病情顽固且日益加重。患者为求进一步治疗，遂来就诊。现双膝关节正面以上至大腿臀部麻木，颜色泛黑，左腿色黑明显，每逢阴雨寒冷天气疼痛，遇热则舒，小腿易酸痛，活动乏力，休息可缓解，无肢体活动不利，纳安，夜寐可，二便调。检查：直腿抬高试验80°，"4"字试验（-），局部无疼痛、压痛。双下肢局部深浅感觉缺失，肌力正常。舌质暗淡，苔薄滑，脉沉细。

中医诊断：摄领疮（风湿蕴肤证）。

西医诊断：神经性皮炎。

处方：火针点刺结合毫针围刺。

取穴：血海、阴市、梁门、箕门、伏兔、风市。

操作：患者取平卧位，医师采用细火针，常规消毒后，用镊子夹持 95% 乙醇棉球，点燃后，将火针放于乙醇棉球外焰处烧红至发白。先后在左、右下肢麻木部位进行点刺，针刺较浅。后采用 1.5 寸毫针进行围刺，行平补平泻法，留针 30 分钟。治疗后，患者述麻木周围酸胀，麻木部位暂无感觉。每周治疗 3 次，隔日 1 次，3 次为 1 个疗程，嘱其当天勿沾水，注意卫生。

治疗 1 个疗程后，患者麻木部位微感酸胀，色素减退。治疗 2 个疗程后，患者右腿麻木部位色素完全褪去，渐渐恢复至正常皮肤，浅感觉恢复正常，且左腿麻木部位色素减退明显，浅感觉迟钝。治疗 4 个疗程后，患者左腿色素完全褪去，皮肤恢复正常，浅感觉恢复正常。目前患者感觉良好，巩固治疗 1 个疗程。半个月后随访，未复发。

按语：本病属中医学"痹证"范畴，多因风寒邪气侵袭，或者正气不足，无力抗邪，使得邪气痹阻于经脉，经脉不通，阳气不能统帅营血濡养经脉，肌肤失养，不荣而出现麻木。《灵枢·官针》载："凡刺有九……九曰焠刺；焠刺者，刺燔针则取痹也。"说明火针的适用范围。《医理真传》云："故先天之本在肾，后天之本在脾，水谷之精气，与先天之真气，相依而行，周流上下四旁，真是无微不照也。"患者中老年，脾肾亏虚，正气不足，且病程日久，加剧正气受损，故先天之真气与后天之精气周流力弱而源乏，加剧不通不荣，麻木日益严重。火针具有针和灸的双重作用，火针散刺病灶，通过火针的温热作用，温阳益气，增强正气，从而改善局部气血运行，使经络通畅，达到缓解麻木、瘙痒及止痛的功效。本案患者，病程日久，2年间曾尝试西药、药膏、中药、推拿及针刺等多种治疗方法，改善效果不明显且病情日益加重。患者正气不足，无力抗风寒之邪外出，风寒之邪痹阻，经络不通，肌肤失养，不荣而麻木。故可施用火针，以祛除风寒邪、扶助正气，使得周流力增而源荣，改善局部气血运行，经络通畅，荣养肌肤。结合毫针围刺可助调气血、通经络、荣肌肤，则色素消、麻木除。

验案2：筋瘤案

马某，女，30岁，2017年5月5日初诊。主诉：双下肢静脉曲张5年。病史：5年前无明显诱因逐渐出现双下肢静脉曲张，状如蚯蚓，颜色青紫，发痒、发胀，走路易疲劳，伴有酸困乏力、发热、发胀感，间断使用弹力袜，症状不减。查体：舌质暗、苔白，脉滑。辅检：下肢静脉彩超示双下肢浅静脉血栓。

中医诊断：筋瘤（寒湿凝滞证）。

西医诊断：下肢静脉曲张。

处方：拟火针以通经活络、行气活血。

取穴：腿部阿是穴。

操作：采用中粗火针法治疗。患者取站立位，充分暴露曲张静脉，皮肤常规消毒3次，左手持95%乙醇棉球火把点燃，距离皮肤10～15cm处，将中粗火针针体下部1/3烧红后迅速准确地刺破曲张静脉前壁，立即拔出放出紫黑色血液，出血量约100mL，待恶血出尽，血变而止，针孔处常规消毒3次。患者随即自觉双下肢胀感明显减轻。嘱患者3天内针孔避免沾水，走路过多时继续穿弹力袜，夜间休息时抬高下肢。1周治疗1次。

患者共治疗 4 次，双下肢曲张静脉基本消失，肤色正常，不胀不痒而愈。

按语： 明代《外科正宗》对筋瘤的颜色、质地和形状进行了详细描述："筋瘤者，坚而色紫，垒垒青筋，盘曲甚者，结若蚯蚓。"中医学认为，本病多因长久站立，下肢气血不能畅达于上，血行缓慢，脉络滞塞不通所致，其病机多为气滞血瘀。火针局部放血，可直接使恶血出尽，祛瘀生新，促使新血生成，临床效果颇佳。现代研究表明，火针放血疗法可明显改善静脉回流障碍，减轻静脉压力，减少血管内病理产物沉积，改善微循环。此外，火针因其温热之性直接作用于筋脉松弛薄弱的血管而有壮阳补虚、升阳举陷之效，可散寒除湿、缓解痉挛。

验案 3：蛇串疮案

张某，男，63 岁，2019 年 3 月 10 日初诊。主诉：右腰部及右侧肋部起疱疹 10 天。病史：近期因工作压力大，情绪紧张，10 天前右侧腰部及右侧肋间时感烧灼，第 4 天出现少量散在水疱，呈簇状，后水疱明显增多，疼痛逐渐加重，辗转困难，不能入睡，遂就诊于当地医院，诊断为带状疱疹，予以抗病毒治疗 3 天，疼痛不减。现右腰部及右侧肋部疱疹呈带状，缠腰分布，未过中线，水疱密集成群，呈粟粒状，共有 6 簇，水疱晶莹，疱壁饱满，内容液浑浊，基底泛红，疱疹间皮肤正常，伴有低热乏力，烦躁，局部麻痛感，口苦，咽干，小便黄，大便干。查体：舌红、苔黄燥，脉弦滑。

中医诊断： 蛇串疮（肝经郁热证）。

西医诊断： 带状疱疹。

处方： 拟火针以疏肝解郁、清热利湿。

取穴： 阿是穴、龙眼穴、支沟、阳陵泉。

操作： 选用毫火针点刺法治疗。患者取左侧卧位，常规消毒皮损及周围组织，不擦破水疱，将毫火针于乙醇棉球火把下烧红后刺入疱疹内，疾入疾出，同时沿皮损边缘点刺，间隔 0.5 ～ 1.5cm。用棉签挤出疱疹内液体，并于其上留罐 10 分钟，拔出少许血液，起罐后常规皮肤消毒。取同侧龙眼穴，用一次性注射器针头点刺出血 3～5 滴。配合支沟、阳陵泉以毫针刺，泻法，留针 30 分钟。火针点刺放血与针刺法 2 天 1 次，交替进行，1 周为 1 个疗程。

治疗 1 个疗程后疱疹基本结痂，麻木和疼痛感明显减轻，皮肤平整光滑。2 个月后随访，无后遗神经痛。

按语：《医宗金鉴·外科心法要诀》中记载本病症因为风、湿、热毒邪侵袭人体，蕴结肌肤所致，与心、肝、脾关系密切，病性属实属热。治疗应以活血化瘀、通络止痛贯穿始终。局部点刺、放血和拔罐可引邪外出，艾灸之温热之性可温经散寒通络、行气活血止痛，促进新血生成，无邪可温补，有邪可胜邪；《卧岩凌先生得效应穴针法赋》言："胁下肋边者刺阳陵而即止，应在支沟。"支沟、阳陵泉可清泻肝胆、清利湿热；龙眼穴位于小指尺侧第二、第三骨节之间，握拳于横纹尽处取之，属经外奇穴，其穴经行小肠经，小肠又与心相表里，远端取之可泻心火、清血热，点刺出血效果尤佳，是治疗带状疱疹的经验要穴。本案属实热证，热因热用，既可温通散寒，又可以热引热，开门祛邪，使瘀滞之邪外出，从而快速治愈本病。现代医学研究表明，毫火针可调节机体神经-体液，减少炎性因子释放，激活脑内内源性阿片肽类物质分泌，提高痛阈，达到止痛的目的。

验案 4：酒渣鼻案

齐某，男，25 岁，2019 年 7 月 22 日初诊。主诉：鼻尖、鼻翼红斑 3 年。病史：3 年前鼻尖、鼻翼发现红斑，可见毛细血管扩张，呈细丝状，分布如树枝，起初可自行消退，时起时消，每因进食辛辣刺激性食物加重，现红斑持久不退，口干，便秘。查体：舌红、苔薄黄，脉弦滑。

中医诊断： 酒渣鼻（肺胃热盛证）。

西医诊断： 玫瑰痤疮。

处方： 拟火针以清泻肺胃、活血化瘀。

取穴： 局部阿是穴。

操作： 选用细火针点刺法治疗。患者取坐位，皮肤常规消毒，将火针烧红后点刺红斑及扩张的毛细血管，出血量约 5mL，针孔消毒。隔天 1 次。

8 月 10 日二诊：经治疗 7 次后，鼻色变淡，曲张的血管减少，治疗 10 次后红斑基本消失，鼻色基本正常。

按语：酒渣鼻是一种发生于面部中央的红斑和毛细血管扩张的慢性炎症性皮肤病，皮损明显，影响外观。中医学认为，本病主要由于湿热火毒上熏于面所致，日久兼有气血瘀滞之证。肺主皮毛，开窍于鼻，鼻尖为脾，鼻翼为胃，故选用火针直接局部点刺，可开门逐邪，清泻肺胃毒邪，活血化瘀，泻火解毒。因点刺手法轻、深度浅，故不留瘢痕。现代研究表明，本病病因与胃肠功能紊乱、细菌感染等关系密切，也证实了火针点刺放血可破坏炎性物质的生存环境，促进血液循环及皮肤自我修复，祛腐生肌。

第二十一章 针刀整体松解术

一、技术简介

针刀整体松解术是由湖北中医药大学吴绪平教授和张天民教授在人体弓弦力学解剖系统的基础上，按照网眼理论的病理构架分布设计的针刀标准化术式。

1. 技术特点

（1）精准定位治疗：通过对人体弓弦力学解剖系统的深入理解，能够精准确定病变部位所在的具体力学解剖结构，无论是四肢、脊柱、脊－肢还是内脏相关的弓弦力学系统，都能准确找到引发病症的关键节点。结合网眼理论，清晰识别慢性软组织损伤形成的网络状病理构架中的关键节点（软组织在骨骼的附着点）以及受影响的网线（软组织行经路线），实现对病变部位的精准定位，使针刀治疗有的放矢，提高治疗的准确性和针对性。

（2）整体与局部兼顾：网眼理论融合了中医宏观整体理念与西医微观局部理念。在治疗过程中，既从总体上把握疾病的发生发展过程，全面考虑人体各弓弦力学解剖系统之间的相互关系以及它们与整体生理平衡的关联，又从具体的病变点出发，对疾病进行量化分析。例如，在制订治疗慢性软组织损伤性疾病和骨质增生症的方案时，既能依据整体思路确定针刀治疗的整体策略，又能精准确定针刀治疗的具体部位，同时合理规划针刀疗程以及术后手法操作，做到整体与局部治疗有机结合，提高治疗效果。

（3）恢复力学平衡与生理功能：人体弓弦力学解剖系统强调力学平衡对人体健康的重要性。针刀治疗旨在纠正因慢性软组织损伤、骨质增生等导致的弓弦力学系统的异常形态，解除神经、血管的卡压，恢复人体正常的力学传导和生理平衡。通过调整弓弦结合部的粘连、瘢痕和挛缩，使软组织恢复正常的力学状态，进而恢复人体的自我修复能力和自我调节能力，从根本上治疗疾病，促进患者康复，改善患者的生活质量。

2. 理论基础

人体弓弦力学解剖系统和网眼理论是针刀治疗疾病的理论基础。

（1）人体弓弦力学解剖系统：人体弓弦力学解剖系统是一个以骨骼为弓，以连接骨骼的关节囊、韧带、肌肉、筋膜等为弦，共同完成人体运动功能的力学解剖系统。其组成部分包括四肢弓弦力学解剖系统、脊柱弓弦力学解剖系统、脊－肢弓弦力学解剖系统以及内脏弓弦力学解剖系统。这些系统均由单关节弓弦力学解剖系统构成，各自拥有独立的力学解剖结构，能够完成系统内的力学传导，维持系统内的力学平衡。同时，各系统之间相互渗透、相互作用，使人体构成一个完整统一的力学解剖系统。该系统的创立，清晰阐释了慢性软组织损伤及骨质增生等临床疑难病症的病理机制与病理构架，完善并补充了针刀医学基础理论，将针刀治疗从单纯"以痛为输"的病变点治疗提升至对疾病病理构架的全面治疗的高度，为针刀治疗慢性软组织损伤性疾病和骨质增生症奠定了关键的解剖力学基础。

（2）网眼理论：慢性软组织损伤并非局限于单个点的病变，而是以人体弓弦力学解剖系统为基础，形成的一种从点到线、从线到面、从面到体的立体网络状病理构架。形象而言，可将其类比为一张渔网，渔网的各个结点即弓弦结合部，也就是软组织在骨骼的附着点，此处是粘连、瘢痕和挛缩最为集中且病变最为严重的部位，堪称慢性软组织损伤病变的关键所在；连接各个结点的网线则是弦（软组织）的行经路线。由于软组织的附着部位各异，同一骨骼上往往有多个软组织附着，且这些软组织的行经路线各不相同，因而形成了以软组织在骨骼的附着点为结点，以软组织的行经路线为网线的立体网络状病理构架。

慢性软组织损伤实际上是人体对软组织损伤进行自我修复和自我代偿的结果。当人体某一软组织受到异常应力作用时，首先在病变部位会出现局部出血、渗出等状况。随后，人体会借助自身调节系统，通过粘连、瘢痕等方式对损伤部位进行修复。倘若这种修复是完整且彻底的，人体便能恢复正常的动态平衡状态；反之，若人体无法通过粘连、瘢痕和挛缩有效对抗异常应力，就会引发软组织挛缩，进而导致该软组织的力平衡失调。由于同一骨平面通常有多个软组织附着，一个软组织损伤后，会引发周围软组织的粘连和瘢痕，致使周围软组织受力异常。而同一骨平面所附着的软组织行经路线各不相同，又会进一步引发多个软组织的粘连、瘢痕和挛缩，最终形成一个由点成线、由线成面、由面成体的网络状病理构架。

人体弓弦力学解剖系统的形态结构改变（不正），是导致慢性软组织损伤、骨质增生以及各内脏器官慢性损伤的物质基础。当这种形态改变超出人体自身的代偿能力和自我修复能力时，就会卡压行经于弦（软组织）之间的神经、血管，打破人体的生理平衡（不平），从而引发各种复杂的主观症状和体征。因不同个体对环境、气候、情绪、损伤等导致的慢性软组织损伤的自我修复能力和自我调节能力存在差异，所以各弓弦力学系统的形态学改变和功能学改变也不尽相同。针对"不正则不平，不平则病"的状况，针刀的治疗目标便是扶正调平，纠正弓弦力学系统的异常形态，解除神经、血管的卡压，恢复人体的自我修复能力和自我调节能力。

二、适用范围

针刀的适应证范围比较广泛，对一些内、外、妇、儿科疾病及诸多杂病疗效显著，安全可靠。其中比较成熟的适应证主要有：各种慢性软组织损伤性疾病、骨质增生性疾病与骨关节疾病、神经卡压综合征；与脊柱相关的慢性支气管炎、功能性心律失常、慢性胃炎等内科疾病；与脊柱相关的痛经、月经不调、慢性盆腔炎等妇科疾病；先天性斜颈、"O"型腿、"X"型腿等儿科疾病；鸡眼、带状疱疹后遗症等皮肤科疾病。

三、技术操作

1.施术前准备

（1）环境：针刀是一种闭合性手术，必须在无菌条件下进行，须设立针刀手术室，严格执行手术室管理制度。

（2）针刀刀具：Ⅰ型4号直形针刀。

（3）辅助工具：记号笔、治疗盘、弯盘、棉签、无菌洞巾、无菌纱布、活力碘、1%利多卡因、创可贴等（具体根据临床操作需求准备）。

（4）体位：根据针刀的部位，选择患者舒适、医者便于操作的治疗体位。

常用体位：端坐位、俯卧低头位、仰卧位、俯卧位、侧卧位、端坐颈椎牵引位、俯卧腰椎牵引位等。

（5）体表定位：根据具体疾病的不同进行体表定位，并用记号笔标记。

（6）消毒

①手术用品：针刀、手套、洞巾、棉签、纱布等均要求无菌。

②施术者：术前需洗手，穿干净的工作服，戴帽子、外科口罩、无菌手套。在中大型针刀手术中，则要穿无菌手术衣，戴无菌手套。

③施术部位：用活力碘消毒2遍，然后铺无菌洞巾，使治疗点正对洞巾中间。

（7）麻醉：1%利多卡因进行局部浸润麻醉，每个治疗点注药1mL。

2. 施术方法

针刀整体松解术最常见的有"C"形、"T"形、"回"字形、"五指定位法"针刀整体松解术。下面对以上4种针刀整体松解术的具体操作进行阐述。

（1）"C"形针刀整体松解术

①术式设计："C"形针刀整体松解术，旨在通过松解肩关节周围关键部位的粘连、瘢痕组织，恢复肩关节力学平衡。该术式的设计思路源于一条特殊连线：从肩胛骨喙突中点横行向外，经肱骨结节间沟，再向后延伸，直至腋窝皱褶上方5cm处，此连线形状宛如一个横行的"C"形。在这条"C"形线上，从前至后依次分布着多个重要解剖位点，包括肱二头肌短头起点——喙突点、肩胛下肌止点——小结节点、肱二头肌长头腱结节间沟的骨纤维管道部——肱骨结节间沟点，以及小圆肌止点——肱骨大结节下面。

②体位：患者接受手术时，须保持端坐位，以此为后续操作提供稳定基础。

③体表定位：手术前，需精准确定以下体表位点：喙突点、肱骨小结节点、肱骨结节间沟点以及肱骨大结节后面，这些位点是手术操作的关键靶点。

④针刀操作

第1支针刀：主要用于松解肱二头肌短头起点。将针刀体垂直于皮肤，刀口线与肱骨长轴保持一致，依照四步进针刀规程进针刀，直至到达喙突顶点外1/3骨面。在此处，进行纵疏横剥操作，共3刀，操作范围控制在0.5cm。

第2支针刀：用于松解肩胛下肌止点的肱骨小结节点。同样，针刀体垂直于皮肤，刀口线与肱骨长轴一致，遵循四步进针刀规程进针刀，直至抵达肱骨小结节骨面。随后，进行纵疏横剥3刀，操作范围为0.5cm。

第3支针刀：负责松解肱二头肌长头在结节间沟处的粘连。针刀体垂直于皮肤，刀口线与肱骨长轴一致，按四步进针刀规程进针刀，直达肱骨结节间沟前面的骨面。首先采用提插刀法松解3刀，切开肱横韧带，接着顺着结节间沟前壁，向后进行弧形铲剥，共3刀。

第4支针刀：用于松解小圆肌止点。在肱骨大结节后下方进针，针刀体垂直于皮肤，刀口线与肱骨长轴一致，按四步进针刀规程进针刀，直至到达肱骨大结节后下方的小圆肌止点，采用提插刀法松解3刀。

手术完毕后，拔出针刀，对局部进行3分钟压迫止血处理，随后用创可贴覆盖针眼，完成整个手术流程。

（2）"T"形针刀整体松解术

①术式设计："T"形针刀整体松解术主要针对枕部及颈后侧的主要软组织损伤进行松解，同时对项韧带的部分起点及止点，以及头夹肌起点、斜方肌起点、部分椎枕肌起点和止点、颈夹肌起点进行松解。由于各松解点的排列形状与英文字母"T"相似，故而得名。该术式是治疗各类颈椎病的基础式式。

②体位：手术时，患者需保持俯卧低头位，以便为手术操作提供稳定且

便于操作的体位基础。

③体表定位

横线定位：共确定 5 个点。中点为枕外隆突，分别在上项线上距离后正中线向两侧旁开 2.5cm 处各定 1 点，再在上项线上距离后正中线向两侧旁开 5cm 处各定 1 点。

竖线定位：共确定 6 个点，分别为 C2 至 C7 棘突顶点。

④针刀操作

第 1 支针刀：于枕外隆凸定点，使刀口线与人体纵轴一致，针刀体向脚侧倾斜 45°，且与枕骨垂直，严格遵循四步进针刀规程进针刀。当针刀经皮肤、皮下组织、项筋膜抵达枕骨骨面后，先进行纵疏横剥操作，共 3 刀；接着将刀口线调转 90°，向下铲剥 3 刀，操作范围控制在 0.5cm。随后，将针刀提至皮下组织，向左右两侧呈 45° 贴枕骨向下铲剥 3 刀，范围同样为 0.5cm，以此松解斜方肌起点和头半棘肌止点。

第 2、第 3 支针刀：分别在上项线上枕外隆凸左右各 2.5cm 处定点。以左侧为例，刀口线与人体纵轴一致，针刀体向脚侧倾斜 45°，垂直于枕骨，严格按四步进针刀规程进针刀。针刀经皮肤、皮下组织、项筋膜到达枕骨骨面后，先纵疏横剥 3 刀，再将刀口线调转 90°，向下铲剥 3 刀，范围为 0.5cm。右侧第 3 支针刀操作方法与左侧相同。

第 4、第 5 支针刀：在上项线上枕外隆凸左右各 5cm 处定点，刀口线与人体纵轴一致，针刀体向足侧倾斜 45°，垂直于枕骨，严格按四步进针刀规程进针刀。针刀经皮肤、皮下组织、项筋膜达枕骨骨面后，纵疏横剥 3 刀，然后将刀口线调转 90°，向下铲剥 3 刀，范围 0.5cm。右侧第 5 支针刀操作与左侧一致。

第 6 至 11 支针刀："T"字形竖线即 C2 至 C7 棘突顶点。以第 6 支针刀松解 C2 棘突顶点为例，刀口线与人体纵轴一致，针刀体向头侧倾斜 45°，与棘突呈 60°，严格按四步进针刀规程进针刀。针刀经皮肤、皮下组织、项筋膜到达棘突顶点骨面后，先纵疏横剥 3 刀，然后将针刀体逐渐向脚侧倾斜，使其与 C2 棘突走行方向一致，调转刀口线 90°，沿棘突上缘向内切 2

刀，范围 0.5cm，以此切开棘间韧带。第 7 至 11 支针刀操作方法与第 6 支针刀相同。

手术结束后，拔出针刀，对局部进行 3 分钟压迫止血处理，随后用创可贴覆盖针眼，至此完成整个手术流程。

（3）"回"字形针刀整体松解术

①术式设计："回"字形针刀整体松解术是针对腰部软组织关键病变点的一种整体治疗术式。该术式需对多个部位进行松解，包括 L3 至 L5 的棘上韧带与棘间韧带、左右 L3 至 L5 横突、胸腰筋膜、髂腰韧带，以及骶正中嵴上和两侧骶骨后面的竖脊肌起点，还有 L4 至 L5、L5 至 S1 两侧的黄韧带。从各松解点的分布形态来看，与"回"字极为相似。其中，棘上韧带点、棘间韧带点、左右 L3 至 L5 腰椎横突点、骶正中嵴上和两侧骶骨后面竖脊肌起点的连线，共同围成了"回"字外面的大"口"；而两侧各 4 点黄韧带松解点的连线，则围成了"回"字中间的小"口"，故而得名。此术式适用于腰椎间盘突出症、腰椎间盘脱出症、多节段腰椎管狭窄症，以及腰椎骨性关节炎的治疗。

②体位

俯卧位：适用于一般患者。手术时，患者采取俯卧位，并在腹部放置棉垫，以减小腰椎前屈角度，为手术操作创造有利条件。

俯卧腰椎牵引位：针对肥胖患者或腰椎间隙狭窄的患者。在治疗床上进行骨盆大剂量牵引，牵引重量控制在 50 ～ 60kg，目的是拉大腰椎小关节距离，增宽棘突间隙，方便针刀操作。牵引 5 分钟后，再实施针刀治疗。

③体表定位：需精准定位的体表部位包括 L3、L4、L5 棘突及棘间，L3、L4、L5 横突，骶正中嵴及骶骨后面，以及 L3 ～ L5 或 L4 ～ L5、L5 至 S1 的黄韧带。

④针刀操作

A. L3、L4、L5 棘上韧带及棘间韧带松解

棘上韧带松解：以第 3 腰椎为例，从棘突顶点进针刀，使刀口线与脊柱纵轴平行。针刀依次穿过皮肤、皮下组织，直至抵达棘突骨面。在骨面

上进行纵疏横剥操作，共 3 刀，操作范围控制在 0.5cm。随后，贴着骨面向棘突两侧分别采用提插刀法各切割 3 刀，以此松解两侧棘肌的粘连与瘢痕，切割深度为 0.5cm。其他棘突的松解方法与此相同。

棘间韧带松解：以松解 L2 至 L3 棘间韧带为例，先找到两侧髂嵴连线最高点与后正中线的交点，此点对应第 4 腰椎棘突，向上即可确定 L3 至 L4 棘突间隙，然后在此定位。从 L4 棘突上缘进针刀，使刀口线与脊柱纵轴平行，针刀经皮肤、皮下组织，直达棘突骨面。然后，将刀口线调转 90°，沿 L4 棘突上缘用提插刀法切割 3 刀，每刀深度为 0.5cm。其他棘间韧带的松解方法与此相同。

针刀松解横突部的粘连和瘢痕：以 L3 横突为例，在 L3 棘突上缘旁开 3cm 处进行定位。使刀口线与脊柱纵轴平行，针刀经皮肤、皮下组织，直达横突骨面。将针刀体向外移动，当出现落空感时，表明已到达 L3 横突尖。在此处采用提插刀法，切割横突尖的粘连与瘢痕 3 刀，深度 0.5cm，以松解腰肋韧带在横突尖部的粘连和瘢痕。接着，将刀口线调转 90°，沿 L3 横突上下缘用提插刀法切割 3 刀，深度 0.5cm，以切开横突间韧带。其他横突的松解方法以此类推。

针刀松解黄韧带：由于后正中线上左右黄韧带之间仅存在 1 ～ 2mm 的黄韧带间隙，且偶尔有薄膜相连，此处黄韧带极薄甚至没有，在该位置进行椎管内松解，较难找到突破黄韧带的落空感。因此，椎管内松解不在后正中线定位，而是选择在后正中线旁开 1cm 处定位。以松解 L2 ～ L3 椎管内口为例，先准确摸到 L2 ～ L3 棘突间隙，从间隙中点旁开 1cm 处定位。使刀口线与脊柱纵轴平行，针刀体向内侧，与矢状面成 20° 角。针刀依次经皮肤、皮下组织、胸腰筋膜浅层、竖脊肌，当刺至有韧性感时，即表明已到达黄韧带。稍提针刀，寻找到 L3 椎板上缘，将刀口线旋转 90°，在 L3 椎板上缘切开部分黄韧带。当出现明显落空感后，停止进针刀。其他节段黄韧带的松解方法与此相同。

B.起针刀松解髂腰韧带起点与止点

松解髂腰韧带起点：以 L3 横突为例，在 L3 棘突中点旁开 3cm 处定位。

刀口线与脊柱纵轴平行，针刀经皮肤、皮下组织，直达横突骨面。将针刀体向外移动，当出现落空感时，即已到达 L3 横突尖。在此处采用提插刀法，切割 3 刀横突尖的粘连与瘢痕，深度 0.5cm，以松解髂腰韧带起点、竖脊肌、腰方肌及胸腰筋膜。

松解髂腰韧带止点：在髂后上棘定位，使刀口线与脊柱纵轴平行，针刀经皮肤、皮下组织，直达髂后上棘骨面。贴着髂骨骨板进针刀 2cm，然后采用提插刀法，切割髂腰韧带的粘连与瘢痕 3 刀，深度 0.5cm。

C. 针刀松解竖脊肌起点

松解竖脊肌骶正中嵴起点：先找到两侧髂嵴连线最高点与后正中线的交点，此为第 4 腰椎棘突。向下摸清楚 L5 棘突顶点，顺着 L5 棘突沿脊柱纵轴在后正中线上向下摸到的骨突部即为骶正中嵴，并在此定位。从骶正中嵴顶点进针刀，使刀口线与脊柱纵轴平行，针刀经皮肤、皮下组织，直达骶正中嵴骨面。在骨面上进行纵疏横剥操作，共 3 刀，操作范围为 0.5cm。然后，贴着骨面向骶正中嵴两侧分别采用提插刀法切割 3 刀，深度 0.5cm。

松解竖脊肌在髂后上棘的起点：分别在两侧髂后上棘定位，使刀口线与脊柱纵轴平行，针刀经皮肤、皮下组织，直达骨面。在骨面上进行纵疏横剥操作，共 3 刀，操作范围为 0.5cm。

手术完成后，拔出针刀，对局部进行 3 分钟压迫止血处理，随后用创可贴覆盖针眼，至此完成整个"回"字形针刀整体松解术流程。

（4）"五指定位法"针刀整体松解术

①术式设计："五指定位法"针刀整体松解术主要针对膝关节周围的肌肉、韧带、关节囊的起点与止点，以及滑膜囊等软组织进行松解。其独特的定位方式为：使用患者同侧手进行定位，掌心正对髌骨中心，五指尽力张开并保持半屈位。此时，中指所对应的位置是髌韧带的中部；食指和无名指分别对应内、外膝眼；拇指对应胫侧副韧带起点及股内侧肌下段；小指正对髂胫束行经线上；掌根对准髌上囊；食指下 4cm 处向内 3cm 的位置即为髌前囊的止点。由于这种定位方式形似五指展开对应膝关节周围特定部位，故而被称为"五指定位法"。针刀整体松解术，是专门用于治疗膝关

节骨性关节炎的针刀术式。

②体位：手术时，患者需保持仰卧位，同时将膝关节屈曲30°～45°，并在膝关节后方放置垫子，以此为手术操作提供稳定且便于操作的体位条件。

③体表定位：需精准定位的体表部位包括髌韧带中部、内膝眼、外膝眼、胫侧副韧带起点及股内侧肌下段、髂胫束行经线、髌上囊以及膝前囊止点。这些位点是后续针刀操作的关键靶点。

④针刀操作

第1支针刀：用于松解胫侧副韧带的粘连和瘢痕。操作时，使刀口线与下肢纵轴方向一致，针刀体与皮肤垂直，严格按照"四步进针刀"规程进针刀。针刀依次穿过皮肤、皮下组织，当刀下感觉到有韧性感时，表明已到达胫侧副韧带。此时，先进行纵疏横剥操作，共3刀，随后将刀口线调转90°，进行提插切割3刀。

第2支针刀：旨在松解髌内侧支持带的粘连和瘢痕。同样，刀口线与下肢纵轴方向一致，针刀体与皮肤垂直，严格遵循"四步进针刀"规程进针刀。当针刀经皮肤、皮下组织，刀下出现韧性感时，即到达髌内侧支持带。先纵疏横剥3刀，然后将刀口线调转90°，做"十"字提插切割3刀。

第3支针刀：主要针对髌韧带的粘连和瘢痕进行松解。保持刀口线与下肢纵轴方向一致，针刀体与皮肤垂直，严格按四步进针刀规程进针刀。针刀经皮肤、皮下组织，当刀下有韧性感时，即到达髌韧带，进针刀1cm，然后进行纵疏横剥3刀。

第4支针刀：用于松解髌外侧支持带的粘连和瘢痕。刀口线与下肢纵轴方向一致，针刀体与皮肤垂直，严格按四步进针刀规程进针刀。当针刀经皮肤、皮下组织，刀下出现韧性感时，到达髌外侧支持带。先纵疏横剥3刀，接着将刀口线调转90°，进行"十"字提插切割3刀。

第5支针刀：用于松解腓侧副韧带及髂胫束的粘连和瘢痕。刀口线与下肢纵轴方向一致，针刀体与皮肤垂直，严格按四步进针刀规程进针刀。针刀经皮肤、皮下组织，当刀下有韧性感时，即到达腓侧副韧带和髂胫束，然后进行纵疏横剥3刀。

第 6 支针刀：用于松解股四头肌腱及髌上囊的粘连和瘢痕。刀口线与下肢纵轴方向一致，针刀体与皮肤垂直，严格按四步进针刀规程进针刀。当针刀经皮肤、皮下组织，刀下有韧性感时，到达股四头肌腱。先纵疏横剥 3 刀，再将刀口线调转 90°，做"十"字提插切割 3 刀；之后继续进针刀，当刀下有落空感时，表明已穿过股四头肌腱，再进行纵疏横剥 3 刀，操作范围控制在 0.5cm 之内。

第 7 支针刀：主要松解鹅足的粘连和瘢痕。将刀口线与下肢纵轴方向保持一致，针刀体与皮肤垂直，严格按四步进针刀规程进针刀。针刀经皮肤、皮下组织，直达骨面，然后进行纵疏横剥 3 刀。

手术结束后，拔出针刀，对局部进行 3 分钟压迫止血处理，随后用创可贴覆盖针眼，至此完成整个"五指定位法"针刀整体松解术流程。

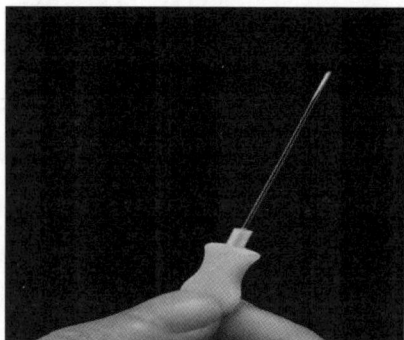

图 21-1　I 型 4 号直形针刀

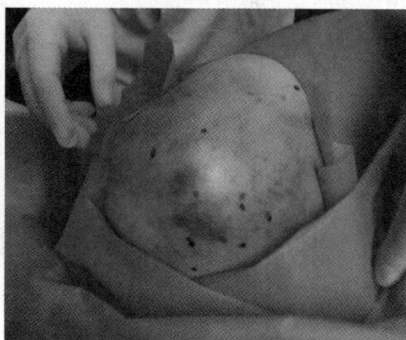

图 21-2　体表定位

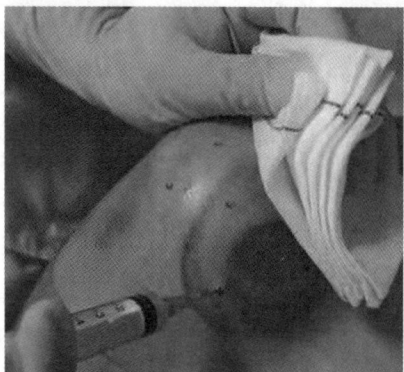

图 21-3　麻醉

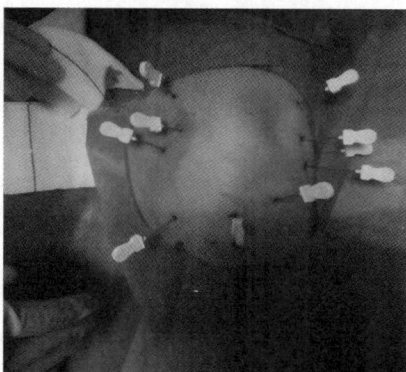

图 21-4　针刀操作

3. 施术后处理

（1）针刀整体松解术。注意观察患者生命体征变化，如出现生命体征异常变化，医生需及时处理。

（2）针刀术后立即用创可贴覆盖针眼，防止针眼感染，72 小时后去除创可贴。

（3）术后用药。抗生素常规预防感染 3 日。

（4）术后要保持刀口清洁干燥，避免水和汗渍浸湿切口，观察切口有无渗血或皮下血肿，如有应加压包扎。创可贴或敷料如有脱落应及时更换，并经常查看贴胶布处有无皮肤过敏现象。

（5）根据病情选择合适体位。颈椎病术后，用适宜的围领固定 7 ～ 15日，取去枕平卧、头部保持中立位，避免做前后左右旋转运动，腰椎病术后卧硬板床 3 ～ 6 周，翻身时采用轴心整体翻身法，保持脊柱挺直，不得扭曲，防止脊柱滑脱。对术后需要牵引的患者，应及时给予牵引。对肢体手术后应抬高患肢，并观察肢体血运情况。

（6）密切观察病情变化，打石膏或夹板固定者，要观察末梢血运情况；腰椎术后患者有并发腹胀和尿潴留的，应随时观察，及时给予对症处理；骨科患者有石膏固定者，按石膏固定的护理常规进行护理，并注意观察肢体的温度、颜色、感觉、活动及脉搏搏动情况。

四、注意事项

1. 准确选择适应证，严格掌握禁忌证，根据个体差异和疾病的不同阶段进行选择。

2. 熟练掌握针刀施术处的解剖特点、动态改变，主要血管、神经的体表投影，体表标志和体内标志。在胸背部、锁骨上区应避免刺入胸膜腔；在颈部、腰部及四肢应注意不要损伤大血管、神经干及内脏器官。

3. 针刀是闭合性手术，要求所有物品必须达到高压灭菌的标准。消毒要正规，操作要符合无菌操作规范。

4.女性月经期、妊娠期及产后慎用。

5.瘢痕体质者慎用。

6.针刀治疗部位有毛发者宜备皮。

7.患者在精神紧张、劳累或饥饿时不宜使用。

五、临床验案

验案1：腰椎间盘突出症案

吴某，男，47岁，职员，2020年7月10日初诊。主诉：腰及左下肢疼痛麻木3个月，加重3天。病史：患者3个月前受寒后出现腰痛，伴左下肢外侧疼痛，咳嗽时疼痛加重，遇寒加重，得温痛减，未予特殊治疗。3天前久坐后症状加重，饮食可，二便调，夜寐尚可。查体：腰部MRI示L3～L5椎间盘突出，腰肌紧张，腰椎生理曲度变浅，L3～L5棘突压痛（+），椎旁压痛（+），直腿抬高试验（+），舌淡胖，苔白腻，脉弦紧。

中医诊断：腰痹（寒湿阻络证）。

西医诊断：腰椎间盘突出。

处方：拟针刀整体松解术治疗。

取穴：阿是穴。

操作：①行"回"字形针刀整体松解术；②术毕，立即做连续提腿复位手法及腰部对抗牵引，术后绝对卧床7天。抗生素常规预防感染3天。

7月17日二诊：患者诉腰部疼痛稍减轻，左下肢疼痛麻木明显减轻。予第二次针刀治疗，松解胸腰结合部和竖脊肌起点的粘连和瘢痕。术后行腰椎斜扳法。

7月24日三诊：患者诉腰部及左下肢疼痛明显缓解，无左下肢麻木。予第3次针刀治疗，松解坐骨神经行经路线上的粘连瘢痕。嘱患者做腰部康复操。

7月31日随访：患者诉腰部疼痛及左下肢疼痛、麻木消失。

2021 年 1 月 10 日电话随访：未复发，一切正常。

按语：腰椎间盘突出症是一种因椎间盘变性，致使纤维环破裂、髓核突出，进而压迫脊神经和马尾神经的病症。其主要临床表现为腰腿放射性疼痛，以及下肢等部位出现感觉障碍。

依据人体弓弦力学系统及网眼理论，腰椎间盘突出症的发病机制如下：外力因素，例如腰部遭受损伤、长期劳损等，会改变腰部的受力曲线，进而引发腰段弓弦力学系统解剖结构的力平衡失调。此时，椎体与椎体之间应力集中，椎间盘受力异常，导致其移位。异位的腰椎间盘纤维环局部所承受的应力更大，最终致使腰椎间盘纤维环破裂，髓核脱出。若突出的椎间盘未与神经根发生粘连、瘢痕，那么椎间盘突出尚处于生理代偿阶段；一旦椎间盘突出与周围神经根产生粘连、瘢痕，则进入病理过程，此时就需要借助外力调节腰段弓弦力学系统的力平衡，以离椎间盘与周围神经根的粘连、瘢痕。

"回"字形针刀整体松解术作为一种基础式式，正是运用针刀来调节腰段的弓弦力学系统，有效松解椎间盘与神经根的粘连和瘢痕，从而恢复腰部的受力曲线及力平衡，对腰椎间盘突出症起到治疗作用。

验案 2：粘连性肩关节囊炎案

吴某，女，62 岁，2020 年 10 月 22 日初诊。主诉：右肩关节疼痛半年余。

病史：患者半年前因运动不当导致右肩关节疼痛，拒按，夜间尤甚，上举及后伸活动受限。于当地医院行针灸治疗后，症状无明显缓解。二便调，寐欠安。查体：右肩关节上举、外展、后伸均明显受限，右肩关节周围明显压痛，舌质暗红，舌苔白，脉弦。

处方：拟针刀整体松解术治疗。

取穴：阿是穴。

中医诊断：肩痹（气滞血瘀证）。

西医诊断：粘连性肩关节囊炎。

操作：①行 "C" 形针刀整体松解术；②术后行肩关节的上举、外展和后伸、内收运动以松解粘连。嘱患者保持治疗区干燥清洁，避免剧烈活动。

11 月 23 日二诊：右肩关节疼痛明显减轻及活动稍受限，外展 110°，内收 45°。继续针刀整体松解术治疗。

12 月 22 日随访：肩关节功能活动恢复正常，无明显症状。

2021 年 6 月 10 日随访：无肩关节疼痛及活动受限，未复发。

按语：肩关节是人体活动范围最大的关节，而维持肩关节的稳定性是其能够在空间自由活动的前提。针刀医学认为，肩周炎是一种典型的自我代偿性疾病。当局部某一病变点（比如肱二头肌短头起点）遭受异常力学损伤后，人体为保护和修复受伤的肱二头肌短头，会在局部形成粘连、瘢痕和挛缩等病理变化。因此，为使受伤的软组织得以休息和部分修复，必然会限制肩关节的活动。在此过程中，肱二头肌长头经过结节间沟处，以及肩胛下肌止点、小圆肌止点、肩关节周围的韧带和关节囊，因人体的修复调节机制，长期处于异常解剖位置活动，致使肩关节周围的肌肉、韧带、关节囊均受到损伤，进而在肩关节周围形成从点成线、从线成面、从面成体的立体网络状粘连、瘢痕和挛缩，最终引发相应的临床症状。

针刀疗法融合了传统医学与现代医学的优势。一方面，它发挥 "刀" 的切割功能，解除由无菌性炎症造成的粘连，减轻其对感觉神经的牵拉与压迫，破坏肩周炎的基本病理构架，恢复肩关节的力学平衡；另一方面，发挥 "针" 的作用，达到舒筋通络、行气止痛的效果。在针刀治疗后配合手法治疗，一方面能够巩固针刀治疗的疗效，另一方面可以防止针刀术后再次粘连，加速渗出物的吸收。

验案 3：颈椎间盘突出案

刘某，女，70 岁，2021 年 3 月 5 日初诊。主诉：左侧颈肩部疼痛半个月，伴左食指麻木 1 周。病史：半个月前无明显诱因出现左侧颈部疼痛，呈持续性胀痛感，伴咳嗽，遂至武汉市某医院诊断为：颈椎间盘突出；急性支气管炎。住院期间给予抗炎、止咳等治疗后咳嗽消失，但出院时仍感颈部胀痛。1周前患者感疼痛加重，呈持续性胀痛，活动不利，局部畏寒，左手食指麻木，饮食可，二便调，夜寐差。查体：颈肌紧张，C3 ~ C6椎旁压痛（+），左侧为甚。舌质暗红，舌苔白腻，脉弦细。

中医诊断：项痹（气滞血瘀证）。

西医诊断：颈椎间盘突出。

处方：拟针刀整体松解术治疗。

取穴：阿是穴。

操作：①行"T"形针刀整体松解术；②术后嘱患者俯卧位，助手牵拉患者肩部做对抗，术者正对头项，左手前臂尺侧压在患者枕部，右手托住患者下颌做屈颈弹压手法，进一步松解颈部的粘连和瘢痕。用颈托固定保护。嘱患者避免长时间伏案，注意休息，避免劳累。

3月14日二诊：颈项部肌肉僵硬、疼痛较前缓解，予第二次针刀整体松解术。

3月22日三诊：颈项部无明显疼痛，嘱患者劳逸结合，坚持做颈部保健操。

9月20日电话随访：未复发。

按语：颈部软组织损伤发生后，人体为适应异常应力，维持颈部正常生理活动，会通过粘连、瘢痕、挛缩等方式对损伤进行自我修复与自我代偿，最终形成从点到线、由线成面的立体网络状病理构架。颈部软组织损伤所导致的颈部力学平衡失调，是诱发椎动脉型颈椎病的根本原因。

在"T"形针刀整体松解术中，"T"形横线的针刀操作发挥着多方面的作用。它不仅能松解附着于枕外隆凸的项韧带止点、斜方肌起点处的粘连和瘢痕，还能对附着在枕骨上项线周围的头夹肌止点、头半棘肌止点、头最长肌止点以及胸锁乳突肌后侧止点的粘连、瘢痕进行松解；同时，枕骨下项线周围椎枕肌的起止点也能得到有效松解。"T"形竖线的针刀操作同样功效显著，既能够松解颈深筋膜的挛缩瘢痕，又可对椎枕肌起点、项韧带起点、头夹肌起点、斜方肌起点、颈夹肌起点等肌肉起点处的粘连、瘢痕进行松解。

术后配合的手法治疗，从根本上解除了项韧带挛缩型颈椎病的病理结构，有助于促进患者康复。

验案 4：膝关节骨性关节炎案

患者蔡某，女，53 岁，2019 年 10 月 18 日初诊。主诉：左膝关节肿痛伴活动受限 3 个多月。病史：3 个多月前因受凉后出现左膝关节肿痛，伴屈伸活动受限，得温痛减，遇寒加重。查体：左膝关节间隙变窄，软骨下骨质硬化，边缘唇样增生，骨赘形成。左膝关节周围压痛（+），关节肿大，屈伸活动受限，左膝关节研磨试验（+），舌质淡，苔白腻，脉沉。

中医诊断：膝痹（寒湿痹阻证）。

西医诊断：左膝关节骨性关节炎。

处方：拟针刀整体松解术治疗。

取穴：阿是穴。

操作：①取患侧髌上囊，髌内、外侧支持带，内、外侧副韧带起止点，髌下脂肪垫及鹅足滑囊为针刀治疗点，行针刀整体松解术；②术毕行几次对抗牵引。嘱患者保持治疗区干燥清洁，避免剧烈活动。

10 月 25 日二诊：左膝关节肿痛稍减轻，屈伸活动较前好转，久站后仍疼痛。继予针刀治疗，取髌骨韧带、髂胫束、股直肌与股中间肌之间为针刀治疗点。具体操作同第一次。

11 月 1 日三诊：左膝关节肿痛明显减轻，仍有轻微活动受限。针刀治疗松解腓肠肌内、外侧头起点处的粘连和瘢痕；具体操作同第一次。

11 月 8 日随访：患者诉左膝关节无明显肿痛，无屈伸活动受限。

2020 年 5 月 10 日电话随访：未复发。

按语：膝关节作为人体最大且最为复杂的关节，主要起着支撑身体重量的重要作用。关节周围的肌肉、韧带、关节囊等软组织，具备约束骨骼以及协助关节屈伸的功能，它们协同维持着膝关节的稳定状态。

膝关节骨性关节炎属于慢性骨关节疾病，其病理变化呈现出复杂性。它不仅表现为关节软骨的退变，还体现为膝关节肌腱、关节囊、韧带等关节周围软组织的广泛退变。依据针刀医学理论，膝关节骨性关节炎的根本成因在于膝关节周围软组织遭受积累性损伤，进而致使膝关节动态平衡失调。附着于胫股关节和髌股关节的韧带、肌肉、肌腱，以及局部脂肪垫、筋膜之间产生粘连、瘢痕和挛缩，这一系列变化破坏了膝关节内部的力学平衡，导致正常负重力线改变，关节软骨面有效负重面积缩小，单位面积内骨小梁所承受的压力增高，最终引发骨质增生、微小骨折，甚至造成骨质塌陷。当这种力学平衡失调的程度超出人体自身修复能力时，便会引发相应的临床表现。

　　根据网眼理论，膝关节骨关节炎的病理结构为膝关节周围软组织广泛粘连、结疤和挛缩。针刀松解的关键部位是膝关节周围肌肉、韧带的起止点，以及滑囊、脂肪垫等。术后若配合理疗或手法辅助治疗，则能够恢复膝关节正常力线，解除拉应力和压应力的不平衡状态，使膝关节内部的力平衡得以恢复，从而实现根本性治疗。